TRAITÉ

DES

AFFECTIONS VÉNÉRIENNES

PAR

LE DOCTEUR EDMOND LESSER

Privat-docent à l'Université de Leipzig

TRADUIT SUR LA QUATRIÈME ÉDITION

PAR

Le docteur Ad. BAYET

Médecin du Bureau de bienfaisance de la ville de Bruxelles.

PARIS

G. MASSON, ÉDITEUR

LIBRAIRE DE L'ACADÉMIE DE MÉDECINE

120, boulevard Saint-Germain, 120

1892

TRAITÉ

DES AFFECTIONS CUTANÉES

ET VÉNÉRIENNES

AFFECTIONS VÉNÉRIENNES

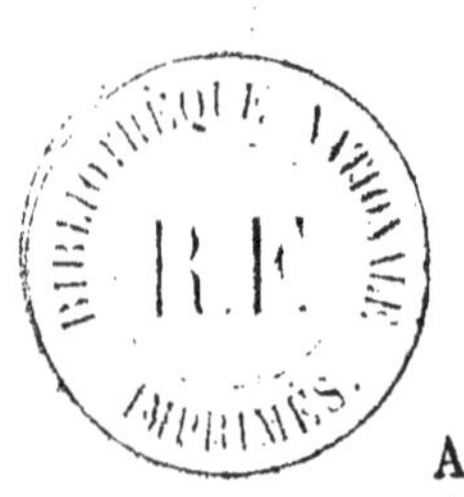

TRAITÉ
DES AFFECTIONS CUTANÉES
ET VÉNÉRIENNES

PAR LE Dʳ Edmond LESSER

PRIVAT-DOCENT A L'UNIVERSITÉ DE LEIPZIG

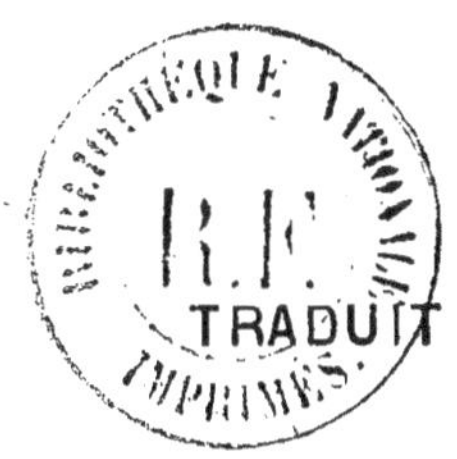

TRADUIT SUR LA 4ᵉ ÉDITION ALLEMANDE

PAR LE Dʳ Ad. BAYET

MÉDECIN DU BUREAU DE BIENFAISANCE DE LA VILLE DE BRUXELLES

AFFECTIONS VÉNÉRIENNES

BRUXELLES

A. MANCEAUX, Éditeur

Rue des Trois-Têtes, 12 (MONTAGNE DE LA COUR)

1891

PRÉFACE DU TRADUCTEUR

En présentant le traité d'Edm. Lesser au public français, nous ne faisons qu'enregistrer le succès qu'il a obtenu dans les pays de langue allemande. A peine la première édition eût-elle paru qu'il fallut en tirer de nouvelles; et la vogue n'est pas près de s'épuiser : le manuel de Lesser reste un des ouvrages classiques d'Allemagne et d'Autriche. Si l'on recherche les causes de ce succès, on les trouve dans les deux tendances qui dominent l'œuvre toute entière : d'abord l'adaptation étroite, serrée, de la pratique aux vues théoriques; ensuite, le soin constant de faire rentrer la vénéréologie dans les lois de la pathologie générale.

Ceci mérite une explication : autrefois (il n'y a pas si longtemps encore), les affections étudiées dans le présent volume formaient un groupe à part dans la pathologie humaine et le seul lien qui les réunissait était leur origine vénérienne. Et cependant, ces affections ont leurs lois comme les autres; les processus qui les constituent ont leurs analogues dans la pathologie des autres affections; mais combien peu la conception pathogénique de ces maladies était précise! Quand la bactériologie se développa et vint féconder les anciennes théories, tout changea : timidement d'abord, puis avec plus de hardiesse, la vénéréologie prit sa part des nouvelles découvertes ; le gonocoque fut démontré par Neisser ; des tentatives plus ou moins heureuses furent faites pour trouver l'agent pathogène de la vérole ; les virus prirent corps, s'objectivèrent ; les analogies devinrent évidentes entre les affections vénériennes et les autres maladies contagieuses ; leur pathogénie devint claire et elles entrèrent bientôt dans la classe des maladies infectieuses d'origine microbienne ; le terrain était préparé pour les nouvelles découvertes, la pathologie comparée le rendit fertile et nous sommes aujourd'hui en pleine moisson.

Malgré tout, que de choses à faire, que de territoires inexplorés ! On commence à peine à connaître l'ensemble des maladies blennorrhagiques ; aux localisations connues auparavant viennent s'en ajouter d'autres, dont la pathogénie est encore à élucider.

L'étude du chancre mou est toute entière à reprendre ; il faut, parmi les multiples affections réunies sous ce nom, faire un triage attentif, voir ce qui revient à tel agent infectieux, ce qui est dû à tel autre ; pour la syphilis, le tableau est le même ; oui, la syphilis est une affection bactérienne : tout le démontre, ses analogies cliniques et anatomo-pathologiques avec la tuberculose, son évolution, tout en un mot ; et cependant la démonstration immédiate de ce fait n'a pas été fournie d'une façon rigoureuse ; le bacille de la syphilis n'a pas été cultivé, les inoculations aux animaux n'ont jamais réussi.

Ces desiderata, si importants, si essentiels, qui sont comme des trous dans la conception générale des affections vénériennes indiquent bien la voie dans laquelle on s'est engagé. Si les théories microbiennes, appliquées à la vénéréologie n'ont pas la rigueur scientifique qu'elles ont pour d'autres maladies, elles n'en imprègnent pas moins toute cette partie de la médecine; c'est en elles que résident, en principe, toutes les découvertes à faire; elles fournissent le fil conducteur dans le dédale des manifestations morbides de ces affections. Le mérite de l'ouvrage de LESSER est tout entier dans ces faits; l'auteur marche résolument dans cette voie d'avenir; s'il indique les points faibles de ces théories, c'est parce qu'il a la conviction que, dans leur généralité, elles sont inattaquables.

Mais l'ouvrage de Lesser n'est pas un traité théorique, c'est avant tout un ouvrage pratique; s'il insiste sur les théories générales, c'est pour mieux démontrer l'accord des faits cliniques avec ces théories; de cette adaptation étroite de la pratique à la théorie résulte un ensemble homogène qui satisfait celui qui cherche dans le livre les faits d'utilisation immédiate et celui qui veut y trouver l'explication scientifique de ce qu'il a observé. Il faut penser pathogéniquement, a dit une voix autorisée; certes, mais ce n'est pas tout, il faut aussi penser cliniquement. Celui qui écrit un traité doit montrer les faits, et remonter ensuite à leur essence. C'est ce qu'a tenté Lesser, c'est ce qui a fait le succès de son livre.

Un dernier point reste à expliquer; en parlant des affections vénériennes nous avons paru les considérer comme un groupe bien net, à limites bien tranchées, à connexités étroites. Il n'en est rien; l'auteur, en réunissant en un seul volume l'étude de maladies aussi différentes entre elles que la blennorrhagie, le chancre mou, la syphilis, a obéi à des considérations d'ordre purement pratique. L'organisation actuelle de beaucoup d'hôpitaux est telle que ces trois affections sont centralisées dans un seul service; on les y réunit non pas en vertu de leurs affinités nosologiques, mais en vertu de leur étiologie vénérienne; évidemment, il serait désirable qu'il n'en fût pas ainsi et qu'on fît cesser cette espèce de réprobation qui pèse sur les malheureux atteints de ces maladies; mais il faut prendre les choses telles qu'elles sont; c'est pour répondre aux besoins de ceux qui étudient dans de tels services que l'auteur a réuni l'étude de ces diverses maladies; il a, du reste, eu soin de prévenir les reproches en expliquant le motif de cette classification arbitraire, qui, disons-le de suite, n'enlève rien à la valeur des divers chapitres qui composent le livre.

Septembre 1891.

INTRODUCTION

HISTORIQUE

L'histoire des **maladies vénériennes** est aussi ancienne que l'histoire de l'humanité. Les plus anciens écrits de la Bible contiennent déjà des renseignements qui s'y rapportent. On en trouve aussi dans les écrits des peuples civilisés de l'Orient, les Indous et les Japonais. Quant aux écrivains grecs et romains, ils leur ont consacré de nombreux passages : c'est surtout dans les poèmes satiriques et érotiques que les renseignements abondent.

Que savaient les anciens sur chacune des maladies vénériennes : *Chaude-pisse, Chancre mou, Syphilis?* Ou plutôt, que pouvons-nous inférer des connaissances qu'ils avaient dans ce domaine d'après les renseignements qui nous sont parvenus ? Question difficile à résoudre, et qui, par suite même de son obscurité, a reçu des solutions aussi nombreuses que contradictoires.

C'est sur la chaude-pisse que leurs connaissances paraissent avoir été le mieux établies ; on retrouve, dans l'Ancien Testament, des passages qui se rapportent évidemment à cette maladie ; on a, dans les fouilles de Pompéï, mis au jour des bougies uréthrales ; enfin, les auteurs médicaux du moyen-âge donnent déjà une description très complète de la blennorrhagie et de ses complications. Il en est tout autrement du *chancre mou* et de la *syphilis ;* certes, les auteurs anciens ont souvent fait allusion à des ulcérations aux organes génitaux, mais il est impossible de préciser la nature exacte des lésions qu'ils décrivent ; quant aux symptômes de la syphilis, nous avons tellement peu de renseignements précis jusqu'au début des temps modernes, que longtemps on a pu croire que cette maladie avait seulement apparu vers la fin du xvᵉ siècle et qu'elle n'avait pas existé avant cette époque. Cette conception historique est évidemment fausse : on trouve, dans certains passages de l'Ancien Testament et dans les auteurs grecs et romains, des descriptions de symptômes morbides qui peuvent, en grande partie du moins, se rapporter à la syphilis. D'autre part, il est certain que la syphilis a été décrite dans les livres de médecine indous (Susruta) et japonais parus, les premiers, avant le vɪɪᵉ siècle de notre ère, les seconds pendant le ɪxᵉ siècle ; en Europe même, on a trouvé quelques documents, rares il est vrai, donnant des renseignements certains sur les symptômes de la syphilis et écrits deux siècles avant l'apparition de la grande épidémie. Quoi qu'il en soit, à cette période historique, la syphilis paraît ne pas avoir été une maladie fréquente.

La situation changea du tout au tout à la fin du xvᵉ siècle. Vers 1492 éclata la grande épidémie de syphilis qui, en peu de temps frappa l'Europe entière et tous les pays entretenant des relations avec les nations civilisées ; cette épidémie, tant par l'expansion qu'elle prit que par la gravité particulière des cas, est, sans conteste, une des plaies les plus terribles qui aient frappé l'humanité. Pendant près de quarante ans, le fléau conserva un haut degré d'acuité, puis les symptômes s'amendèrent et la syphilis prit, peu à peu, le caractère qu'elle présente encore de nos jours. Aussi n'est-il pas surprenant que la « nouvelle » maladie, dont on parlait si peu auparavant, devint du coup l'une des affections les plus redoutées et en même temps les mieux connues. Une foule de documents, écrits à cette époque soit par des médecins, soit

par des personnes étrangères à la médecine, sont parvenus
jusqu'à nous. Ils nous donnent une description très exacte
de la syphilis et en précisent nettement les rapports de contagiosité et d'hérédité, tout en contenant, comme bien on pense,
beaucoup d'idées erronées, surtout au point de vue théorique (1).
On comprend aisément que, dans la suite (vers le milieu du
xvie siècle) les connaissances acquises sur la maladie se perdirent
peu à peu; on s'habitua à considérer la chaude-pisse et tous les
ulcères des organes génitaux comme étant de nature syphilitique
et on dirigea le traitement en conséquence.

Cette notion de l'*Identité* fut admise sans conteste pendant
deux longs siècles; en 1767 seulement, Balfour, chirurgien
d'Édimbourg, essaya de démontrer qu'il existe deux virus vénériens différents, donnant l'un la chaude-pisse, l'autre la syphilis.
Un grand nombre de médecins, entre autres Tode (de Copenhague)
se rallièrent à cette théorie. Auparavant déjà, au début du
xviiie siècle, Cockburne, de Londres, avait émis la même opinion,
mais n'avait pu la faire admettre d'une façon définitive. C'est alors
qu'un des médecins anglais les plus renommés du xviiie siècle,
John Hunter, entreprit de trancher la question d'identité ou de
non-identité des maladies vénériennes ; jusqu'alors on s'était
simplement basé sur l'observation clinique ; Hunter innova,
pour ces recherches, un nouveau procédé qui devait prendre la
plus haute importance dans l'étude des maladies vénériennes.
Ce procédé, c'est la *méthode expérimentale*, l'inoculation raisonnée des contages en discussion. Malheureusement, dès la
première inoculation, il se produisit une grave erreur d'expéri-
mentation qui devait, grâce à l'autorité de celui qui l'avait com-
mise, obscurcir pendant longtemps encore l'étude des contages
vénériens : Hunter, après avoir inoculé sur le gland et sous le

____

(1) Les recueils les plus complets des ouvrages de cette époque sont :
Luisinus, *Aphrodisiacus sive de lue venerea* et Fuchs, *Die ältesten
Schrifsteller über die Lustseuche in Deutschland.*

prépuce — sur lui-même, paraît-il — le produit d'une sécrétion uréthrale qu'il croyait blennorrhagique, vit se former des ulcérations aux endroits inoculés et constata plus tard le gonflement ganglionnaire et les symptômes ordinaires de la syphilis. Il avait probablement pris pour une chaude-pisse un chancre induré du canal de l'urèthre. Se basant sur le résultat de cette inoculation et sur des recherches expérimentales ultérieures, Hunter conclut que la blennorrhagie et le chancre (c'est-à dire la syphilis) reconnaissaient pour cause un seul et même virus; celui-ci, suivant qu'il se fixait sur la peau ou sur les muqueuses, déterminait l'une ou l'autre maladie.

Malgré l'opposition qu'un médecin d'Édimbourg, Benjamin Bell, fit peu de temps après (1793) à la doctrine de l'identité, en démontrant par des expériences très précises que la chaude-pisse et le chancre étaient dus à des contages différents, la théorie de Hunter n'en resta pas moins généralement admise, grâce à la haute réputation de son auteur.

La confusion s'accrut encore au commencement du xixe siècle; en Allemagne, quelques auteurs (Autenrieth, Ritter, Schönlein, Eisenmann), après avoir séparé la blennorrhagie de la syphilis, faisaient de la chaude-pisse une maladie constitutionnelle *(Lues gonorrhoïca)*, tandis qu'en France « l'École physiologique » de Broussais et de ses élèves, niait d'une façon formelle l'existence d'un virus vénérien.

C'est alors qu'en 1831, Philippe Ricord commença ses recherches à l'Hôpital du Midi, et bientôt, tous les progrès marquants dans le domaine des maladies vénériennes furent liés à son nom; par une série extrêmement nombreuse d'inoculations méthodiques, en confrontant les individus infectés avec ceux qui leur avaient communiqué le mal, en faisant, au moyen du speculum, des investigations plus précises sur le vivant, enfin par les démonstrations anatomiques (chancre uréthral), par tous ces moyens combinés, Ricord parvint non seulement à assigner leur place à des faits déjà connus mais mal interprétés, il ouvrit encore à la vénéréologie des horizons entièrement nouveaux.

Les propositions capitales de la théorie de Ricord sont les suivantes : « La *chaude-pisse* n'a aucun rapport avec la syphilis, c'est une inflammation de la muqueuse uréthrale, résultant non pas de l'inoculation d'un virus spécifique, mais du transport sur cette muqueuse d'un pus quelconque.

« A la suite de l'inoculation du virus syphilitique se développe à l'endroit infecté un *chancre (syphilis primaire)* qui peut s'accompagner de suppuration des ganglions voisins. Bien que produits par le même virus, les chancres peuvent être de deux espèces, le *chancre mou* (chancre simple) et le *chancre dur* (chancre induré, infectant). Ce n'est qu'à la suite de ce dernier que s'établissent l'adénopathie généralisée, les localisations à la peau et aux muqueuses, les affections oculaires *(syphilis secondaire)*. La syphilis secondaire n'est pas contagieuse, mais peut se transmettre par hérédité. — Plus tard apparaissent les affections des organes profonds, des os, du système nerveux *(syphilis tertiaire)*. A cette période la maladie n'est ni contagieuse, ni héréditaire. — La syphilis n'atteint qu'une seule fois le même individu, d'où il résulte que le pus du chancre dur, infectant, est inoculable à un individu indemne de syphilis, mais ne l'est pas à celui qui porte le chancre. »

Certes, ces propositions contenaient plusieurs contradictions et maintes inexactitudes ; Ricord lui-même revint plus tard sur quelques-unes de ses assertions, notamment sur la négation, si grave en conséquences, de l'inoculabilité de la syphilis secondaire ; sa théorie fut néanmoins le point de départ d'importantes recherches.

WALLACE d'abord (1836), puis WALLER, von RINECKER et l'ANONYME du Palatinat (commencement de 1850) démontrèrent la contagiosité des produits secondaires et firent des observations précises sur le temps d'incubation de la syphilis, sur les premières modifications qui suivent l'infection, sur l'époque d'apparition des phénomènes généraux. Ensuite vinrent BASSEREAU et CLERC, élèves de Ricord, qui s'élevèrent contre l'identité du chancre induré et du chancre mou *(Unitarisme)* et enseignèrent que ces deux maladies sont causées par des virus différents, dont l'un, celui du chancre mou, exerce une action locale, ne dépassant jamais les ganglions les plus proches, tandis que l'autre, celui du chancre dur, amène à sa suite une infection générale *(Dualisme)*. Cependant ces auteurs — Clerc surtout — ne purent s'affranchir de l'idée que la différence entre les deux virus résultait seulement d'une modalité différente d'un seul et même poison et que, si le chancre mou doit être considéré comme différent de la syphilis et du chancre dur qui en est la première manifestation, il n'en dérive pas moins de cette dernière maladie dont il serait un « bâtard » (hybride). ROLLET, de Lyon, se prononça d'une façon beaucoup plus catégorique sur la différence qui sépare ces deux virus ; il démontra que le transport des deux contages peut être simultané, et que cette infection mixte donne d'abord naissance à un chancre mou, qui, plus tard, grâce à la durée plus longue de l'incubation dans la syphilis, s'indure et s'accompagne des phénomènes généraux (chancre mixte). En Allemagne, le dualisme eut pour défenseurs convaincus von BÄRENSPRUNG, ZEISSL, SIGMUND, etc. ; le premier de ces auteurs ne s'écartait de l'opinion des syphiligraphes français qu'en ce qu'il considérait le chancre induré comme étant déjà un symptôme de syphilis généralisée.

L'étude des maladies vénériennes était donc arrivée à être essentiellement ce qu'elle est encore aujourd'hui : la blennorrhagie, le chancre mou, la syphilis sont *trois maladies distinctes, dues à l'action de virus différents.* Les contages des deux premières ont une action purement locale, s'étendant tout au plus, par contiguïté, aux tissus voisins (nous omettons ici certaines exceptions concernant la blennorrhagie) ; la syphilis, au contraire, détermine toujours une infection générale, une imprégnation de tout l'organisme.

Dans ces dernières années, nombre d'auteurs, pour la plupart encore vivants, ont apporté des nouveaux matériaux qui complètent cette théorie; nous ne ferons pas, à cette place, l'exposé général de leurs travaux, estimant que nous en aurons assez l'occasion au cours de cet ouvrage.

PREMIÈRE PARTIE

LA BLENNORRHAGIE

CHAPITRE I

LE CONTAGE DE LA BLENNORRHAGIE

La **blennorrhagie** est causée par le transport d'un *virus spécifique* sur une muqueuse qui se prête à son développement et sur laquelle il détermine des altérations de nature inflammatoire. Cet agent spécifique, qui, comme nous le verrons bientôt, est un virus organisé, peut, par le fait même, se propager du point où il s'est déposé, vers les parties voisines de la muqueuse et y provoquer les mêmes phénomènes inflammatoires ; il peut, de plus, pénétrer dans les voies lymphatiques et dans les ganglions qui en dépendent et y avoir la même action ; enfin, il est probable qu'il peut même, dans certains cas rares (Rhumatisme blennorrhagique) se répandre au loin dans l'organisme et, par un mécanisme analogue à celui de la métastase, se développer dans des régions très éloignées du foyer primitif ; il n'arrive néanmoins *jamais à déterminer une infection générale de l'organisme*, semblable à celle que l'on constate dans la syphilis ou dans les autres maladies infectieuses générales.

En 1879, Neisser découvrit dans le pus blennorrhagique un microorganisme spécifique *(Gonococcus)* et conclut, d'après la présence absolument constante de ce microbe dans les produits de la blennorrhagie qu'il représentait bien l'agent virulent

de la maladie. Cette opinion reçut plus tard une pleine confirmation, grâce aux inoculations positives faites au moyen de
cultures pures de gonocoques (Bumm). Notons cependant qu'un
grand nombre des complications de la chaude-pisse, la lymphangite, le bubon, les abcès périuréthraux ne sont pas nécessairement
liées à la présence du gonococcus ; on peut ainsi les expliquer
en admettant une invasion des microbes pyogènes dans les tissus,
à la faveur d'érosions de la muqueuse dues, celles-ci, à l'action
des gonocoques.

Les gonocoques se reconnaissent à leurs dimensions et surtout
à leur disposition habituelle en groupes composés de deux, quatre
ou même d'un plus grand nombre d'individus ; il est facile de
voir que ces groupes prennent naissance par la subdivision d'un
gonocoque unique suivant des plans alternativement perpendi-
culaires l'un à l'autre *(Diplococcus)*. Les cocci se correspondent
par une surface aplatie, ce qui leur donne l'aspect d'un grain de
café ; les groupes de deux ou quatre individus ressemblent assez
bien à certaines formes de « semmel » (1). C'est cette tendance
marquée à la formation de groupes, composés d'un nombre
variable d'individus, qui différencie les gonococci des autres
microcoques qu'on rencontre parfois aussi dans les sécrétions
des organes génito-urinaires ; ces derniers peuvent aussi
prendre la forme de diplocoques, mais sans former jamais
des groupements aussi considérables.

On les rencontre dans le pus soit à l'état de liberté, soit
à la surface des cellules épithéliales et les globules purulents ;
peut-être aussi existent-ils à l'intérieur de ces
cellules mais, en tout cas, jamais ils n'envahissent
le noyau. En faisant des coupes de conjonctives
provenant de nouveau-nés atteints d'ophtalmie
blennorrhagique, Bumm a démontré que les gonocoques peuvent traverser les épithéliums cylindriques,
mais qu'ils ne peuvent franchir les épithéliums pavimenteux.
Il a ensuite montré qu'ils progressent dans la profondeur de
la muqueuse en suivant les interstices qui existent entre

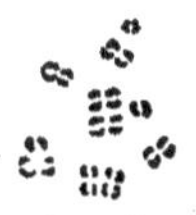

Fig 1
Gonocoques en
culture pure
d'après Bumm.

(1) Petits pains dont la surface porte deux profonds sillons perpendi-
culaires l'un à l'autre.

les cellules épithéliales et qu'ils ne pénètrent jamais plus loin que les plans supérieurs de la couche sous-muqueuse ; ils présentent parfois une disposition telle qu'ils paraissent suivre le trajet des capillaires lymphatiques.

On réussit facilement à colorer les gonocoques par les différentes couleurs d'aniline : les meilleures sont la fuschine et le bleu de méthyle. Pour bien examiner la préparation, on se sert d'un objectif à immersion et d'un condensateur d'Abbe ; cependant un bon système à sec, donnant un grossissement de 400 à 500 diamètres, peut très bien suffire.

La blennorrhagie atteint la *muqueuse de l'urèthre* et des organes afférents, dans les deux sexes (glandes de Cowper, prostate, canal déférent, épididyme, vessie, urèthre reins) ; elle frappe aussi la *muqueuse des organes génitaux de la femme*, la *conjonctive*, et la *muqueuse rectale*. D'autres muqueuses, celles de la bouche et du nez ne se prêtent pas à l'inoculation, grâce à la structure de leur épithélium.

Nous passerons d'abord en revue la *Blennorrhagie chez l'homme*, avec ses complications et ses suites, puis la *Blennorrhagie chez la femme*, qui se distingue de celle de l'homme par suite des différences dans la structure des organes atteints. Nous ne dirons que quelques mots de la *Blennorrhagie rectale*, nous réservant de traiter plus longuement la *Conjonctivite blennorrhagique*. Enfin, pour terminer cette première partie, nous décrirons le *Rhumatisme blennorrhagique* et le *Condylôme acuminé*.

CHAPITRE II

L'URÉTHRITE BLENNORRHAGIQUE AIGUË

L'uréthrite blennorrhagique de l'homme (*Gonorrhée, Blennorrhagie, Harnrohrentripper, Clap* (angl.) reconnaît pour cause le dépôt du virus blennorrhagique sur la muqueuse du canal de l'urèthre. Abstraction faite des cas d'inoculations expérimentales, ce transport se fait, dans l'immense majorité des cas, pendant un coït pratiqué avec une femme atteinte elle-même de blennorrhagie. Il est certain qu'il n'existe pas d'immunité absolue pour la chaude-pisse ; cependant il n'est pas douteux que, par suite de certaines dispositions individuelles ou de circonstances accidentelles, la prédisposition à l'infection puisse être plus ou moins forte : ainsi, on comprend que celle-ci soit favorisée par certaines anomalies, telles que l'élargissement du méat urinaire ou sa situation anormale à la face inférieure du gland ou du pénis *(hypospadias)* : la sécrétion infectieuse se collectant surtout à la partie déclive du vagin, le contact entre la muqueuse uréthrale et le liquide virulent est, dans ces conditions, beaucoup plus intime ; de même, il est aussi tout naturel que la répétition des rapprochements, la durée plus longue de ceux-ci (dans l'ivresse par exemple) amènent, cœteris paribus, plus aisément l'infection qu'un coït unique, suivi d'une éjaculation rapide.

Aussitôt après l'infection, commence la *période d'incubation* au cours de laquelle l'individu infecté ne présente absolument aucun symptôme morbide ; cette période dure en moyenne deux ou trois jours ; elle est rarement plus longue ou plus courte ; dans quelques cas exceptionnels, on a observé, d'une façon certaine, une incubation de 6 à 7 jours ; il faut cependant considérer ce terme comme une limite extrême. Après cette période, la maladie commence à se déceler par des phénomènes subjectifs, par une sensation de chatouillement dans la partie tout-à-fait antérieure du canal ; ces sensations ont souvent un caractère voluptueux tel qu'elles excitent à de nouvelles cohabitations. Objectivement l'affection se traduit déjà à cette époque par une légère rougeur de la muqueuse et par un écoulement séreux peu abondant *(stadium mucosum)*.

Mais, en très peu de temps, on voit la maladie changer d'aspect ; à la sensation de chatouillement succède une cuisson désagréable, puis des douleurs qui se réveillent surtout pendant la miction ; la sécrétion de l'urèthre devient plus abondante, prend un caractère purulent et, à la fin du premier septenaire, la chaude-pisse a atteint son plein développement et se trouve à son apogée.

Pendant cette deuxième période (appelée *stadium blennorrhoïcum* en raison de son symptôme dominant, la suppuration), le gonflement de la muqueuse a considérablement augmenté; celle-ci est en quelque sorte projetée en avant du méat et forme de chaque côté un petit bourrelet rougeâtre. Grâce à ce gonflement le canal donne parfois la sensation d'une corde dure, douloureuse à la pression, et perceptible sous la peau du pénis.

La *sécrétion*, qui s'écoule en abondance, est devenue franchement purulente, de coloration jaune ou jaune-verdâtre; elle sort du méat spontanément ou à la pression et fait sur le linge des taches jaune-verdâtres, révélatrices. Il arrive souvent que quelques gouttes de sang viennent se mêler au pus; il est rare que la quantité de sang épanché soit plus considérable; si cela se produit, l'écoulement prend une coloration foncée, brun-noirâtre *(chaude-pisse russe)*. Dans des cas exceptionnels, l'inflammation devient assez intense pour donner lieu à la formation de fausses membranes qui sont alors expulsées par l'urine et donnent le moule de l'urèthre *(chaude-pisse croupale)*. A cette période la maladie, limitée d'abord aux parties tout-à-fait antérieures du canal, a déjà progressé vers les parties plus profondes, et cette extension se traduit par la sensibilité que ces parties présentent à la pression

Ordinairement le prépuce est tuméfié et hyperémié; lorsque l'ouverture préputiale est étroite, le gonflement donne souvent lieu à la production d'un *phimosis*, puis à l'inflammation du feuillet interne du prépuce et de la muqueuse du gland *(balanite)*; si la peau a été retirée derrière le gland, il peut arriver que le gonflement rende impossible la reposition du prépuce et le *paraphimosis* est constitué. En outre, on observe souvent une *lymphangite* aiguë des vaisseaux du dos de la verge. — L'examen microscopique fait découvrir dans l'écoulement, surtout des globules de pus, quelques cellules épithéliales, rares, des globules rouges souvent isolés, parfois en quantités considérables; comme nous l'avons déjà dit, les gonocoques ne manquent jamais.

Entretemps les *douleurs* ont atteint leur maximum d'intensité. Elles peuvent être spontanées, mais c'est pendant et après la miction et surtout pendant l'érection qu'elles se font le plus vivement sentir. Lorsqu'ils urinent, les malades ont la sensation d'un liquide brûlant passant par le canal, (d'où le nom de chaude-pisse) ou bien encore — *sit venia verbo* — il leur semble

« qu'ils pissent des lames de rasoir ». Par suite du gonflement de la muqueuse, l'*émission des urines* est rendue plus difficile : elle s'écoule en jet mince ou bien goutte à goutte ; on a même observé une *rétention complète* des urines due à la contraction spasmodique du sphincter vésical. Les selles, souvent en retard, s'accompagnent aussi de douleurs.

Pendant les *érections*, qui surviennent surtout la nuit, les douleurs deviennent presque intolérables : elles sont dues au tiraillement du canal de l'urèthre rendu inextensible par le gonflement qu'il a subi et sont d'autant plus pénibles que, quoiqu'on fasse, elles sont ordinairement d'assez longue durée. (Par suite de l'hyperémie, le pénis se trouve du reste d'une façon presque constante en état de semi-érection.) Parfois se produisent aussi des pertes séminales, naturellement très douloureuses. Ce sont ces douleurs qui font tant craindre aux malades l'arrivée de la nuit qu'ils passent dans l'insomnie et la souffrance ; le jour, leur situation est un peu plus supportable.

Dans les formes graves de la maladie, il existe presque toujours de la *fièvre*, au début de la deuxième période ; bien qu'en général elle ne soit pas très forte, cette fièvre, ajoutée aux douleurs et à l'insomnie, rend très pénible la situation des malades et pourrait faire croire à une affection sérieuse.

Heureusement, la maladie, soumise à un traitement convenable, ne conserve pas longtemps ce degré d'acuité ; elle ne l'atteint même pas dans un grand nombre de cas, surtout si le malade a déjà eu une ou plusieurs chaudes-pisses. Même dans ces formes graves, on voit, au bout de quelques jours, tout au plus après une semaine, les symptômes subjectifs diminuer les premiers : les douleurs à la miction s'amendent et finissent par faire place à une sensation de cuisson légère ; les érections douloureuses, la fièvre disparaissent et l'état général s'améliore. Il n'y a que l'écoulement qui se maintienne. Sous l'influence d'un traitement approprié et même sans aucun traitement, (un peu plus tard, il est vrai), la sécrétion diminue vers la fin de la troisième semaine à dater de l'infection ; elle contient moins de pus et paraît par conséquent plus blanchâtre ; puis, elle redevient muqueuse, comme au début de la maladie ; à ce moment les symptômes subjectifs ont ordinairement tout à fait disparu. Dans les cas favorables, l'écoulement cesse aussi après cinq ou six semaines en moyenne et la guérison est complète ; d'autres cas sont moins heureux, car sans parler des complications, l'écoulement persiste et la chaude-pisse passe à l'état chronique.

Dans ces derniers temps on s'est, plus qu'auparavant, occupé de la **localisation** de la chaude-pisse. Au début, la maladie se localise à la partie spongieuse de l'urèthre et, dans de nombreux cas, elle ne va pas plus loin *(uréthrite antérieure)* ; dans d'autres l'inflammation se propage aux portions membraneuse et prostatique *(uréthrite postérieure)*. Lorsque l'uréthrite postérieure a un caractère aigu, elle se traduit surtout par un ténesme vésical excessif ; dans les cas les plus sérieux il se fait des hémorrhagies : à la fin de la miction on voit apparaître quelques gouttes de sang ; toute l'urine émise peut même être sanguinolente. Le moyen le plus sérieux de distinguer l'uréthrite antérieure de l'uréthrite postérieure est, d'après FINGER, *l'épreuve des deux verres.* Si l'on recueille dans un verre, les premières gouttes d'urine émises et, dans un second verre, ce qui reste dans la vessie, on voit, dans l'uréthrite antérieure que la première urine émise est seule trouble ; elle contient tout le pus qui séjournait dans l'urèthre et qui en est chassé par le premier jet, tandis que l'urine du deuxième verre est tout-à-fait claire. Dans l'uréthrite postérieure, le premier verre contient naturellement aussi le pus contenu dans l'urèthre, mais l'urine du second verre aussi est trouble, bien qu'à un degré moindre que celle du premier. En effet, le pus formé dans le segment le plus reculé de l'urèthre ne peut s'écouler au dehors à cause du tonus du muscle compresseur entourant la portion membraneuse ; il passe donc dans la vessie et s'y mélange à l'urine. Si la sécrétion purulente est peu abondante, si les mictions se font à des intervalles rapprochés, avant que de grandes quantités de pus se soient formées, il peut se faire que, dans l'uréthrite postérieure, l'urine du second verre soit limpide, parce que le pus n'a pas eu le temps d'être refoulé de la partie prostatique dans la vessie. Pour arriver à un diagnostic certain, il faut donc ne jamais employer que l'urine qui s'est accumulée pendant longtemps dans la vessie, par exemple l'urine du matin.

Le **pronostic** de la blennorrhagie aiguë est favorable : par une thérapeutique raisonnée et un traitement soigneux, on réussit ordinairement, s'il ne se produit aucune complication,

à la guérir au bout de quatre à six semaines. Toutefois il faut être
très prudent avant de préciser la durée probable de la maladie,
car rien ne permet d'affirmer *à priori* qu'elle ne passera pas
à l'état chronique, circonstance qui aggrave fortement le pronostic. La chaude-pisse n'est pas une affection aussi bénigne que
veulent bien l'admettre le public et même certains médecins, et la
légèreté que l'on apporte dans le traitement de cette affection n'est
rien moins que justifiée. La maladie, déjà très désagréable, tant
par elle-même que par ses complications, peut, par ses suites
éloignées, devenir un danger pour la vie du malade (rétrécissement). D'autre part, une uréthrite chronique qui dure de longues
années (comme il arrive quand l'affection est négligée dans son
stade aigu), constitue une infirmité sérieuse qui souvent suffit à
anéantir toute énergie et tout bien-être. On voit donc que le
médecin et le malade ne sauraient avoir trop à cœur de traiter
soigneusement la chaude-pisse ; c'est ainsi qu'ils pourront le
mieux prévenir les complications et empêcher le passage de la
maladie à l'état chronique. L'envahissement de l'urèthre postérieur,
l'uréthrite postérieure, assombrit toujours le pronostic ; d'abord
le danger de voir passer l'affection à l'état chronique s'accroît en
raison des difficultés du traitement ; d'autre part la cystite et
et l'épididymite, qui supposent naturellement toujours l'existence
d'une uréthrite postérieure, ont beaucoup plus de chances de se
produire.

Diagnostic. En général, la confusion n'est que bien rarement
possible. L'uréthrite blennorrhagique peut cependant ressembler
beaucoup à une *uréthrite non virulente*, causée par une excitation
quelconque de la muqueuse, par une irritation mécanique ou par
une injection « prophylactique. » Les sécrétions vaginales ou utéri-
nes, dépourvues de gonocoques, peuvent, à certaines époques,
(pendant les règles et peut-être aussi pendant les couches), déterminer, sur la muqueuse de l'urèthre, une inflammation analogue
à l'inflammation blennorrhagique. On est même parvenu tout
récemment, à démontrer dans ces uréthrites la présence de
microcoques, différents des gonocoques par leur volume moindre
et par une résistance plus grande aux réactifs colorants ; on a
réussi à produire une uréthrite en inoculant dans le canal des
cultures pures de ces microbes (*uréthrite pseudo-gonorrhéique*,
BOCKHART). On a même vu se développer une épididymite

au cours de ces uréthrites non gonorrhéiques ; le catarrhe de la vessie peut aussi en être une complication (1). Il faut admettre qu'il n'y a pas qu'*un seul* microorganisme capable de déterminer de semblables uréthrites ; plusieurs espèces de microbes peuvent, dans certaines circonstances, avoir les mêmes propriétés irritantes pour la muqueuse du canal. Ces uréthrites disparaissent d'elles-mêmes au bout de quelques jours, ce qui n'a jamais lieu pour la chaude-pisse ; les guérisons rapides et complètes obtenues dans ces cas, constituent ces « cures brillantes » qui souvent portent au loin la réputation du médecin. — On peut aussi confondre la blennorrhagie avec le *chancre uréthral* et l'*herpès de la muqueuse du canal.* Tant qu'il est possible, en écartant les lèvres du méat, de mettre au jour l'ulcère chancreux ou les érosions herpétiques, le doute n'est pas permis. Quand la lésion est plus profonde, il faut recourir à l'*uréthroscope* (endoscope) pour la rendre visible ; cet instrument se compose d'un tube métallique droit, du diamètre d'une grosse sonde et muni d'un mandrin ; comme pour l'examen au speculum vaginal et à l'otoscope, on éclaire au moyen d'un réflecteur le fond du tube et la partie de la muqueuse qu'il circonscrit ; en employant un tube de longueur convenable, on arrive à explorer le canal jusque dans ses parties les plus reculées. Ce procédé d'investigation est dû à Désormeaux, Tarnowsky, Grünfeld, etc. Cependant, même sans l'aide de cet instrument, il est ordinairement possible d'établir le diagnostic : dans le chancre uréthral l'écoulement est minime et la douleur limitée à un endroit très circonscrit, sans extension aux parties postérieures. S'il existe un phimosis qui empêche de découvrir le méat, on doit s'en rapporter aux dires des malades sur l'endroit où se produisent les douleurs et sur les caractères qu'elles présentent. Dans ces cas, comme du reste dans tous les cas douteux, la *recherche des gonocoques* permettra toujours de trancher le diagnostic. — Nous ne reviendrons plus sur la diagnostic différentiel entre l'uréthrite

---

(1) C'est ainsi que nous avons vu survenir un catarrhe vésical grave chez un malade atteint de chancre mou du sillon balano-préputial et qui s'était, à la suite d'un malentendu, injecté, pendant plusieurs jours et cela trois fois la journée, de l'éther iodoformé dans le canal de l'urèthre, du reste absolument normal.

antérieure et l'uréthrite postérieure, dont nous avons parlé plus haut.

Traitement. Nous parlerons d'abord du *traitement diététique* dont le rôle est des plus importants. Lorsque la maladie est à son apogée, on prescrira le repos aussi absolu que possible et, de préférence, le séjour au lit. Mais ici, le médecin se heurte ordinairement à la difficulté qu'il rencontre, du reste, si fréquemment dans le traitement des maladies « secrètes » ; les maladies veulent se guérir sans que personne s'aperçoive de leur maladie, « sans être dérangés de leurs occupations ». En tout état de cause, il faut interdire d'une façon absolue les longues courses à pied, la danse, l'équitation, en un mot, tout exercice corporel violent. — Il faut toujours recommander l'emploi d'un *suspensoir* bien adapté. Pour le *régime*, on fera bien de défendre tout-à-fait la bière ; si on en permet une petite quantité, on court le risque de voir le malade en boire beaucoup plus qu'on ne l'a permis, ce qui est évidemment nuisible ; cela est surtout vrai pour la catégorie d'individus chez lesquels la chaude-pisse se rencontre le plus fréquemment. Comme boisson, on prescrira de l'eau, des eaux contenant un peu d'acide carbonique (diverses eaux acidulées), un peu de vin rouge, surtout mélangé à l'eau, de la limonade, du café, du thé. Il vaut mieux ne pas boire beaucoup ; on ne dépassera pas la quantité nécessaire pour apaiser la soif, surtout le soir. Pour la nourriture, abstention de mets fortement salés ou épicés ; quant au reste, il n'est pas nécessaire d'établir des règles spéciales. — S'il existe de la constipation, on ne négligera pas de prescrire un purgatif approprié.

Le *traitement médicamenteux* de la chaude-pisse se divise en deux parties : le traitement *interne*, quand le malade prend le remède par l'estomac et que l'action ne se produit qu'après passage de l'agent curatif dans l'urine, et le traitement *externe*, local, quand le médicament est porté directement, au moyen d'injections, sur la muqueuse malade.

La *médication interne*, inférieure en activité et en importance au traitement local, a pour base principale les balsamiques et surtout le *baume de copahu*. Celui-ci se prescrit de préférence en capsules (les capsules préparées à l'avance contiennent environ 0.5 gr. de baume) ; on donne 3-4-8 gr. de baume par jour. On prescrit aussi le *baume de tolu*, le *baume du Pérou*, la *térében-*

thine, l'*huile de santal*, le *poivre de cubèbe* en poudre (dans des cachets) ou l'*extrait de cubèbe* (associé au baume de copahu en capsules). — Il n'est pas contestable que parfois on obtienne, par ces agents, des effets remarquables ; les douleurs du stade aigu surtout, s'amendent considérablement sous l'influence de ce traitement ; par contre, chez d'autres malades, l'action de cette médication est tout-à-fait nulle. Les inconvénients de balsamiques résultent des *actions secondaires* qu'ils exercent presque toujours après un usage prolongé, parfois même dès le début du traitement : perte d'appétit, éructations, vomissements, diarrhée, quelquefois éruptions d'urticaire ou d'érythème *(Urticaria balsamica)*. On observe aussi des symptômes d'irritation rénale, de l'albuminurie, de l'hématurie ; c'est le baume de copahu qui, à cet égard, est le moins à craindre ; il est plus inoffensif que l'huile de santal, tant préconisée dans ces derniers temps et dont l'emploi amène souvent de l'irritation du côté des reins. Quand on recherche l'albumine chez un malade soumis au traitement par les balsamiques, il ne faut pas oublier que les substances résineuses qui passent dans l'urine, donnent aussi un précipité par la chaleur et l'acide nitrique ; celui-ci, contrairement au précipité d'albumine, se dissout dans l'alcool, dans l'éther et dans un excès d'acide. Le traitement interne est surtout indiqué pendant la période aiguë d'une chaude-pisse intense, aussi longtemps que l'acuité des phénomènes inflammatoires ne permet pas les injections ; du reste on peut, en même temps qu'on emploie les injections, l'utiliser comme adjuvant de la médication externe.

La médication *externe, locale* de la chaude-pisse aiguë est basée presque entièrement sur l'emploi des *injections médicamenteuses* ; les autres modes d'applications (bâtonnets médicamenteux, bougies enduites d'onguent) trouvent plutôt leur indication dans les formes chroniques.

Parlons d'abord du *traitement « abortif »* qui a pour but de couper la chaude-pisse dès le début. Pour y arriver on injecte dans le canal une solution de *nitrate d'argent* à 2-3 p. c. On ne peut nier, que dans certains cas heureux et en prenant la maladie à son début, il soit peut-être possible d'y réussir ; mais, en général, ce moyen n'aboutit qu'à donner une impulsion extraordinaire aux phénomènes inflammatoires et après la disparition de ceux-ci, la blennorrhagie évolue tout-à-fait comme auparavant; ces considérations rendent peu recommandable l'emploi de la méthode abortive.

Les injections de *substances astringentes ou antiseptiques* sont indiquées dès que les symptômes aigus ont disparu, c'est-à-dire dans le courant du deuxième septenaire; on peut même les prescrire plus tôt, quand l'affection est moins intense, par exemple dans les récidives, dont les symptômes ont, en général, un caractère moins aigu que ceux de la première atteinte. Il est très important d'indiquer minutieusement au malade la *manière de pratiquer l'injection.* Immédiatement avant l'injection le malade doit uriner, afin d'éviter que le liquide ne refoule le pus dans les parties postérieures du canal.

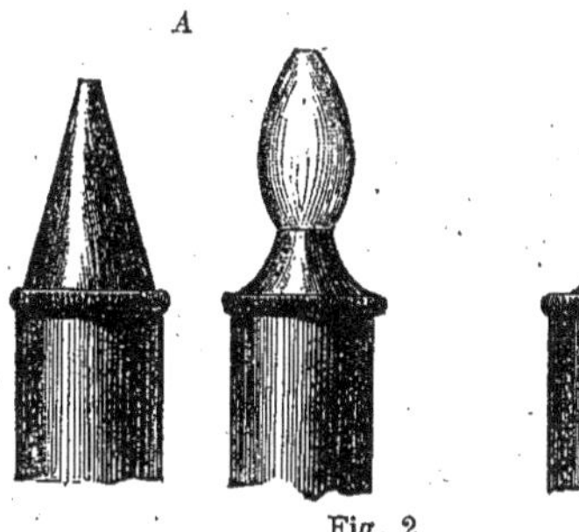

Fig. 2

Modèles de seringues à injections uréthrales.
A. Embouts à choisir. B. Embout à rejeter.

Il se servira d'une seringue à bout cônique ou olivaire, d'une contenance de 5 gr. ou un peu plus; de la main droite, il introduit l'extrémité dans le méat, puis, avec le pouce et l'index de la main gauche, il presse le gland sur l'embouchure de la seringue et pousse l'injection d'un mouvement égal et lent. Il maintient le méat fermé et conserve l'injection dans le canal pendant une minute environ. En général, il est bon de prescrire trois injections par jour, à intervalles le plus égaux possible; et, à chaque séance, il ne faut injecter qu'une seringue.

Le nombre de formules préconisées pour injections est énorme; nous ne citerons que les plus importantes d'entre elles. Au premier stade, aussi longtemps qu'il existe encore des symptômes inflammatoires, on recommande surtout les *sels de zinc* (Zinc. Sulphat ou Sulphophén. Zinc 0.3 pour 100 gr.), le *permanganate de potasse* (0.03 p. c.), le *sublimé corrosif* (0.01 : 200), le *nitrate d'argent* (0.1 : 300). Quand l'inflammation a disparu, que l'écoulement a diminué, les médicaments qui agissent le mieux sont l'*acétate de zinc* (0.3 : 100), l'*acide tannique* (0.3 : 100) ou bien encore des liquides tenant en suspension des substances insolubles finement divisées, telles que le sous-nitrate de bismuth ou un mélange de sulfate de zinc et d'acétate de plomb (ana 0.3 : 100 ; injection de Ricord). Citons encore la *Résorcine* dont les effets sont souvent très favorables, à tous les stades de la chaude-pisse ; on la prescrit à la dose de 2 à 3 % ; elle n'est pas irritante pour la muqueuse uréthrale ou ne l'est qu'à un faible degré. — Les doses que nous venons de donner sont des moyennes ; dans chaque cas particulier, on prescrira des solutions plus ou moins concentrées, en se basant sur la sensibilité individuelle du malade. Les injections ne doivent jamais déterminer de vives douleurs, ce qui est un signe de concentration trop forte ; seulement, au début, même avec des doses convenables, l'injection donne ordinairement lieu à une légère sensation de cuisson. Quant au choix du médicament à prescrire dans chaque cas particulier, on l'apprécie d'après la période à laquelle est arrivée la maladie ; nous avons donné plus haut les règles les plus importantes à ce sujet. Nous devons ajouter que nous en sommes souvent réduits à tâtonner ; chez tel malade, tel médicament agit très bien, chez tel autre, l'action du même médicament est nulle, sans qu'il nous soit possible de préciser la cause de ces différences : aussi, si après 8 ou 15 jours, une injection n'a produit aucune amélioration, il faut changer de remède, ce qui peut du reste devenir nécessaire pour relever le moral du malade. Lorsque l'écoulement a cessé, il est bon de continuer encore les injections pendant une semaine environ en les pratiquant deux fois par jour, puis une fois, pour les abandonner alors complètement.

Si l'uréthrite, limitée d'abord aux parties antérieures du canal, se propage à l'urèthre postérieur, s'il s'est produit une uréthrite postérieure aiguë, il faut suspendre les injections ; on laisse passer le stade aigu en prescrivant des *narcotiques* ou de l'*acide salicylique* à l'intérieur et on ne revient aux injections que lorsque les phénomènes aigus ont disparu. Dans les cas d'uréthrite postérieure, la seringue ordinaire ne convient plus ; les injections n'atteignent que la partie antérieure de l'urèthre ; on se sert alors d'une sonde qui permet de mettre le médicament au contact avec la muqueuse de l'urèthre dans toute la longueur de celui-ci. (Finger.)

Contre les *érections douloureuses*, le *bromure de potassium* (1-2 gr. à prendre le soir) a souvent un effet remarquable ;

d'autres fois, au contraire, il est tout-à-fait sans action. Les injections de *cocaïne* (2 p. c.) faites le soir, sont aussi un excellent moyen. Il faut encore recommander au malade de se couvrir le plus légèrement possible la nuit, d'éviter de boire abondamment le soir et lorsque l'érection se produit, de recourir aux applications froides sur la verge. Lorsqu'il y a *rétention d'urine*, un bain chaud réussit souvent à provoquer l'évacuation de la vessie. Si ce moyen ne réussit pas, il faut sonder le malade, et, dans ce cas, toujours se servir d'une sonde molle de Nélaton; les sondes rigides sont mauvaises, leur introduction étant beaucoup plus douloureuse que celle des sondes molles. — Enfin, il faut expressément mettre les malades en garde contre le danger résultant du transport du virus blennorrhagique sur la *conjonctive* et leur faire prendre toutes les mesures de propreté nécessaires pour éviter cette grave complication. Il va de soi qu'il faut soigneusement entretenir la propreté de la verge par des bains locaux, répétés chaque jour; pour éviter de tacher leur linge, les malades dont le prépuce recouvre le gland, introduiront dans l'orifice préputial un tampon d'ouate, qu'ils renouvelleront après chaque miction; quand ils ont le gland découvert, ils emploieront un linge, fixé au suspensoir comme un tablier et qu'ils changeront chaque jour. En général, il faut faire ces recommandations sans négliger le moindre détail, même chez les malades les plus intelligents. Après la guérison, le médecin préviendra le malade du danger qu'il court en reprenant trop tôt les rapports sexuels : l'expérience démontre qu'immédiatement après une chaude-pisse, il existe une très grande prédisposition aux récidives.

En ce qui concerne la *prophylaxie* de l'affection, rappelons que la garantie fournie par la visite médicale des prostituées est illusoire, car il n'est que trop facile de méconnaître chez la femme une blennorrhagie chronique, qui n'en est pas moins contagieuse. Le *Condom*, au contraire, constitue une garantie certaine, pourvu qu'il soit bien imperméable.

CHAPITRE III

L'URÉTHRITE BLENNORRHAGIQUE CHRONIQUE

Il est difficile de préciser où finit la chaude-pisse aiguë, où commence la **chaude-pisse chronique** *(Nachtripper, Blennorrhée, goutte militaire, gleet)*, les symptômes de cette dernière correspondant tout-à-fait aux symptômes du déclin de la chaude-pisse aiguë; on peut cependant affirmer avec certitude qu'une chaude-pisse qui dure depuis plus de trois mois est une chaude-pisse chronique. Il est souvent impossible de déterminer la cause qui fait que telle chaude-pisse aiguë passe à l'état chronique; d'une manière générale, tout ce qu'on peut dire, c'est que les récidives présentent de la tendance à la chronicité; il en est de même des chaudes-pisses traitées sans le soin nécessaire ou soumises à un traitement irrationnel. Peut-être divers états constitutionnels ont-ils aussi une certaine influence sur le développement de la chaude-pisse chronique. De même que la scrofulose, par exemple, favorise le développement de catarrhes sur d'autres muqueuses, de même certains états analogues rendent compte de la chronicité de quelques écoulements uréthraux.

Les **symptômes** ressemblent absolument, comme nous l'avons dit plus haut, aux symptômes de déclin de la chaude-pisse aiguë. Il persiste un léger écoulement muco-purulent, dont l'aspect et l'abondance varient considérablement d'un moment à l'autre. Parfois cette sécrétion est tellement minime qu'on ne peut, à vrai dire, parler d'écoulement; tout au plus peut-on, en comprimant le canal, faire sourdre du méat une gouttelette de liquide qui représente la sécrétion accumulée pendant la nuit; d'autres fois, le malade constate le matin que les lèvres du méat sont agglutinées par la sécrétion desséchée. Mais l'écoulement peut s'exagérer, surtout après un excès ou après une injection trop concentrée. Quant au degré de purulence de l'exsudat, il subit à peu près les mêmes fluctuations.

Ordinairement les *gonocoques* sont beaucoup moins abondants que dans le stade aigu ; cependant, d'après les recherches faites jusque maintenant, on arrive, semble-t-il, à les déceler dans la majorité des cas.

Nous devons mentionner tout spécialement, dans l'urine des blennorrhagiques, la présence de *filaments spéciaux (Tripperfäden, Urethalfaden,* Fürbringer) ; on désigne sous ce nom certains éléments allongés comme des brins de fil, qui sont expulsés du canal avec l'urine, surtout au début de la miction. Ces filaments ont une composition variable ; ou bien ils sont consti-tués par de la mucine avec très peu de corpuscules de pus et de cellules épithéliales : dans ces cas ils sont ordinairement plus longs, ils ont jusque un et deux centimètres et paraissent gélati-neux quand on les extrait de l'urine ; d'autres fois, ils contiennent un plus grand nombre de globules blancs et sont alors plus courts, opaques, de coloration jaune et de consistance plus friable. Ces filaments sont dus à ce que, dans une partie quelconque du canal, il se fait une sécrétion anormale de mucus ou de pus ; aussi ne manquent-ils jamais dans l'uréthrite chroni-que. Il est vrai qu'on peut les trouver aussi dans de nombreux cas de chaude-pisse chronique qui, en dehors de ces filaments, ne présentent plus aucun symptôme, soit objectif, soit subjectif ; la présence de ces filaments démontre alors que dans une certaine portion du canal, peut-être dans quelques follicules glandulaires, il persiste un état d'hypersécrétion, et que, par suite, la guérison n'est pas complète, au sens idéal du mot : cependant, au point de vue clinique, il nous semble rationnel de ne plus considérer comme chaudes-pisses chroniques, ces états morbides du canal qui, en dehors de ces filaments, ne donnent plus lieu à aucun symptôme. Disons de suite que les ressources thérapeutiques dirigées contre la formation de ces filaments, sont pour ainsi dire impuissantes.

Les *symptômes subjectifs* sont très peu marqués dans la chaude-pisse chronique ; parfois même ils manquent tout-à-fait. Les malades se plaignent souvent d'une légère cuisson ou de chatouillements pendant la miction, de pesanteur au niveau du périnée ; c'est seulement pendant les exacerbations que les dou-leurs augmentent. — Tandis qu'on voit certains malades, — comme le dit si bien Fürbringer — supporter leur infirmité « avec une insouciance et une indifférence inconcevables », chez d'autres, au contraire, la même affection détermine « une profonde altération du caractère et un découragement complet »; chez eux, cette goutte, apparaissant toujours, tous les matins, sans répit, suffit à anéantir tout bien-être corporel et moral, leur enlève tout repos, paralyse leur énergie et finit par leur donner un profond dégoût de l'existence.

L'évolution de la chaude-pisse chronique est très uniforme : abstraction faite des variations d'intensité, le tableau morbide ne subit guère de changements; la chaude-pisse chronique est, à cet égard, une maladie d'une interminable monotonie. Les *complications* sont beaucoup moins fréquentes que dans l'uréthrite aiguë; cependant il se développe parfois un catarrhe vésical ou une épididymite, surtout après une intervention thérapeutique imprudente. — La *durée* se calcule toujours en mois, souvent en années.

Le **pronostic** est, au point de vue de la guérison, beaucoup plus sérieux que pour l'uréthrite aiguë; il n'est pas très rare de voir, après un traitement des plus soigneux, prolongé pendant des mois, le malade en être absolument au même point qu'au commencement; en tous cas, il est prudent de ne pas se laisser entraîner à fixer un terme précis pour la guérison.

Mais, même sans cela, le pronostic est plus sérieux que dans la chaude-pisse aiguë: car on sait que la chaude-pisse chronique donne plus souvent lieu au rétrécissement du canal, et cette dernière complication peut, dans certains cas, constituer un danger direct pour la vie du malade. En tout état de cause, il faut considérer l'uréthrite chronique comme une affection grave, qui ne mérite ni l'indifférence que souvent les malades apportent à la traiter, ni le peu d'intérêt (parfois bien explicable, il est vrai), qu'y attache le médecin. Une autre question très importante (surtout lorsqu'il s'agit d'un projet de mariage) est celle qui se rattache à *l'infectiosité de la chaude-pisse chronique*. Dans certains cas, il est vrai, l'infection ne se produit pas; nous devons alors admettre que l'écoulement qui persiste est dû à un catarrhe non-spécifique, déterminé depuis des années par l'infection blennorrhagique; mais, dans la majorité des cas, il est certain que l'infection est toujours possible; la preuve en est fournie par l'existence de gonocoques dans l'écoulement; en pratique, il faut, en tout cas, apporter une extrême prudence à répondre à une question semblable, et cela d'autant plus que, chez la femme, la blennorrhagie est beaucoup plus grave que chez l'homme, et que chez elle, elle peut produire des localisations très graves, mortelles même, dans les parties profondes des organes génitaux internes.

Le **diagnostic** se fait d'emblée d'après les symptômes cliniques ; mais nous devons aller plus loin et chercher à déterminer avec précision le siège de l'altération : en général, le canal n'est pas malade dans toute sa longueur ; il n'est altéré que dans une seule de ses parties, soit dans le segment postérieur, dans beaucoup de cas aussi, dans le segment antérieur. Pour arriver à cette détermination, on se sert de l'endoscope ; seulement cet instrument exige une grande habitude pour arriver à des constatations pratiques ; ou bien on a recours à la sonde à boule qui révèle le siège du mal par la vive douleur qu'elle éveille en passant sur la partie malade. On peut aussi utiliser l'épreuve des deux verres. Si le segment antérieur du canal est seul malade, les premières portions de l'urine émise contiennent naturellement toute la sécrétion, c'est-à-dire les filaments uréthraux ; lorsque la sécrétion est plus abondante, toute la masse de l'urine est trouble ; si, au contraire, la portion prostatique est atteinte, la majeure partie de la sécrétion se trouve, il est vrai, dans l'urine du premier verre, mais l'urine du second verre contient aussi des filaments courts, arqués, qui proviennent des conduits excréteurs des glandes de la muqueuse prostatique et qui sont seulement expulsés à la fin de la miction par la contraction des muscles profonds. (FINGER.)

Mais, ce que l'endoscope seul permet de démontrer, c'est que dans toute une série d'uréthrites chroniques, la muqueuse est non-seulement le siège d'hyperémie et de gonflement, mais qu'elle est encore parsemée de nombreuses petites *granulations*, analogues à celles que l'on constate dans le trachôme de la conjonctive. C'est encore l'endoscope qui permet de séparer de l'uréthrite chronique d'autres affections dont les symptômes sont tout à fait analogues, telles que *l'herpès récidivant du canal* ou de petits *polypes* siégeant en nombre considérable sur la muqueuse de l'urèthre. — Il nous reste à attirer l'attention sur un dernier point, très important, surtout au point de vue du traitement : si à la suite d'une uréthrite chronique, il se produit un rétrécissement, c'est dans la partie située immédiatement en arrière du rétrécissement que se cantonne l'inflammation chronique, grâce à l'irritation persistante, à la distension énergique que subit cette région à chaque miction; ce fait se vérifie déjà à un moment où le rétrécissement ne donne encore lieu à aucun phénomène subjectif. De là la règle, dans chaque cas de chaude-pisse chronique, s'il n'y a aucune contre-indication du fait d'une cystite ou d'une épidymite, de faire l'exploration du canal au moyen d'une grosse sonde à boule afin de s'assurer qu'il n'existe aucune atrésie.

Traitement. Instituer un traitement convenable de la blennorrhagie chronique est un des problèmes les plus difficiles qui puissent se poser au médecin; il n'est pas très rare de voir, malgré la meilleure volonté de part et d'autre, le traitement rester sans effet, et parfois, à la grande confusion du médecin, l'écoulement cesse et tout symptôme disparaît définitivement, aussitôt que le malade abandonne le traitement qu'il suit depuis des mois. Aussi les individus atteints d'uréthrite appartiennent-ils à la catégorie des malades qui changent le plus souvent de médecin et qui, par conséquent, modifient continuellement leur méthode de traitement, ce qui n'est pas fait pour activer leur guérison.

En raison de la longue durée du mal et du peu d'intensité des symptômes douloureux, il n'est pas possible de prescrire de rigoureuses *précautions diététiques* et *hygiéniques*, comme on le fait dans la chaude-pisse aiguë. Du reste, l'action favorable que le repos absolu et une diète sévère exerceraient sur la chaude-pisse chronique, est très problématique. Il est cependant tout naturel de conseiller au malade d'éviter les exercices corporels trop violents et de se garder de toute autre espèce d'excès; il faut surtout défendre absolument le coït; la bière prise en quantité modérée ne peut faire de tort; il est cependant bon de recommander une certaine régularité; il ne faut pas, par exemple, que le malade passe plusieurs jours sans boire de bière pour en prendre en une fois une quantité considérable. — Il est toujours bon de faire porter un *suspensoir*.

Le *traitement médicamenteux* de la chaude-pisse chronique doit, comme dans le stade aigu, débuter par des *injections;* un grand nombre de gonorrhées chroniques, celles dont les altérations sont localisées à l'urèthre antérieur, guérissent par les injections seules.

Pour faire ces injections, on suit les mêmes règles que pour la chaude-pisse aiguë ; on emploie surtout les *acétates* (Acét. Zinc, Acét. Plumb. ; ou Sulf. Zinc et Acét. Pb, ana) en prescrivant, suivant les circonstances à des doses un peu plus fortes que dans le traitement de l'uréthrite aiguë. Le *sous-nitrate de bismuth* en suspension, a aussi des effets favorables.

Si après quatre ou six semaines de ce traitement, on ne constate aucune diminution de l'écoulement, il faut choisir une méthode qui permette de porter le médicament jusque dans les parties profondes de l'urèthre ; on sait, en effet, que les injections pratiquées suivant la méthode ordinaire ne dépassent pas le bulbe. Si, dès le début, on a diagnostiqué avec certitude l'uréthrite postérieure, il vaut mieux laisser là les injections ordinaires, pour commencer de suite le traitement dont nous allons parler. Le nombre des moyens préconisés est très considérable ; badigeonnages au moyen de solutions de nitrate d'argent, cautérisations au crayon de nitrate, faites avec le secours de l'endoscope ; on a aussi construit des seringues spéciales munies d'une sonde à jet récurrent ; on peut aussi irriguer la partie postérieure de l'urèthre en se servant d'une sonde et d'un syphon, etc. On arrive très facilement à mettre la solution en contact avec la partie de l'urèthre que l'on veut atteindre, en adaptant une sonde de Nélaton à une seringue à injection munie d'un bout allongé. On introduit le cathéter jusque dans la vessie, puis, tout en retirant graduellement la sonde, on pousse lentement l'injection. On emploie de préférence une solution de nitrate d'argent (1/3 à 1 p. c.). Les deux méthodes que nous allons décrire sont aussi très pratiques. La première d'entre elles consiste dans l'introduction de *bâtonnets médicamenteux* (p. ex. Arg. Nitr. 0.03, Butyr. Cacao 3.0 f. bac. long 3 — 4 cm) ; on se sert pour les introduire soit de l'uréthroscope, soit du « Tripperpistole » (Senftleben) ou de tout autre porte-remède construit à cet effet (Michelson). Le « Tripperpistole » est formé d'une sonde en celluloïde, munie d'un mandrin et dont l'extrémité antérieure est coupée. Dans la composition de ces bâtonnets on peut faire entrer différents remèdes, tels que l'*iodoforme* ou l'*oxyde de mercure*, mais c'est au *nitrate d'argent* qu'il faut surtout avoir recours.

La seconde méthode réside dans l'*introduction de bougies, enduites d'une pommade médicamenteuse*. Le principal inconvénient de cette méthode, c'est que la pommade reste adhérer aux parties antérieures du canal ; mais Unna l'a évité d'une façon heureuse en se servant d'une masse de consistance solide à la température ordinaire. Cette pommade (Arg. Nitr. 1.0 ; Bals. peruv. 2.0 ; But. Cacao 100 ; Cerœ 2.0 — 5.0) est fondue au bain-marie dans un récipient assez long ; on plonge les bougies dans cette masse en fusion et on les suspend librement à l'air. Par le refroidissement elles se recouvrent d'une couche régulière, consistante ; si on introduit rapidement la sonde, l'onguent arrive, en partie du moins, jusqu'à l'urèthre postérieur. Unna se sert de sondes métalliques ; nous avons employé sa méthode en nous servant de sondes à boules qui nous paraissent d'un usage plus commode ; de plus nous avons supprimé le baume du Pérou de la formule de l'onguent, ce qui en rend la conservation plus facile. Les deux traitements, l'introduction des bâtonnets ainsi que celle de sondes ou de bougies enduites d'onguent, se pratiquent en laissant entre chaque séance un intervalle d'au moins trois ou quatre jours ; car après chaque introduction il se produit pendant un ou deux jours des symptômes d'irritation du canal et d'ordinaire l'écoulement augmente. Dans une série de cas, on obtient la guérison après six ou douze séances, parfois même plus ; il faut quelquefois terminer ce traitement en reprenant les injections.

Une méthode plus simple et, paraît-il, plus active, est celle préconisée en premier lieu par Tommasoli : elle consiste dans l'*injection d'une pommade de lanoline au nitrate d'argent* (Arg. nitr. 0.2 — 0.4, Lanolin. pur. 20.0). On emploie soit une seringue avec cathéter, fabriquée spécialement dans ce but, soit le « tripper-pistole » décrit plus haut ; mais pour ce traitement, ce dernier instrument doit porter un mandrin métallique, muni à son extrémité supérieure d'un petit tampon bien adapté. On enlève le mandrin et au moyen d'une seringue de Pravaz, on remplit la sonde. On adapte alors le tampon et on introduit l'instrument. Alors on pousse le tampon ou bien on retire la sonde en maintenant le tampon immobile, de manière à pouvoir mettre la pommade en contact avec n'importe quelle partie de l'urèthre. Ordinairement ce traitement ne donne lieu à aucune réaction, de telle sorte que l'on peut répéter les séances tous les deux ou trois jours. Les grands avantages de cette méthode résultent du fait que la lanoline adhère étroitement à la muqueuse humide et que ce contact dure plus longtemps, les dernières parties de l'onguent n'étant entraînées par l'urine qu'au moins un ou deux jours après l'introduction.

Citons pour finir un dernier traitement, qui souvent donne d'excellents résultats : c'est la simple introduction, répétée chaque jour, de *grosses sondes métalliques* ou de *bougies élastiques*, à la condition qu'elles soient assez résistantes (n° 20-22 Charrière). C'est la pression exercée sur la muqueuse qui fait toute l'efficacité du traitement ; aussi faut-il laisser la sonde dans le canal pendant au moins 10-15 minutes à chaque séance. Naturellement, dans tous les cas où il existe un rétrécissement, le cathétérisme régulier du canal constitue l'indication du traitement ; on y associe très efficacement les *injections*. Quand on pratique le cathétérisme, il ne faut pas se servir pour les injections de substances insolubles (Zinc. sulf. avec Plumb. acet ; Subnitr. Bismuth.)

Quant au traitement interne de l'uréthrite chronique, il ne faut en attendre aucun résultat.

CHAPITRE IV

L'INFLAMMATION DU TISSU PÉRIURÉTHRAL

ET DES CORPS CAVERNEUX

Si les modifications inflammatoires de la muqueuse uréthrale envahissent le tissu sous-muqueux, si elles gagnent les parties plus profondes, c'est-à-dire la portion spongieuse de l'urèthre (et les conduits glandulaires sont une voie toute tracée à cet envahissement), elles déterminent la formation d'**infiltrations périuréthrales** et, par fonte purulente de celles-ci, **d'abcès**

périuréthraux. Ces infiltrations et ces abcès peuvent gagner aussi les corps caverneux du pénis.

Le processus se traduit dans sa forme la plus bénigne par de petits nodules de la grosseur d'un pois qui sont dus à l'inflammation des *glandes de Tyson* et de leur tissu périglandulaire. Ces nodules siègent dans le sillon balano-préputial, tout près du frein, ordinairement d'un seul côté, rarement de deux côtés à la fois. Le petit abcès qui se forme au centre de ces nodules s'ouvre presque toujours à l'extérieur, souvent par le conduit excréteur de la glande (1), et la guérison n'a lieu qu'après incision de ce conduit.

Les *infiltrations periuréthrales* proprement dites peuvent s'observer sur toute la longueur de l'urèthre, jusqu'à la prostate : bien que leur siège de prédilection soit le corps spongieux, on les rencontre aussi dans les corps caverneux. Ce sont des nodosités dures, douloureuses, pouvant atteindre la grosseur d'une prune. Comme le tissu spongieux dans lequel elles siègent ne peut plus se remplir suffisamment de sang, on voit le pénis, pendant l'érection, se dévier et s'incurver du côté malade, tantôt en bas, tantôt à gauche ou à droite *(chaude-pisse cordée)*. Cette tension excessive dans un tissu malade rend les érections excessivement douloureuses.

Les infiltrations de faible volume peuvent se résorber complètement et guérir jusqu'à *restitutio ad integrum ;* ou bien elles détruisent certaines parties du tissu érectile ; cette perte de substance ne détermine qu'une déviation insignifiante du pénis pendant l'érection. Il n'en est pas de même des infiltrations plus volumineuses; celles-ci passent presque toujours à la suppuration et aboutissent à la formation d'*abcès periuréthraux*. L'abcès s'ouvre, soit vers l'intérieur, dans la lumière du canal, soit vers l'extérieur, à la peau, parfois même il se fait jour des deux côtés à la fois et donne lieu à une *fistule uréthrale*. Après la guérison, il persiste toujours, dans le tissu caverneux, une induration plus ou moins étendue. De là une incurvation correspondante du pénis pendant l'érection, parfois assez forte pour rendre impossible les rapports sexuels. — On a démontré, dans le pus de ces abcès, la présence de *gonocoques*.

---

(1) D'après les recherches de FINGER, ce ne serait pas une glande, mais plutôt un crypte.

Pronostic. — Les infiltrations périuréthrales, surtout lorsqu'elles atteignent de grandes dimensions, constituent toujours une complication très sérieuse de la blennorrhagie et réclament un traitement des plus attentifs. Si l'abcès vient à s'ouvrir dans l'urèthre, surtout sans se créer d'orifice à la peau, il peut se produire dans ses tissus une infiltration urineuse avec toutes ses conséquences : gangrène putride et parfois mort par septicémie. Même après guérison complète, il persiste parfois, comme nous l'avons dit plus haut, des troubles fonctionnels des plus pénibles.

Traitement. — Quand l'infiltration est peu volumineuse, les *applications froides* sont indiquées (enveloppements à l'eau de Goulard, glace); mais quand elle est plus vaste, il faut recourir de préférence aux *enveloppements chauds* dès le début; la formation de pus étant inévitable, il faut par ce moyen chercher à l'accélérer. Aussitôt qu'on perçoit de la fluctuation, on ouvre au plus vite, pour créer au pus une voie vers l'extérieur, et pour éviter ainsi la terminaison la plus fâcheuse, c'est-à-dire l'ouverture de l'abcès dans l'urèthre. — Il va sans dire que le repos le plus strict est de rigueur et qu'il faut toujours abandonner les injections.

CHAPITRE V

L'INFLAMMATION DES GANGLIONS LYMPHATIQUES

Nous avons déjà signalé la lymphangite des vaisseaux du pénis qui vient assez souvent compliquer la blennorrhagie. Il est plus rare que l'inflammation arrive jusqu'aux ganglions voisins, ceux de l'aîne; en général cette adénite ne passe que rarement à la suppuration *(bubon blennorrhagique)*. Ces bubons se distinguent des bubons chancreux par leur évolution beaucoup plus lente, par leur indolence relative. Ils se présentent souvent sous forme d'infiltration étendue, allongée, partant de la symphise et allant jusqu'à l'épine iliaque antérieure et supérieure; cette infiltration englobe la masse des ganglions inguinaux ; il est impossible d'isoler ceux-ci par la palpation *(bubon strumeux)*. Malgré ces différences, les symptômes et l'évolution de ces bubons ont tant d'analogie avec ceux du bubon chancreux, que nous pouvons nous dispenser d'en parler plus longuement ; nous renvoyons au chapitre qui traite de cette complication du chancre mou, dans lequel on trouvera aussi le traitement que réclame cette adénite. Disons seulement que, pour le bubon blennorrhagique, les chances de guérison par l'extirpation sont encore moindres que pour le bubon chancreux.

CHAPITRE VI

L'INFLAMMATION DE LA MUQUEUSE VÉSICALE

CYSTITE BLENNORRHAGIQUE

Le **catarrhe vésical** *(Cystite)* est une des complications les plus fréquentes de la chaude-pisse ; bien qu'il éclate parfois dès le début de l'uréthrite, c'est dans la période aiguë qu'il apparaît le plus souvent ; on l'a aussi vu naître au cours d'une uréthrite chronique, longtemps après l'infection. La pathogénie de cette complication s'explique par la progression du processus inflammatoire spécifique de l'urèthre vers les parties plus profondes de l'appareil urinaire. Il est souvent impossible d'assigner une cause à cet envahissement ; parfois il se fait aussitôt après un cathétérisme ou une injection trop irritante , qui en sont alors la cause occasionnelle. Remarquons dès maintenant que, chez la femme, par suite de la brièveté de l'urèthre, la cystite complique bien plus souvent l'uréthrite gonorrhéïque que chez l'homme.

Parmi les *symptômes* de la **cystite aiguë**, citons d'abord la *douleur* ; celle-ci, qui n'est pas constante, se fait sentir par intervalles sous forme de crampes localisées dans la région hypogastrique, derrière la symphyse ; ces douleurs s'irradient vers les parties profondes, le rectum et surtout dans toute la longueur de l'urèthre. Elles s'exaspèrent pendant la miction ; c'est surtout vers la fin de celle-ci qu'elle arrivent à leur maximum et ce symptôme est d'autant plus pénible qu'il s'accompagne d'un *ténesme vésical* plus ou moins accentué. Dans les cas les plus graves, ce ténesme est presque continuel ; à peine les malades ont-ils, au prix des plus vives souffrances, expulsé quelques gouttes d'urine et croient avoir gagné quelques instants de répit, que de nouveau le besoin d'uriner les tourmente. Aux douleurs de la cystite viennent encore s'ajouter celles que détermine le passage de l'urine sur la muqueuse uréthrale enflammée ; les malades se trouvent dans une alternative réellement pénible ; s'ils urinent, leurs souffrances sont des plus vives ; s'ils cherchent à se retenir, le besoin d'uriner les tourmente et devient de plus en plus impérieux.

Dans d'autres cas, le ténesme est moins intense ; les malades doivent seulement uriner toutes les demi-heures ou toutes les heures, en petite quantité naturellement. D'habitude, il y a un peu d'*incontinence :* à peine le besoin se fait-il sentir, que de suite, il faut y satisfaire ; si l'occasion ne se présente pas assez vite, le malade ne peut plus se retenir et laisse écouler l'urine dans ses vêtements. On observe parfois aussi de la *rétention d'urine ;* les malades urinent souvent, il est vrai, mais toujours de petites quantités à la fois : aussitôt que la miction a commencé il se produit une crampe du sphincter et la vessie se remplit de plus en plus. Cette complication fait au médecin un devoir de s'assurer, dans chaque cas de cystite, de l'*état de réplétion de la vessie*, en percutant le ventre ; cette précaution est d'autant plus indispensable, qu'en présence du grand nombre de mictions, insuffisantes en réalité, on peut facilement méconnaître la rétention d'urine.

Les *caractères de l'urine* ont une très grande importance. Tout au début, elle n'est que légèrement troublée : mais bientôt elle subit de profondes modifications : examinée immédiatement après son émission, elle est tout-à-fait opaque, jaunâtre ; quand elle contient une certaine quantité de sang, elle prend une coloration jaune-brunâtre ; par le repos elle laisse déposer un *sédiment* caillebotté, souvent très abondant et qui couvre d'une couche épaisse les parois du vase. Ce sédiment est principalement formé

de globules de pus ; on y rencontre aussi des cellules épithéliales de la vessie, en moins grand nombre, et des globules
rouges ; ces derniers s'y trouvent en quantité très variable,
mais il est rare qu'ils fassent complètement défaut. Ce sang
provient de la muqueuse vésicale hyperémiée dont les capillaires
sont mis à nu par la desquammation des couches superficielles
de l'épithélium ; ce sont surtout les contractions spasmodiques de la vessie à la fin de la miction, qui provoquent ces
hémorrhagies. Ce fait explique pourquoi, pendant le stade aigu
du catarrhe vésical, les malades émettent à la fin de chaque
miction quelques gouttes de sang paraissant pur ; l'hémorrhagie
peut parfois être plus forte, ce qui ne laisse pas que d'effrayer
considérablement le malade. L'urine filtrée contient presque
toujours de l'*albumine*, généralement en assez faible quantité ;
mais, même sans qu'il y ait hémorrhagie vésicale abondante, la
quantité peut en être très élevée. — Enfin l'urine subit très
facilement la fermentation ammoniacale ; souvent même celle-ci
commence très peu de temps après l'émission.

Les cystites graves s'accompagnent toujours d'*hyperthermie*.
Cette fièvre, les souffrances dues au ténesme, les douleurs vio-
lentes, l'insomnie, expliquent suffisamment l'aspect alarmant
que présentent les malades atteints de cette affection.

Marche de la maladie. Les symptômes que nous avons
décrits plus hauts ne conservent pas longtemps leur acuité chez
les malades soumis à un traitement convenable. Après quelques
jours déjà, tout au plus après une ou deux semaines, les
douleurs cessent, le ténesme diminue, l'urine s'éclaircit ; à
ce moment les hémorrhagies ont en général déjà cessé ; le sédiment devient beaucoup moins abondant et paraît moins compact.
Quand l'évolution du cas est favorable, ces symptômes disparaissent aussi au cours des semaines suivantes et la guérison
est complète ; cependant on voit parfois persister pendant longtemps encore, sans que le malade accuse aucun symptôme
subjectif, un très faible trouble de l'urine qui, par le repos,
laisse déposer un sédiment nuageux ; c'est le degré le plus
léger de la cystite chronique.

Le **Pronostic** de la cystite aiguë est, en somme, favorable ;
en général, on parvient, au bout d'un temps relativement
court, à faire disparaître les symptômes les plus pénibles et à

amener assez rapidement la guérison complète. Remarquons cependant que souvent il persiste, pendant un certain temps, une *tendance marquée aux récidives*; la moindre cause nocive, un refroidissement, un excès de boisson, etc., sont les causes ordinaires de la rechûte.

Le **Diagnostic** est facile ; les symptômes subjectifs, l'aspect des urines permettent difficilement de se tromper. Il faut seulement noter que, dans la *chaude-pisse* intense, lorsque la portion prostatique de l'urèthre est atteinte, il existe parfois du ténesme et que l'urine peut même contenir du sang. Le diagnostic se fait d'après les caractères de celle-ci ; voici comment il faut la recueillir : on fait uriner le malade dans deux verres ; le premier jet, celui qui contient le pus uréthral est recueilli dans le premier, le reste de l'urine est reçu dans le second. Il est vrai que, dans l'uréthrite postérieure aiguë, lorsque le malade n'a pas uriné depuis longtemps, l'urine du second verre est aussi troublée, le pus formé dans l'urèthre postérieur étant refoulé dans la vessie ; mais, si l'on fait uriner le malade à de courts intervalles, l'urine du second verre paraît claire quand il y a uréthrite postérieure ; dans la cystite, au contraire, elle est toujours trouble, le pus se formant dans la vessie même.

Traitement. Une recommandation essentielle est d'ordonner le repos absolu et, dans les cas graves, de toujours exiger le repos au lit. Le régime à suivre est le même que dans l'uréthrite aiguë ; comme boisson on donnera la préférence au lait. Il faut, en outre, veiller avec soin à la régularité des selles. Les malades auront à se garder très soigneusement des refroidissements qui entraînent souvent une aggravation et peuvent, après la guérison, provoquer une rechûte. Pour cela on leur recommandera de porter une large ceinture de flanelle. Il faut toujours, aux premiers symptômes de la cystite aiguë, suspendre immédiatement les injections uréthrales. — Les agents thérapeutiques dirigés contre la cystite agissent de deux façons différentes : *indirectement*, lorsqu'on les administre à l'intérieur : ils s'éliminent alors par les reins et se mélangent à l'urine ; *directement*, quand on exerce une action locale sur la muqueuse malade en introduisant le médicament jusque dans la vessie à l'aide d'un sonde.

Parmi les médicaments à action indirecte, nous trouvons d'abord l'*acide salicylique;* on l'administre de préférence sous forme de salicylate de soude, à la dose de 4-6 gr. par jour; il amène, dans beaucoup de cas, une amélioration rapide, surtout des symptômes subjectifs. Vient ensuite le *chlorate de potasse,* administré en solution à la dose de 3 à 5 gr. par jour; de récentes observations ont cependant montré qu'il fallait être très prudent dans l'emploi de ce médicament; on peut se servir avec avantage du *thé de raisin d'ours* (folia uvæ ursi), préconisé depuis si longtemps; pour le préparer, on fait infuser trois cuillerées à soupe de feuilles dans trois grandes tasses d'eau bouillante, à prendre pendant la journée. Le principe actif du raisin d'ours, l'*arbutine,* ne paraît pas avoir répondu à ce qu'on attendait de lui. Enfin, les *balsamiques,* dont nous avons signalé l'emploi dans le traitement de la blennorrhagie, ont aussi une action favorable sur la cystite.

Dès que les symptômes graves ont disparu et que les hémorrhagies ont cessé (c'est-à-dire, vers la fin de la première semaine ou vers le commencement de la deuxième), on a recours au *traitement local;* dans la majorité des cas celui-ci réussit à amener très rapidement la guérison ou à provoquer tout au moins une amélioration très notable. L'agent le plus actif est le *nitrate d'argent en solution faible;* on l'introduit dans la vessie à l'aide d'un simple syphon et on le laisse ensuite s'écouler au dehors. Pour construire l'appareil, on réunit, au moyen d'un petit tube en verre servant de raccordement, une sonde de Nélaton de moyen calibre à un tube de caoutchouc mince, de la longueur d'un mètre environ; on adapte à l'extré-mité libre du tube un petit entonnoir de verre. Le tube de caoutchouc est muni d'une bonne pince à pression. L'appareil étant monté, on verse dans l'entonnoir un peu de la solution médicamenteuse préalablement chauffée et l'on ouvre la pince à pression jusqu'à ce que tout l'appareil soit rempli de liquide. On fait coucher le patient et on introduit jusque dans la vessie le cathéter soigneusement huilé; puis on verse dans l'entonnoir le restant de la solution — environ 100 gr. à chaque séance —; on élève alors l'entonnoir, on ouvre la pince à pression jusqu'à ce que le médicament atteigne la partie inférieure de l'entonnoir. On ferme ensuite la pince et on laisse le médicament dans la vessie pendant une ou plusieurs minutes. Puis on abaisse l'entonnoir et on le place dans un bassin reposant sur le sol ; on ouvre la clef, l'appareil forme syphon et on voit s'écouler de la vessie un liquide trouble, de coloration blanc-jaunâtre, par suite de la précipitation de chlorure d'argent. Pour faire ce lavage, il faut que la vessie soit vide ou à peu près. Il arrive souvent que des grumeaux ou des caillots viennent boucher la sonde et empêchent la vessie de se vider tout-à-fait ; il suffit alors de retirer la sonde et d'ordonner au malade d'uriner pour évacuer ce qui reste du médicament. Parfois aussi il s'introduit un peu d'air dans la vessie ; nous n'avons jamais constaté aucun accident de ce chef.

Ces lavages se font tous les deux ou trois jours ; déjà après la première ou la deuxième injection, on constate ordinairement une amélioration remarquable des symptômes subjectifs et objectifs et souvent il suffit de 4-8 injections pour amener une guérison totale ou à peu près. Si la guérison n'est pas complète, il vaut mieux cesser les lavages qui, ordinairement ne produisent alors plus d'amélioration ; il suffit d'une bonne hygiène, d'une médication interne bien dirigée pour achever en peu de temps la guérison. On s'est aussi servi, comme liquides de lavage, de solutions d'*acide salicylique* et de *chlorate de potasse*.

La **cystite chronique** survient à la suite de la cystite aiguë, soit que le malade ait mal suivi son régime, soit que le traitement ait été mal appliqué. Les symptômes ressemblent à ceux du décours de la cystite aiguë, mais ont des degrés très variables d'intensité. Les douleurs peuvent faire complètement défaut ou être très peu accentuées ; par contre, le ténesme vésical est ordinairement plus ou moins fort et il n'est pas rare d'observer un peu d'incontinence d'urine, telle que nous l'avons décrite plus haut. L'aspect de l'urine est très variable et présente toutes les transitions : tantôt elle n'est que légèrement trouble, d'autres fois elle contient une grande quantité de pus et de mucus vésical. D'habitude il n'y a pas trace d'hémorrhagie.

La **marche** de la maladie est lente ; elle dure des mois et parfois, lorsqu'il existe certaines conditions, (surtout des rétrécissements) qui favorisent le développement du mal, elle persiste des années entières.

Dans ce dernier cas l'affection est presque incurable; mais même sans ces complications, le **pronostic** à porter sur la guérison complète est toujours moins favorable que pour l'état aigu et l'est d'autant moins que l'affection dure depuis plus longtemps.

Diagnostic. On peut confondre la cystite chronique avec des *lésions des parties profondes de l'appareil urinaire,* affection des urétères, des bassinets, des reins. Aussi faut-il toujours procéder avec le plus grand soin à l'analyse chimique et microscopique de l'urine. Nous renvoyons pour plus de détails aux traités de pathologie spéciale s'occupant de la matière.

Traitement. Quand l'urine contient beaucoup de pus et que le ténesme est assez fort, le *traitement local direct* est tout-à-fait indiqué et donne en général de bons résultats. Dans les cas de moindre intensité, le traitement interne est préférable; comme adjuvant on recommandera l'eau de Wildungen.

Il arrive parfois, surtout dans la cystite chronique, que l'inflammation blennorrhagique se propage aux uretères, aux bassinets et aux reins; les lésions qu'elle détermine dans ces organes peuvent mettre sérieusement en danger l'existence du malade. Mais l'étude de ces complications dépasserait de beaucoup les limites de ce livre et nous devons encore renvoyer le lecteur aux ouvrages traitant spécialement de la pathologie urinaire.

CHAPITRE VII

INFLAMMATION DU CANAL DÉFÉRENT
ET DE L'ÉPIDIDYME

L'inflammation blennorrhagique, de la muqueuse uréthrale s'étend parfois, en suivant les conduits éjaculateurs, jusqu'au canal déférent et à l'épididyme. Il est rare que le premier soit seul entrepris, **funiculite spermatique**; généralement la maladie gagne l'épididyme, **épididymite**. Dans ce dernier cas, le canal déférent paraît souvent avoir été respecté : on dirait que la maladie a sauté directement sur l'épididyme, bien qu'il soit hors de doute que l'agent infectieux ait dû passer par le canal déférent. D'autres fois, les deux affections coëxistent. — Nous connaissons moins bien les *inflammations blennorrhagiques de la vésicule séminale (spermatocystite)* ; ces spermatocystites peuvent passer à la suppuration ; notre ignorance résulte plutôt de la situation peu accessible de l'organe que de la rareté de la maladie même ; enfin, il est excessivement rare que l'inflammation gagne le testicule lui-même *(orchite gonorrhéïque)*.

Les premiers *symptômes* de l'épididymite sont des douleurs lancinantes dans le cordon et dans les bourses, douleurs qui augmentent surtout par la station debout et par la marche ; on cite encore comme signe de début très habituel, une « douleur inguinale » qui probablement est due au tiraillement du cordon dans le canal, par suite de l'augmentation de poids de l'épididyme ; peut-être bien aussi cette douleur reconnaît-elle pour cause l'inflammation du canal déférent (KOCHER). En général il suffit d'un ou deux jours pour que la maladie atteigne son plein développement. Dans beaucoup de cas, on constate un gonflement bien visible du cordon, qui est doulou-reux à la pression ; d'autres fois, l'épididyme seul est gonflé, comme nous l'avons déjà dit. L'épididyme atteint souvent un volume très considérable, plusieurs fois celui du testicule. Celui-ci reste presque toujours normal et se trouve refoulé en arrière. L'épididyme malade présente une forme irréguliè-rement allongée, anguleuse et paraît dur à la palpation. Sou-vent il existe en même temps un épanchement dans la tunique vaginale *(hydrocèle aiguë)* qui empêche de percevoir nettement les contours de l'épididyme et augmente encore le gonflement des bourses dont le volume atteint alors celui d'un poing et même davantage. La peau est rouge, œdémateuse ; elle est brillante et lisse par suite de la distension et la température locale est augmentée. — Si au moment où éclate l'épididymite, l'écoulement uréthral est abondant, on le voit souvent diminuer notablement pour reprendre de plus belle après la régression de l'affection. Souvent il se produit des pollutions et le sperme contient du sang ou du pus.

Les *douleurs* sont toujours très fortes ; la moindre pression, le contact des vêtements, le frottement des cuisses pendant les mouvements les exaspèrent au point de les rendre souvent insupportables ; leur intensité est telle qu'elle rend la marche impossible et enlève au malade tout repos. Lorsqu'ils marchent, les malades s'efforcent d'éviter tout contact, en décrivant avec la cuisse du côté malade un arc de cercle aussi distant que possible du scrotum ; il en résulte une allure très caractéristique qui permet de reconnaître à distance le côté atteint. — L'épididymite s'accompagne presque toujours de *fièvre* qui, dans les cas intenses, s'élève ordinairement à 40 ou 41 degrés et qui reste assez constante pendant quelques jours. — Enfin on observe souvent une *constipation* opiniâtre.

Marche de la maladie. Sous l'influence d'un traitement approprié, les douleurs et la fièvre s'amendent fortement au bout de quelques jours ; bientôt celle-ci disparaît tout-à-fait et la tumeur subit une rapide diminution de volume. Mais, cette réduction primitive ne se continue pas aussi rapidement dans la suite ; lorsque l'épididyme est revenu à peu près à un volume double de l'état normal, la diminution ne se fait plus que très lentement et il faut des semaines et même des mois pour que l'organe reprenne son volume ordinaire ; quelquefois même, il persiste, pendant des années, de la tuméfaction et de l'induration. soit dans l'épididyme tout entier, soit dans l'une de ses parties. Il n'est pas rare de voir subsister aussi un hydrocèle chronique ; l'épididymite est parfois suivie de *névralgies testiculaires,* difficiles à guérir. — L'épididymite blennorrhagique ne passe qu'exceptionnellement à la *suppuration;* quand cette complication se présente, on peut souvent en faire remonter la cause à une affection concomitante (tuberculose).

Pronostic. Abstraction faite de ces issues exceptionnelles, le pronostic est favorable ; presque toujours la maladie guérit complètement quand on lui oppose un traitement rationnel. Le seul danger que peut présenter l'affection est l'*azoospermie* et par conséquent la *stérilité:* des infiltrats et des indurations peuvent, en effet, obstruer le canal déférent et mettre obstacle au passage de la sécrétion testiculaire, la partie essentielle du sperme ; cette complication n'a toutefois qu'une importance secondaire ; la stérilité ne pourrait se produire que si les *deux* testicules avaient été altérés, car il est démontré qu'un seul testicule normal suffit au maintien du pouvoir fécondant du sperme. Du reste, même dans les cas où les deux testicules sont le siège d'une tuméfaction persistante, l'azoospermie est loin d'être la règle. — Enfin notons encore que l'épididymite laisse à sa suite une certaine *tendance à la récidive.*

Le **diagnostic** est facile : l'acuité du début exclut l'idée de la *tuberculose*, de la *syphilis* (gommes du testicule et d'une *tumeur* (ordinairement un sarcome) ; du reste, les deux derniers processus atteignent presque exclusivement le testicule et respectent presque toujours l'épididyme Ce n'est que dans les cas anciens d'épididymite, quand il ne persiste plus qu'une petite induration indolente de l'organe, qu'il est possible d'hésiter entre l'*épididymite* et un *processus syphilitique* ou *tuberculeux ;* abstraction faite des autres symptômes, il faudra se baser, pour établir le diagnostic, sur les dires du malade qui renseignera si la tumeur a présenté un début aigu, douloureux. Il faut aussi penser à *l'orchite ourlienne,* qui accompagne la *parotidite épidémique ;* la confusion sera surtout possible lorsque l'orchite persiste encore, alors que le gonflement parotidien a déjà disparu. — Il nous reste à signaler une dernière éventualité : l'épididymite peut atteindre un testicule qui n'est pas complètement descendu et qui est resté dans le canal inguinal (Cryptorchidie) ; on peut, dans ces conditions, facilement confondre la tumeur avec un *bubon.*

Étiologie. Dans certains cas, il est impossible de découvrir la cause occasionnelle de l'épididymite blennorrhagique ; souvent elle se développe immédiatement à la suite de mouvements exagérés, de la danse, de l'équitation, de longs voyages en chemin de fer, ou bien aussi après l'introduction d'instruments dans le canal de l'urèthre ; ces diverses circonstances ont donc une influence certaine sur le développement de l'affection qui nous occupe. C'est vers la fin du deuxième septenaire ou au cours du troisième que survient ordinairement l'épididymite ; elle est rare avant cette époque, moins rare plus tard. Elle peut même éclater au cours d'une uréthrite chronique, de longs mois après l'infection ; c'est le cathétérisme qui en est alors la cause habituelle. — En général, l'affection n'atteint qu'un *seul* côté et siège à gauche plus souvent qu'à droite ; il est beaucoup plus rare qu'elle soit bilatérale et alors les deux côtés ne s'entreprennent jamais en même temps, mais bien l'un après l'autre. — L'épididymite est une des complications les plus fréquentes de la chaude-pisse.

Traitement. Ici encore, c'est de la *prophylaxie de l'affection* qu'il faut s'occuper avant tout ; les règles sont les mêmes que pour l'uréthrite : repos le plus complet possible et emploi d'un suspensoir ; ces précautions ne donnent cependant pas de garantie absolue. Si l'épididyme s'est entrepris, il faut avec d'autant plus de rigueur imposer le repos absolu et si possible le repos au lit. Dans les cas intenses, le *séjour au lit* est indispensable. Si le malade ne porte pas de suspensoir, la première chose à faire est de lui en prescrire l'usage ; il est bon de garnir la bourse de ce suspensoir d'une feuille d'ouate. Une autre disposition très pratique, consiste à interposer entre la ouate et le suspensoir une feuille de gutta-percha, percée d'un trou pour la verge ; ce tissu imperméable empêche l'évaporation et augmente l'efficacité du suspensoir. On peut aussi se servir d'un suspensoir en caoutchouc. L'appareil est renouvelé matin et soir, pour éviter qu'il se relâche. Le résultat est souvent merveilleux : des malades que le moindre mouvement faisait horriblement souffrir, auxquels la marche était impossible, peuvent, dès qu'ils portent ce suspensoir, se mouvoir avec facilité sans grandes souffrances. Même au lit, il est bon de conserver le suspensoir. — Il faut toujours surveiller la constipation, si fréquente dans l'épididymite et administrer largement *l'huile de ricin* ou tout autre purgatif. Dès le début de la maladie, on suspend les *injections* et on ne les reprend, très prudemment, que lorsque l'affection est guérie ou du moins lorsque le gonflement a presque complètement disparu. — Le *froid* est aussi un agent très utile ; après avoir fixé les bourses et les avoir relevées par un petit coussin on les recouvre d'une vessie remplie de morceaux de glace et d'un poids assez léger ; cependant certains malades ne supportent pas bien ce traitement. Lorsque le stade aigu est passé, il est bon, pour activer la résorption de la tumeur, de recourir à la chaleur humide ; tous les cataplasmes anciennement usités, sont avantageusement remplacés par le pansement décrit plus haut. Il faut se défier, dans le stade aigu, des appareils compressifs (bandage au sparadrap de FRICKE) qui sont très douloureux et peuvent même devenir très dangereux quand le testicule continue à gonfler. Mais, plus tard, après disparition complète de tous les phénomènes aigus, il est souvent utile de faire un bandage au moyen d'*emplâtres adhésifs et mercuriels*, qu'on a soin de renouveler après quelques jours. Si l'on n'a pas recours à cette méthode, il faut continuer l'usage du suspensoir et faire des frictions au moyen de *pommades iodurées*. (Iod. pur 0.20, Kal. iod. 0.3, Lanol. 20.)

Dans les cas très chroniques, on a parfois retiré de bons résultats de l'*iodure de potassium* administré à l'intérieur. Peut-être bien avait-on confondu une épididymite simple avec une épididymite d'origine syphilitique; celle-ci toutefois est exceptionnelle.

CHAPITRE VIII

L'INFLAMMATION DES GLANDES DE COWPER

ET DE LA PROSTATE

Il existe entre ces deux affections tant de points de contact que nous croyons bien faire en les réunissant dans le même chapitre.

Cowpérite aiguë. — Quand la glande de Cowper s'enflamme, on voit apparaître au milieu de symptômes fébriles, un nodule dur et douloureux au périnée, sur les côtés du canal de l'urèthre; le siège de ce nodule correspond à celui de la glande; il occupe donc la région du bulbe. En règle générale, l'affection n'atteint qu'*une seule* des deux glandes. A la moindre pression, les malades ressentent de vives douleurs; il en est de même quand ils se couchent et surtout quand ils s'assoient. De plus, la tumeur inflammatoire, en comprimant le canal de l'urèthre, peut rendre la miction difficile ou même provoquer une rétention complète des urines.

Dans les cas favorables, l'infiltration se résorbe, d'autres fois elle passe à la suppuration; ordinairement, le pus se fait jour par l'extérieur, plus rarement par le canal de l'urèthre ; parfois il se crée deux voies, l'une vers la peau, l'autre vers l'urèthre, absolument comme certains abcès periuréthraux. Le *traitement* est le même que celui de la prostatite aiguë ; seulement, en raison de la situation plus superficielle de l'abcès, l'ouverture au bistouri trouvera plus souvent son indication que dans cette dernière maladie.

Prostatite aiguë. — Dans cette maladie on sent sous la peau du périnée, un peu plus en arrière que dans la cowpérite, une tuméfaction que le toucher rectal permet de constater plus facilement encore et dont le siège répond exactement à celui de la prostate. L'exploration, très douloureuse, faite par la sonde, permet de percevoir, une résistance assez forte à la région prostatique. Les souffrances sont très vives et s'exaspèrent à la moindre pression ; la marche, la station debout, la position assise ou couchée avec les jambes étendues, sont douloureuses ; la seule position tolérable est le décubitus latéral avec les cuisses fléchies. La miction très douloureuse, est en même temps très difficile ; il existe un fort ténesme vésical ; dans les cas sérieux, le malade se trouve dans l'impossibilité d'uriner spontanément. La défécation est aussi très pénible et souvent le ténesme rectal est continu. Il est rare de trouver ces symptômes avec toute leur intensité ; mais il est fréquent d'observer au cours d'une uréthrite aiguë des symptômes légers et fugaces d'irritation prostatique.

La prostatite aiguë peut se terminer par résorption ; d'autres fois elle passe à la suppuration *(prostatite suppurative)*. Quand celle-ci survient, elle se traduit ordinairement par un frisson, unique ou répété, et par l'aggravation des symptômes. L'anatomie pathologique a démontré qu'au début de la maladie, il se forme dans la glande, de petits foyers purulents isolés les uns des autres ; plus tard ils se réunissent et forment un véritable abcès de la prostate. Celui-ci s'ouvre soit dans l'urèthre, soit dans le rectum ou à la peau ; parfois il suit plusieurs de ces directions en même temps ; dès que l'abcès s'est ouvert, que ce soit spontanément ou qu'on en ait provoqué l'évacuation, les symptômes morbides disparaissent comme par enchantement.

Le **Pronostic** doit toujours être posé avec grande réserve ; comme dans l'abcès périuréthral, il faut toujours penser à la possibilité d'une infiltration urineuse; et même si cette grave complication n'est pas à craindre, il faut encore songer à l'établissement d'une fistule uréthrale. Les cas les plus graves sont ceux dans lesquels l'ouverture de l'abcès se fait à la fois dans l'urèthre et dans le rectum.

Traitement. — Avant tout, il faut prescrire le *repos absolu*. Localement, on agira sur la partie malade par des *applications chaudes* ou par des bains de siège chauds répétés plusieurs fois par jour et qui ont une action analogue à celle des applications chaudes. Les douleurs et surtout le ténesme anal seront combattus au moyen de *suppositoires narcotiques* (Extract. bellad. seu morph. 0.10, Butyr. cacao 10.0, f. supp. n° X) à introduire deux ou trois fois par jour. Il faut aussi veiller avec soin à la régularité des selles ; dans ce but on aura recours soit aux lavements, soit aux purgatifs ; on agira contre la rétention d'urine, en sondant le malade au moyen de sondes molles, de préférence les sondes de Nélaton. Aussitôt que la tumeur fera saillie au périnée et que la fluctuation sera perceptible, on s'empressera d'*ouvrir* l'abcès par incision à la peau.

Prostatite chronique (Prostatorrhée). — Ici le cortège symptomatique est tout différent. La prostatite chronique peut faire suite à une prostatite aiguë ou prendre d'emblée le caractère chronique. Au milieu des symptômes vagues, très analogues à ceux de la blennorrhagie chronique (sensations légères dans le canal, parfois même douleurs pendant le coït), apparaît le symptôme capital, caractéristique de la maladie : *l'écoulement de sécrétion prostatique* plus ou moins mélangée de pus. En comprimant la prostate par le rectum, on parvient à pousser cette sécrétion jusqu'à l'extrémité du canal et à la faire sourdre au méat ; la défécation agit de la même façon. Le liquide qui s'écoule est trouble, épais, d'aspect plus ou moins purulent ; examiné au microscope, on y trouve, outre des globules de pus et des cellules épithéliales, des corpuscules à couches concentriques *(corpuscules amyloïdes)* dont la présence, sans être constante, est cependant assez fréquente ; les *cristaux de spermatine de* Böttcher constituent, par contre, un élément constant, de grande valeur diagnostique et qui ne fait défaut que lorsque l'écoulement est mélangé à l'urine. Pour obtenir un grand nombre de ces gros cristaux (dont la forme est celle d'une pierre à aiguiser) il suffit de laisser sécher la préparation ou d'y ajouter une goutte d'une solution de phosphate d'ammoniaque à 1 p. c. (FÜRBRINGER.)

Il ne faut pas confondre avec la prostatite chronique ce que FÜRBRINGER a nommé *uréthrorrhée a libidine :* parfois, après des excitations génésiques et surtout après des érections répétées, on voit sourdre au méat, quelques gouttes d'un liquide clair, poisseux, filant ; ce liquide, qui ne vient évidemment pas de la prostate, est très probablement sécrété par les lacunes de Morgagni et les glandes de Cowper. Ce phénomène ne dépend pas cependant d'un état morbide de ces organes ; il est plutôt dû à une certaine irritabilité qui permet aux glandes d'évacuer plus facilement leur contenu et n'a par conséquent pas d'autre importance. On voit, du reste, ce symptôme persister souvent après une chaude-pisse.

Il faut aussi différencier nettement la prostatorrhée de la **spermatorrhée;** cette dernière maladie se caractérise par le fait que, sans érection, sans aucune sensation voluptueuse, et surtout pendant les efforts de défécation, le sperme s'écoule dans le canal de l'urèthre où il se mélange soit à l'urine, soit à une sécrétion pathologique (blennorrhagie chronique, prostatorrhée) qui fait rarement défaut. Comme nous l'avons dit plus haut, les deux maladies, spermatorrhée et prostatorrhée, coexistent parfois. On ne peut évidemment préciser le diagnostic qu'en faisant la *recherche microscopique des spermatozoïdes.* — Les *causes* de la spermatorrhée sont ou *générales* (excitabilité nerveuse produite souvent par l'onanisme ou les excès vénériens, maladies organiques du système nerveux) ou *locales* (avant tout uréthrite, prostatite chroniques).

La prostatite chronique a très souvent un grand retentissement sur l'état général des malades ; ceux-ci, se figurant d'ordinaire qu'ils ont des pertes séminales, (croyance qui ne leur est que trop confirmée par la lecture des livres populaires de médecine), finissent par tomber dans une mélancolie profonde ; cette dépression psychique et l'excitation qu'amènent les efforts de coït font qu'il leur est impossible d'accomplir celui-ci et on voit alors s'établir cet état morbide si bien nommé *impuissance psychique,* qui achève de plonger les malades dans un complet désespoir. On comprend aisément combien la santé de ces malheureux se ressent de cette triste situation.

Pronostic. Le pronostic doit être réservé, cette maladie pouvant aboutir à *l'hypertrophie de la prostate*, avec ses graves conséquences. D'autre part, le **traitement** n'a malheureusement que peu de prise sur elle, en raison de la situation profonde de l'organe malade, laquelle ne permet pas toujours d'exercer sur lui une action soutenue. Il ne faut attendre aucun résultat des injections ; pour que les médicaments puissent agir d'une manière plus active, il faut les introduire sous forme de bâtonnets médicamenteux ou d'injections de pommades (comme dans l'uréthrite chronique) ou bien encore les instiller au moyen d'un cathéter jusque sur les parties malades ; ici encore c'est surtout au *nitrate d'argent* qu'il faut avoir recours. Il est toujours avantageux de prescrire des *bains de siège frais* ou des *frcitions froides*. Enfin, il faut surveiller attentivement l'état général, réconforter le malade et calmer ses appréhensions ; le moyen le plus sûr est de lui démontrer au microscope l'absence des spermatozoïdes dans l'écoulement uréthral. Il faut enfin régulariser les fonctions digestives et prescrire le mouvement au grand air. A ce point de vue, les voyages, les bains de mer exercent souvent une action très favorable, qu'on obtiendra aussi en faisant reprendre au malade ses occupations habituelles, que souvent il a négligées.

CHAPITRE IX

LE RÉTRÉCISSEMENT DE L'URÈTHRE

Le **rétrécissement de l'urèthre** est la complication — ou plutôt la conséquence — la plus dangereuse de l'uréthrite blennorrhagique. On divise ordinairement les rétrécissements en rétrécissements *spasmodiques*, dus à une simple contracture de la musculature uréthrale, rétrécissements *inflammatoires* dus à la tuméfaction phlegmasique des tissus entourant l'urèthre et en rétrécissements *organiques*, déterminés par une altération permanente des parois du canal.

La diminution de calibre provoquée par le spasme de la musculature — *la crampe uréthrale* — reconnaît pour cause soit une excitation intense portée sur l'urèthre ou sur les tissus voisins, soit un réflexe dû à des influences psychiques ou à une affection du système nerveux. Cette constriction a pour conséquence une rétention partielle ou totale des urines. La sonde rencontre une certaine résistance et l'introduction peut parfois en être tout-à-fait impossible ; dans la narcose chloroformique, cette résistance disparaît complètement. — Le traitement consiste en applications chaudes, bains chauds et dans l'emploi des narcotiques ; comme première indication, il faut chercher à supprimer la cause de la contracture. — Les rétrécissements par tuméfactions inflammatoires ont été étudiés au cours des chapitres précédents : il ne nous reste plus qu'à parler des rétrécissements vrais, des **rétrécissements organiques.**

Lorsqu'un rétrécissement de l'urèthre commence seulement à se former, il ne donne lieu à aucun symptôme subjectif appréciable ; c'est par hasard qu'on le découvre au cours d'une exploration du canal. Lorsqu'il s'accentue, commencent à se manifester des troubles dans *l'émission de l'urine et du sperme.* Le malade ressent d'abord de légères envies d'uriner pendant la nuit, souvent aussi une sensation douloureuse au moment de l'éjaculation. Plus tard. l'émission des urines rencontre un sérieux obstacle ; le jet devient plus mince, la courbe qu'il décrit à l'état normal diminue d'amplitude ; parfois, l'urine s'écoule sans même décrire de courbe et tombe droit sur le sol, sans que cependant le jet soit aminci ; parfois aussi, quand on abandonne le méat à lui-même, le jet d'urine se divise en deux jets secondaires. Il est clair que dans chaque cas particulier, ces phénomènes varient avec la situation, la forme et le degré du rétrécissement.

Lorsque l'obstacle augmente encore, la vessie n'a plus la force d'expulser l'urine malgré *l'hypertrophie* dont la *musculature vésicale* devient habituellement le siége ; les malades sont forcés de s'aider de plus en plus des contractions abdominales, ils doivent pousser pendant quelque temps avant que l'urine s'échappe et ils finissent par ne plus pouvoir uriner qu'en prenant certaines attitudes particulières; souvent l'augmentation considérable que subit la pression abdominale pendant ces manœuvres, amène l'expulsion des matières fécales.

Il se produit en outre une complication plus sérieuse : quand le retrécissement atteint un certain degré, les malades ne parviennent plus, malgré tous leurs efforts, à vider complètement la vessie. Après chaque miction, il y reste une certaine quantité d'urine; de sorte qu'il faut moins de temps pour que la réplétion de la vessie soit telle que le besoin d'uriner se fasse de nouveau sentir, et cette fois encore, l'évacuation est incomplète. C'est ainsi que la rétention d'urine rend de plus en plus fréquent le besoin d'uriner. De plus, l'urine qui stagne dans la vessie s'altère facilement, surtout sous l'influence de cathétérismes répétés et faits au moyen d'instruments mal désinfectés et la fermentation qu'elle subit provoque l'inflammation de la muqueuse, le *catarrhe vésical*. Celui-ci, de son côté, augmente encore le ténesme et les malheureux malades sont jour et nuit tourmentés par un besoin incessant d'uriner. Enfin, ce catarrhe vésical peut entraîner les plus graves conséquences, par la tendance qu'il présente à se propager aux *urétères* et aux *reins*.

Un autre symptôme est l'*incontinence d'urine (énuresis)*; elle est due soit au relâchement du sphincter vésical, soit à des *dilatations* — parfois de véritables diverticules — qui s'établissent en arrière du rétrécissement, sous l'influence de la pression considérable qu'exerce à ce niveau l'urine au moment de la miction; quand le malade a fini d'uriner, ces dilatations restent remplies d'urine qui continue à suinter lentement au travers de l'endroit rétréci.

Enfin, le rétrécissement peut atteindre un degré tel que l'émission des urines soit tout-à-fait entravée : il y a *rétention complète*, complication grave à tous égards qui reconnaît souvent comme cause une tuméfaction temporaire de la muqueuse uréthrale, due à un excès bachique ou vénérien; ce gonflement achève de fermer complètement la lumière d'un rétrécissement que l'urine parvenait encore à franchir quelque peu.

L'obstacle au passage se manifeste encore plus tôt pour le *sperme* que pour l'urine; le sperme présente, en effet, une consistance plus visqueuse et subit, au moment de l'éjaculation, une pression moins forte et surtout moins durable que celle de l'urine au moment de son émission. Il est refoulé dans la vessie et se mélange à l'urine.

Marche de la maladie. — Les rétrécissements se développent d'une manière très insidieuse; il se passe cinq, dix, vingt ans après l'uréthrite, avant que les symptômes aient atteint leur entier développement. Ceux-ci éclatent souvent d'une façon tout-à-fait imprévue : le rétrécissement peut s'être organisé très lentement sans occasionner le moindre inconvénient, puis, tout-à-coup, un effort, un excès provoquent une tuméfaction de la muqueuse uréthrale et les signes d'obstacles à la miction deviennent évidents. L'intensité des symptômes du rétrécissement varie chez chaque malade; de plus, le complexus symptomatique est fortement influencé par les *complications* qui surviennent. Nous avons déjà parlé de l'une d'entr'elles, la cystite et ses suites, qui est presque inévitable dans les atrésies prononcées. Un autre danger sérieux résulte des abcès périuréthraux, qui souvent reconnaissent pour cause les érosions produites par le cathétérisme; ils peuvent aussi survenir spontanément, grâce à la pression qu'exerce l'urine en arrière du passage rétréci. C'est surtout quand ils compliquent un rétrécissement que ces abcès ont de la tendance à se créer à la fois une voie vers l'intérieur et vers l'extérieur, à former une fistule uréthrale; aussi l'infiltration urineuse est-elle toujours à craindre.

Il va de soi que le mode de traitement, et l'époque à laquelle on intervient, sont deux facteurs qui ont la plus haute influence sur la terminaison de la maladie. Si le mal est pris au début et traité convenablement, on obtient d'ordinaire la guérison, ce qui veut dire qu'on rend au canal un calibre suffisant pour permettre l'écoulement facile des urines, et qu'on le maintient dans cet état; la guérison complète, au sens anatomique du mot, est impossible à atteindre, car il s'agit ici d'irréparables altérations des tissus. Cette guérison relative, on ne parvient même plus à l'obtenir quand on s'y prend plus tard, dans les stades avancés de la maladie et surtout lorsqu'il existe déjà des complications; tôt ou tard le malade finit par succomber à l'une ou l'autre des conséquences de son rétrécissement.

Le **Pronostic** est en général favorable, quand on prend l'affection au début; plus tard il est toujours réservé et devient absolument mauvais si l'on se trouve devant une atrésie très étroite, ayant déjà produit des lésions graves de la vessie et des reins, et si les tissus périuréthraux sont profondément altérés. En tout état de cause, un rétrécissement, même au début, est *toujours une affection sérieuse, à laquelle il faut opposer un traitement très long et très soigneux*.

Diagnostic. — Bien qu'il soit possible, dans certains cas, de reconnaître un rétrécissement d'après les symptômes qu'il occasionne, *l'exploration instrumentale* seule peut fournir un diagnostic précis. Pour la pratiquer, on se sert soit de grosses sondes métalliques, soit de bougies élastiques résistantes (15-20 Charrière); dans ce dernier cas il est préférable d'employer des sondes à boules et à bout olivaire; lorsqu'elles sont introduites, suivant toutes les règles, dans le canal de l'urèthre et que, même en insistant pendant quelque temps, on ne parvient plus à les faire progresser, on peut diagnostiquer un rétrécissement: il ne faut cependant pas oublier que la contraction de la musculature uréthrale peut, en arrêtant pendant quelques instants la sonde, simuler un rétrécissement organique. C'est surtout la sonde à boule qui fournit le signe le plus certain de l'atrésie: après avoir poussé la boule au delà du passage rétréci, on se rend aisément compte, en la retirant, de la situation, de l'étendue, et, à l'occasion, de la multiplicité des rétrécissements. L'endoscope permet aussi de les apercevoir; lorsqu'on a introduit l'instrument jusqu'au niveau de l'endroit rétréci, on aperçoit, au lieu de la muqueuse normale, de coloration rosée, un tissu blanc, cicatriciel, et, à la place de la ligne horizontale que forme à l'état normal la lumière de l'urèthre, on voit l'entrée du rétrécissement, avec sa situation et sa forme irrégulières.

Anatomie pathologique. — Les rétrécissements *siègent* ordinairement à la portion membraneuse de l'urèthre, surtout dans la partie antérieure de celle-ci, ainsi qu'à la partie attenante de la portion bulbeuse; c'est à cette place que se rencontrent au moins les 2/3 des rétrécissements. Il est exceptionnel de les rencontrer dans le segment le plus profond de l'urèthre, dans la portion prostatique. — Dans certains cas, il n'existe qu'un seul rétrécissement, dans d'autres il en existe plusieurs, séparés ordinairement par des dilatations du canal *(rétrécissements multiples)*. Leur étendue est très variable; tantôt ils sont courts, d'autres fois ils s'étendent sur un certain espace et, dans les degrés extrêmes, exceptionnels du reste, la portion carverneuse de l'urèthre est rétrécie sur toute sa longueur. Leur forme aussi varie beaucoup ; le tissu fibreux que constitue le rétrécissement se dispose tantôt en anneau, tantôt en bride, d'autres fois il s'organise d'une manière très irrégulière et produit les déviations les plus variées.

Un examen approfondi permet de reconnaître que le processus qui amène le rétrécissement est une *prolifération du tissu conjonctif, (un processus cicatriciel)* dans la muqueuse, et parfois aussi dans le tissu sous-muqueux et spongieux. Cette prolifération aboutit à deux formes différentes : tantôt le tissu conjonctif hypertrophié produit un épaississement considérable de la paroi uréthrale *(rétrécissement calleux)* ; d'autres fois le processus prédominant est plutôt une rétraction cicatricielle du tissu néoformé *(rétrécissement atrophique)*.

Étiologie. — Les rétrécissements consécutifs à la blennorrhagie sont surtout dus à la longue durée des phénomènes inflammatoires dont la muqueuse et les tissus voisins ont été le siège; aussi est-ce l'uréthrite chronique qui les provoque le plus souvent. Peut-être ne faut-il pas dénier toute influence à certaines actions locales, telles qu'aux injections trop concentrées et surtout les érosions produites dans l'urèthre par un cathétérisme maladroit; mais il est bien certain que les injections, sont inoffensives à la dose ordinaire. — Si l'on compare la fréquence relative de l'uréthrite et du rétrécissement, on peut dire que celui-ci est, en somme, une complication rare de la blennorrhagie.

Traitement. — Les indications du traitement sont des plus variées suivant le degré auquel est arrivée l'affection au moment où le malade vient réclamer les soins du médecin. Dans les cas où un rétrécissement léger donne seulement lieu aux troubles que nous avons décrits plus haut, il suffira de pratiquer la *dilatation de l'endroit rétréci* pour faire disparaître tout symptôme ou souvent même pour obtenir une guérison complète, à la seule condition que le traitement soit appliqué assez longtemps. On peut faire cette dilatation d'une manière *brusque* ; le procédé consiste alors soit à distendre ou à faire éclater le rétrécissement en se servant de dilatateurs de différents modèles ou bien à faire l'uréthrotomie interne, opération qui consiste à inciser le rétrécissement au moyen d'une lame tranchante protégée par une sonde et introduite aussi dans le canal. Ces méthodes sont de beaucoup inférieures à la *dilatation lente* ; celle-ci met plus de temps pour arriver au but, mais est beaucoup moins dangereuse et beaucoup plus fidèle. Pour appliquer ce procédé de dilatation on se sert soit de sondes métalliques soit de bougies flexibles, mais assez résistantes (de préférence à extrémité boutonnée) ; pour les rétrécissements les plus étroits on se sert de bougies filiformes. L'emploi des sondes métalliques exige une très grande habitude : il faut surtout se défier des plus fins numéros dont l'introduction est dangereuse ; lorsqu'on ne possède pas une habileté toute spéciale, il est préférable de faire la dilatation au moyen de sondes flexibles qui, dans les mains des opérateurs peu expérimentés, ne présentent jamais autant de danger que les sondes de métal. Avant l'introduction, on enduit soigneusement la sonde d'huile ou mieux encore, on injecte un peu d'huile dans l'urèthre. On commence par un numéro moyen ; s'il ne franchit pas le rétrécissement, on diminue graduellement, jusqu'à ce qu'on arrive au numéro qui parvienne à « passer ». C'est ici que le médecin doit, suivant l'expression si juste de DITTEL, faire preuve de patience, de persévérance et de douceur, s'il veut triompher des difficultés. Si l'introduction de la sonde ne réussit pas, il vaut mieux s'arrêter que de vouloir passer à tout prix, par violence ; sinon on produit aisément des lésions du canal, on crée les *fausses routes* si redoutables, qui augmentent encore les difficultés du cathétérisme. Si l'on est parvenu à passer, on laisse la sonde en place pendant un certain temps, puis on cherche à introduire le numéro immédiatement supérieur. En procédant ainsi, on avance d'un numéro tous les jours ou tous les deux jours suivant l'extensibilité du rétrécissement et la réaction du malade ; à chaque séance on laisse la bougie en place pendant un quart d'heure ou une demi-heure suivant que le malade est plus ou moins habitué au traitement. Lorsqu'on est arrivé au n° 20 ou a un numéro un peu plus élevé (Charrière), on a atteint la largeur désirée, et rendu à l'urèthre son calibre normal ; cependant il ne faut pas cesser brusquement le traitement, car on s'exposerait à voir le rétrécissement se reproduire ; il faut, au contraire, continuer longtemps encore le cathétérisme, mais en espaçant les séances et ce n'est que, lorsqu'après des années, l'examen du canal pratiqué à de longs intervalles, a constamment démontré que le rétrécissement n'a aucune tendance à se rétablir, qu'on peut seulement se passer de tout traitement.

Après la dilatation et surtout après une dilatation trop rapide, on voit souvent éclater une *fièvre intense*, avec frissons violents *(fièvre uréthrale, fièvre de cathétérisme)*. Cette fièvre est due soit à une action réflexe, soit au réveil d'un état inflammatoire préexistant de la vessie et des reins. Lorsque ces organes sont le siège d'altérations profondes, cette exacerbation donne parfois lieu à des accidents mortels; on voit que, dans de pareils cas, la dilatation malheureusement indispensable, peut devenir une arme à deux tranchants.

La situation devient très grave quand il y a rétention complète des urines; l'indication la plus pressante est *d'évacuer la vessie dans le plus bref délai*, le danger que court le malade augmentant d'heure en heure. C'est à ce moment que le médecin doit se souvenir du conseil donné par DITTEL, de ne pas se laisser entraîner par les circonstances: « c'est en allant doucement qu'on arrive le plus tôt ». On voit parfois une tentative inutile réussir après un bain chaud ou une injection de morphine. On peut aussi introduire plusieurs sondes minces, réunies en faisceau, jusqu'à l'endroit rétréci et essayer de les faire avancer les unes après les autres; l'une d'elles finit par passer, celle qui se trouvait juste devant l'ouverture du rétrécissement. L'uréthroscope peut aussi servir à découvrir l'orifice antérieur du passage rétréci. Lorsque la sonde a réussi à passer, on la laisse à demeure pendant quelques instants, et souvent, lorsqu'on la retire, l'urine s'écoule spontanément du canal. On peut alors essayer d'introduire immédiatement après une bougie un peu plus forte pour tirer le parti le plus grand possible du résultat obtenu.

Enfin l'introduction du cathéter peut être tout-à-fait impossible, le rétrécissement est *infranchissable* (ce mot ne doit être pris que dans un sens relatif, bien qu'il existe des rétrécissements absolument infranchissables pour les instruments, tels que les déviations angulaires de canal); il ne reste alors plus qu'à créer une autre voie à l'écoulement des urines en pratiquant soit *l'uréthrotomie externe*, soit la *ponction vésicale*. Pour les indications spéciales et la technique de ces opérations, nous renvoyons le lecteur aux traités de chirurgie.

CHAPITRE X

LA BLENNORRHAGIE CHEZ LA FEMME

Comme chez l'homme, l'infection blennorrhagique peut atteindre, chez la femme, toutes les parties du système uro-génital. Les affections qu'elle y détermine sont *l'uréthrite, la vaginite, la vulvite;* aux deux dernières se relient les *affections blennorrhagiques de l'utérus et de ses annexes ;* à l'uréthrite se rattachent *les affections vésicales et rénales* d'origine gonorrhéique.

Les maladies de l'utérus et de ses annexes, surtout l'endométrite du col et du corps de l'utérus, la salpyngite, la périmétrite, la paramétrite comptent trop souvent parmi les conséquences les plus graves de la blennorrhagie de la femme; très fréquemment elles sont une cause de stérilité et provoquent une foule d'affections graves, rebelles, souvent presque incurables; parfois même elles peuvent aboutir à la mort. La symptomatologie et surtout le traitement de ces affections sont tout entiers du domaine de la gynécologie; aussi les passerons-nous sous silence.

La **Vulvite**, qui correspond assez bien à la balanite de l'homme, débute par des chatouillements, des sensations excitantes, qui bientôt prennent un caractère douloureux; ces douleurs deviennent très vives au moindre contact, pendant la marche, pendant la miction, au cours de laquelle les parties enflammées sont baignées par l'urine. La vulve est le siège d'une vive rougeur et d'un gonflement surtout marqués au niveau des petites lèvres et des replis cutanés qui en partent; en même temps, les parties malades laissent suinter une sécrétion purulente, d'abondance variable et qui acquiert une odeur repoussante due à un mélange d'acides gras de décomposition. Ce pus, qui recouvre les grandes et les petites lèvres et qui laisse sur le linge de grandes taches jaune-verdâtres, empesées, donne ordinairement naissance à des érosions épidermiques qui sont primitivement localisées aux parties génitales, mais qui, chez les personnes peu soigneuses, se propagent à la peau des parties voisines, à la face interne des cuisses et au sillon de l'anus. Ces érosions entraînent encore un surcroît de douleurs ; chez les malades très sensibles, on voit se produire un peu de fièvre et parfois de l'engorgement des ganglions inguinaux.

La maladie prend toujours une *marche* favorable; en suivant un traitement quelque peu soigneux, la guérison est complète en très peu de temps; elle ne pourrait se faire attendre qu'au cas où une bartholinite viendrait compliquer l'inflammation de la vulve.

Le **diagnostic** de la vulvite est en général facile; mais il faut s'assurer, par un examen très attentif, qu'il n'y pas de *chancre* ou de *plaques muqueuses* et qu'on n'a pas affaire à une vulvite consécutive à ces deux affections. Il est aussi possible de confondre avec l'*herpès génital;* dans cette dernière affection on observe aussi une tuméfaction œdémateuse aux grandes et aux petites lèvres, seulement, quand l'éruption est récente, on peut encore constater le groupement caractéristique des vésicules ; plus tard quand elles sont rompues, les érosions conservent la même disposition. Il est beaucoup plus difficile de reconnaître si la vulvite est *d'origine blennorrhagique ;* la vulvite gonorrhéique (1) présente en effet, absolument les mêmes caractères que les inflammations vulvaires dues à d'autres causes, telles que les irritations mécaniques de toutes espèces. Dans ces cas, le diagnostic ne peut être tranché que par la démonstration des gonocoques dans l'exsudat ; malheureusement cette recherche est beaucoup plus difficile que dans la blennhorragie de l'homme ; chez la femme les gonocoques sont toujours mêlés à de nombreux microbes d'espèces différentes, ce qui en rend la découverte beaucoup plus ardue. Cette remarque s'applique, du reste, à toutes les autres localisations de la blennorrhagie chez la femme, l'uréthrite exceptée.

---

(1) Il peut paraître abusif d'employer le mot « gonorrhéique » pour toutes ces affections chez la femme ; au fond, le terme de gonorrhée est tout aussi mauvais appliqué à la chaude-pisse de l'homme Si on l'a adopté, ce n'est que par respect pour l'ancienne terminologie; le mot, du reste, est facile à comprendre et d'un usage général.

Quand les circonstances s'y prêtent, l'affection ne met que peu de temps à guérir; mais souvent elle passe à *l'état chronique;* cette issue défavorable est due surtout à ce que les malades reprennent trop tôt les rapports sexuels.

Le **traitement** est très simple. Il suffit d'entretenir la propreté des parties malades par des bains et des lotions; après le bain, on sèche la peau et on l'isole des parties voisines en la saupoudrant largement de poudres indifférentes ou en interposant des tampons de ouate recouverts de ces mêmes poudres. Il faut naturellement renouveler fréquemment ces tampons. Lorsque les phénomènes inflammatoires sont très intenses, il est bon de faire garder le lit pendant quelques jours, de commencer le traitement par l'application de compresses imbibées d'eau de Goulard et de ne passer aux moyens décrits plus haut que lorsque l'amélioration s'est déclarée.

La **vaginite aiguë** *(vaginite blennorrhagique, colpite)* débute en présentant les mêmes symptômes subjectifs que la vulvite; celle-ci du reste, en est une complication assez fréquente. Au bout de quelques jours, le pus commence à se former en abondance; à ce degré de la maladie, la muqueuse a une coloration rouge-vif et paraît couverte de granulations dues à la saillie que font les follicules tuméfiés. En outre, le vagin est d'une excessive sensibilité; l'introduction du doigt et à plus forte raison celle du speculum, suffisent à éveiller de vives douleurs.

Dans la **vaginite chronique,** il n'existe pas ou presque pas de symptômes subjectifs et la maladie ne se décèle que par l'écoulement d'un liquide purulent ou séro-purulent, d'abondance variable. Il est très difficile de constater sur la muqueuse vaginale les lésions inflammatoires chroniques. Cependant, avant et après l'époque des règles, le processus morbide subit ordinairement une exacerbation en même temps que la contagiosité du mal augmente.

Diagnostic. — Si le diagnostic est facile dans la *vaginite aiguë*, il est loin d'en être ainsi pour la *vaginite chronique* et cela d'autant plus que la recherche de gonocoques, qui constitue en définitive, le seul signe diagnostique décisif, est entourée des plus grandes difficultés. Dans la sécrétion vaginale qui contient en abondance des cellules épithéliales, on rencontre une foule de microcoques d'espèces différentes. Quelques-uns de ces microcoques ont de grandes analogies avec les gonocoques, de sorte que la détermination de ceux-ci, surtout lorsqu'ils sont peu nombreux, exige les recherches les plus soigneuses. Cette difficulté de diagnostic est d'autant plus regrettable que précisément dans la pratique — surtout dans la visite médicale des prostituées - il serait hautement désirable d'arriver à reconnaître facilement cette maladie. —On croyait autrefois qu'un infusoire, le *trichomonas vaginalis*, découvert par DONNÉ dans le mucus vaginal, était caractéristique de l'infection blennorrhagique du vagin. Des recherches ultérieures ont démontré la présence de cet infusoire dans le vagin de femmes tout-à-fait saines, surtout pendant la grossesse.

Traitement. — La première indication à remplir est d'enlever les sécrétions qui recouvrent la muqueuse malade ; à cet effet on pratique plusieurs fois par jour des *injections d'eau chaude* ou de *solutions astringentes*, contenant de l'alun (1-2 %), ou du sulfate de zinc (1 %) dissous dans l'eau tiède. Un autre traitement qui a fait ses preuves consiste à introduire dans le vagin des *tampons de ouate secs*, saupoudré de poudres astringentes (Alun ou Nitrate d'argent 1 gr., Sous-nitrate de bismuth 9.0 ; Talc. pulv. 90 gr.). On recommande aussi des tampons imbibés d'une solution de tannin (Ac. tannin 2.0, Glycer. 20, Aq. 200 gr. ou de teinture de ratanhia (Tinct. Rat. 30.0, Alumin. 3.0, Aq. 300.0) (ZEISSL).

L'Uréthrite présente, chez la femme, des symptômes beaucoup plus atténués que chez l'homme. Ce fait résulte du peu de longueur du canal, de sa fixité et enfin, de l'absence de tiraillements et de distensions dus aux érections. Comme symptômes *subjectifs*, les premiers qui se manifestent sont comme dans la vulvite, des démangeaisons, puis la miction devient douloureuse et s'accompagne d'une sensation de brûlure ; mais ces symptômes ne présentent ordinairement qu'une faible intensité ; en même temps le canal commence à sécréter du pus dont on peut démontrer la présence en employant une petite manœuvre que nous décrirons plus loin. Très souvent, se manifestent en même temps des phénomènes d'irritation vésicale, du ténesme et de la dysurie ; il peut même se produire une véritable cystite, comme chez l'homme ; cette complication est même beaucoup plus fréquente chez la femme, en raison du peu de longueur du canal de l'urèthre. — L'uréthrite guérit chez la femme plus rapidement que chez l'homme par suite des circonstances que nous avons signalées plus haut; il n'est cependant pas rare de la voir passer aussi à l'état chronique; les symptômes subjectifs disparaissent, l'écoulement diminue, perd sa purulence et devient muco-purulent. — Au pourtour immédiat de l'orifice uréthral, se trouvent des *lacunes* ou *cryptes* — qui correspondent assez bien aux lacunes de Morgagni de l'urèthre de l'homme; c'est dans ces diverticules que se cantonne l'inflammation gonorrhéique et qu'elle persiste avec ténacité. On ne voit presque jamais l'uréthrite de la femme donner lieu à un rétrécissement notable; cette particularité est due à la largeur du canal.

Diagnostic. — On ne peut faire le diagnostic d'uréthrite chez la femme, qu'en employant la manœuvre suivante: après avoir soigneusement nettoyé le méat urinaire, on introduit le doigt dans le vagin, puis, en pressant le canal contre la symphise du pubis, on cherche à ramener d'arrière en avant la sécrétion qu'il contient et qui vient sourdre à l'orifice sous forme d'une goutte de pus; dans le stade chronique le liquide qu'on ramène présente un aspect plus muqueux. Cette manœuvre ne peut évidemment réussir que si la femme n'a pas uriné depuis un certain temps, car l'urine entraîne au dehors toutes les sécrétions accumulées dans le canal. Les prostituées expérimentées connaissent bien ce fait et cherchent à tromper le médecin en urinant immédiatement avant la visite ou en pratiquant sur l'urèthre, suivant toutes les règles, la petite manœuvre que nous venons de décrire. — Ce qui rend si important le diagnostic de l'uréthrite, c'est qu'elle constitue un signe certain d'*infection blennorrhagique*; nous avons dit plus haut qu'il n'en est pas de même pour la vulvite et la vaginite et qu'il faut dans ces derniers cas avoir d'autres éléments pour affirmer la nature blennorrhagique de l'affection.

Traitement. — Le traitement est beaucoup plus simple que celui de l'uréthrite de l'homme. — Dans la pratique hospitalière, on peut injecter dans l'urèthre les mêmes médicaments que ceux usités pour l'homme; mais, chez les malades de l'extérieur, ces injections sont inapplicables, les malades ne pouvant se les faire eux-mêmes. Heureusement dans la majorité des cas, l'uréthrite guérit chez la femme sans traitement local; il suffit de s'en tenir aux règles de l'hygiène ou tout au plus de recouvrir les parties génitales de compresses froides ou bien encore de recourir aux bains locaux ou généraux. — L'action des balsamiques est, semble-t-il, beaucoup moins efficace que chez l'homme.

Si l'on examine les trois affections dont nous venons de parler, au point de vue de leur *fréquence relative,* on constate tout d'abord que c'est la *vaginite,* compliquée au début de *vulvite, (vulvo-vaginite)* qui est la plus commune. D'après les dernières recherches, l'infection blennorhagique atteindrait peut-être plus souvent encore le *col utérin;* la disposition anatomique de ce dernier organe offre évidemment des conditions plus favorables à l'éclosion de la maladie que la muqueuse vaginale.

L'*uréthrite* n'est certainement pas aussi rare qu'on l'a dit; de nouvelles observations ont démontré qu'elle complique au moins la moitié des cas de blennorrhagie chez la femme. — En somme, la chaude-pisse est beaucoup plus rare chez la femme que chez l'homme, pour le simple motif que le nombre des femmes qui s'exposent à l'infection est très restreint tandis qu'il est loin d'en être de même pour l'homme. — Nous devons encore signaler les cas, plus fréquents qu'on ne pense, où l'infection blennorrhagique frappe de *petites filles encore dans l'enfance ;* la contamination peut être le fait d'un viol ; d'autres fois ces malheureuses sont victimes d'un préjugé qu'on retrouve encore par places et suivant lequel il suffirait — *horribile dictu,* — pour se guérir d'une chaude-pisse, de pratiquer le coït avec une petite fille vierge.

La **Bartholinite** est la seule affection compliquant la blennorrhagie des organes génitaux externes de la femme qui mérite une description particulière. Les *glandes de Bartholin* qui correspondent, comme on le sait, aux glandes de Cowper, sont situées des deux côtés de l'entrée du vagin, dans la partie inférieure des grandes lèvres. La **Bartholinite aiguë** qui se propage toujours au tissu périglandulaire, se manifeste par une tuméfaction douloureuse des grandes lèvres, siégeant surtout à la partie inférieure de celles-ci. La petite lèvre du côté atteint (la bartholinite est presque toujours *unilatérale)* se gonfle aussi et grâce à la laxité du tissu cellulaire sous-cutané, devient ordinairement le siège d'un œdème très marqué; elle est tendue, de coloration rouge-pâle, transparente et fait saillie entre les grandes lèvres ; parfois le sommet de cette petite lèvre œdématiée se dirige vers le haut et se recoube en cornet. A ce moment la douleur est insupportable surtout pendant les mouvements, et la *fièvre* s'allume. Il suffit de quelques jours pour arriver à ce degré d'acuité ; la fluctuation devient alors perceptible ; elle siège ordinairement à la partie interne des grandes lèvres dont la peau présente une coloration d'un rouge livide. Les symptômes cèdent très rapidement dès qu'on a fait l'incision ou que l'abcès s'est ouvert spontanément. Cette dernière terminaison ne se fait du reste pas longtemps attendre et s'accompagne parfois de gangrène étendue de la peau. Le pus que contient l'abcès est souvent mélangé de sang et a ordinairement une odeur repoussante, due probablement aux mêmes causes qui donnent leur fétidité aux abcès périrectaux ; la collection purulente est considérable et parfois s'échappe de l'ouverture sous forme d'un vrai jet, grâce à la pression qu'elle subit à l'intérieur de la poche. Parfois, à la place de l'abcès il persiste un ulcère cratériforme, à bords infiltrés, qui peut faire croire à l'existence d'un chancre soit simple, soit syphilitique. La poche continue à sécréter un peu de liquide, diminue rapidement d'étendue et ordinairement en très peu de temps, la guérison est complète.

La bartholinite aiguë est une *complication fréquente* de la blennorrhagie ; il est digne de remarque que souvent la même personne en est atteinte à plusieurs reprises, tantôt d'un côté, tantôt de l'autre ; on a observé jusque dix récidives et même davantage. Comme ces cas de récidives fréquentes se rapportent toujours à des prostituées, on voit que, dans l'étiologie de l'affection, il faut assigner un certain rôle aux irritations causées par l'abus du coït.

Les symptômes de la **Bartholinite chronique** sont tout différents. Cette affection, très fréquente, semble-t-il, est néanmoins très peu connue. C'est très souvent le *canal excréteur* de la glande qui est le siège du mal. Ordinairement il n'existe ni douleur ni gonflement ; tout au plus trouve-t-on parfois un nodule dur, insensible, au niveau de la glande. Le seul symptôme constant qui dénote la maladie est l'accumulation de pus dans la glande ; il est facile par la pression de faire sortir ce pus qui vient sourdre à l'orifice du canal excréteur, au voisinage immédiat de l'entrée du vagin. C'est là le seul moyen de diagnostiquer la maladie.

L'importance de la bartholinite chronique réside dans le fait suivant : comme elle est rebelle au traitement, elle peut devenir une *cause permanente de nouvelles infections* (démonstration des gonocoques dans le pus, Arning) et cela d'autant plus que, chez les prostituées expérimentées, qui, peu avant la visite médicale expriment le contenu de la glande, le diagnostic présente de très grandes difficultés.

Traitement. — Dans la bartholinite aiguë il faut d'abord prescrire le *repos au lit ;* le malade lui-même en sent du reste la nécessité. Dans les premiers jours, avant la formation de l'abcès, on appliquera sur la partie malade des compresses imbibées d'eau de Goulard. Aussitôt que la fluctuation devient perceptible, on fera l'incision de la poche et, du coup, toute douleur disparaîtra comme par enchantement. Les lavages phéniqués ou sublimés, un pansement à l'iodoforme amèneront rapidement la guérison. Les résultats sont beaucoup moins brillants dans le traitement de la *bartholinite chronique*. Assez souvent, les injections astringentes ou légèrement caustiques faites dans le canal excréteur ne donnent aucun résultat. Il faut alors *débrider le conduit* et *cautériser au nitrate d'argent* ou même en arriver à *l'excision de la glande dans sa totalité*.

CHAPITRE XI

LA BLENNORRHAGIE DU RECTUM

La **blennorrhagie rectale** se produit de deux façons : directement à la suite d'un coït contre nature, ou indirectement, par transport sur le rectum du pus infectieux qui s'écoule des organes voisins. Ces deux causes d'infection sont beaucoup plus fréquentes chez la femme que chez l'homme. La muqueuse malade paraît hyperémiée, tuméfiée et sécrète un pus abondant, mélangé de sang venant des excoriations et des rhagades si fréquentes au rectum. Les *douleurs* sont très vives surtout pendant la défécation ; souvent aussi il y a du ténesme anal. La guérison est la règle, mais l'affection peut aussi passer à l'état chronique. Cette inflammation chronique de la muqueuse rectale a peut-être une certaine importance dans la pathogénie des *ulcères du rectum ;* ce sont des ulcérations de la muqueuse rectale, sans caractères bien tranchés, et qu'auparavant on croyait d'origine syphilitique. Cette dernière pathogénie soulève l'objection suivante : ces ulcères s'observent presque *exclusivement chez la femme ;* cette prédilection, inexplicable si l'affection était d'origine syphilitique, se comprend très bien, si l'on tient compte de la fréquence de la blennorrhagie rectale chez la femme, de la rareté de cette affection chez l'homme. (JULLIEN, TARDIEU.)

Comme traitement on prescrira des *bains de siège*, des *lavements astringents* et on fera placer dans le sillon de l'anus des *tampons de ouate secs.*

<hr>

CHAPITRE XII

LA CONJONCTIVITE BLENNORRHAGIQUE

La *conjonctivite blennorrhagique* est, sans conteste, une des affections les plus sérieuses que puisse provoquer le virus de la blennorrhagie ; elle se développe quand le pus infectant est transporté sur la muqueuse oculaire.

Symptômes et marche de la maladie. — Après une incubation de courte durée, allant de quelques heures à un jour environ, se manifestent les premiers symptômes : injection de la conjonctive, augmentation de la sécrétion lacrymale et picotements au niveau de l'œil ; puis, en très peu de temps, souvent déjà dès le deuxième ou le troisième jour, les phénomènes inflammatoires atteignent leur maximum d'intensité. A ce moment, les paupières sont fortement hyperémiées et gonflées, au point qu'il est absolument impossible au malade de les entr'ouvrir ; la paupière supérieure surplombe considérablement l'inférieure et la peau des parties voisines prend part à la tuméfaction. Si l'on écarte de force les paupières, il s'en écoule une sécrétion abondante, aqueuse, qui contient quelques flocons de pus. La conjonctive palpébrale présente une coloration rouge-sombre ; elle est lisse et brillante et dans les cas les plus graves elle est parfois recouverte d'un exsudat croupal ou même diphtéritique ; la tuméfaction de la muqueuse fait fortement saillir le sillon oculo-palpébral. Dans la conjonctive bulbaire on constate la même infiltration ; elle se tuméfie, forme chémosis et entoure le limbe cornéen d'une sorte de rempart circulaire empiétant plus ou moins sur la circonférence de la cornée. Dans les cas sérieux, il s'y produit même des extravasations sanguines. — *Subjectivement* il existe une photophobie intense accompagnée de douleurs excessivement vives avec irradiations vers le front ; les douleurs, l'insomnie, la fièvre qui s'allume dans les cas sérieux, ont un grand retentissement sur l'état général des malades ; ceux-ci sont profondément déprimés et cela d'autant plus que, d'ordinaire, ils ont conscience du danger auquel ils sont exposés.

Plus tard, la tuméfaction de la muqueuse diminue quelque peu ; la surface perd son aspect lisse : elle devient légèrement bosselée, des fissures s'y forment, surtout dans le sillon oculo-palpébral et, sans diminuer d'abondance, l'exsudat change de caractère ; les grumeaux deviennent plus abondants, la sécrétion se trouble et finit par se transformer en véritable pus. Cette sécrétion s'écoule des commissures sur les joues, se concrète et détermine des excoriations épidermiques.

Ce qui donne à la maladie son caractère de haute gravité, est le danger que fait courir à l'œil la *participation de la cornée au processus morbide*. Cette complication survient soit pendant la période d'acmé, soit plus tardivement et offre d'autant plus de danger que son développement est plus précoce. Ces kératites se présentent sous différents aspects : tantôt il se forme dans une partie quelconque de la cornée des ulcérations peu étendues ; d'autres fois, on voit se développer à la limite du limbe cornéen, un ulcère en croissant ; ces pertes de substances gagnent en étendue et en profondeur ; si le processus n'est pas arrêté dans sa marche, il finit par produire la nécrose de parties plus ou moins grandes de la cornée et donne lieu à la perforation de cette membrane avec toutes les conséquences qu'elle entraîne, hernie de l'iris, staphylôme.

Il est facile de comprendre que l'importance des troubles visuels qui persistent après cette affection soit sous la dépendance directe de la localisation et de l'extension du processus ulcéreux ; même dans les cas heureux, le pouvoir visuel ne récupère jamais toute son intégrité. Bien que ces formes ulcératives puissent entraîner la destruction complète de la cornée et à sa suite la perte de l'œil, cette terminaison malheureuse est beaucoup plus souvent consécutive à d'autres formes de kératite blennorrhagique ; ce sont celles dans lesquelles, dès le début du mal, la cornée se trouble rapidement, s'exfolie par couches successives jusqu'à fonte complète de toute la membrane ; le cristallin est expulsé ainsi qu'une partie du corps vitré et le processus aboutit à la phtisie du globe oculaire.

Abstraction faite de ces graves complications, on voit, sous l'influence d'un traitement convenable, la tuméfaction et la sécrétion de la conjonctive diminuer graduellement et, dans les cas favorables, la guérison se produire au bout de quelques semaines; d'autres fois il persiste pendant longtemps encore un état inflammatoire chronique, une *blennorrhée chronique de la conjonctive*. Assez souvent, la muqueuse se recouvre de végétations papillaires qui, au sillon oculo-palpébral sont parfois exubérantes et prennent l'aspect d'une crête de coq.

Le **pronostic** de la conjonctivite blennorrhagique est toujours réservé; il l'est d'autant plus que la tuméfaction de la conjonctive est plus intense, surtout au pourtour de la cornée et que les complications du côté de cette membrane sont plus précoces.

Le **diagnostic** est facile en présence des symptômes que nous venons de décrire; il ne faut cependant pas perdre de vue que certains agents infectieux autres que les gonocoques, peuvent donner naissance à une blennorrhée conjonctivale, non gonorrhéique, mais dont l'évolution est en tout semblable à l'affection dont nous nous occupons ; aussi pour établir rigoureusement le diagnostic, est-il nécessaire de démontrer la présence de gonocoques dans l'exsudat ou de retrouver dans l'anamnèse la preuve du transport du pus blennorrhagique sur l'œil.

Anatomie pathologique. — Aucune affection blennorrhagique n'est mieux connue au point de vue microscopique que la conjonctivite gonorrhéique. Ces résultats sont surtout dus aux recherches de Bumm qui portent, il est vrai, presque exclusivement sur des yeux de nouveau-nés atteints de cette affection. Ces recherches ont démontré que les gonocoques pénètrent dans l'épithélium cylindrique et s'avancent, par la substance intercellulaire, jusque contre le corps papillaire; ils respectent les parties recouvertes d'épithélium pavimenteux ou d'épithélium de transition, telles que les bords des paupières, la cornée. Ils arrivent même jusque dans les couches superficielles du tissu sous-épithélial où on les trouve le plus souvent en liberté et rarement englobés dans une cellule de pus. Il est rare de les voir s'enfoncer plus profondément dans les tissus en formant des traînées qui répondent peut-être à des espaces lymphatiques. Cette invasion microbienne amène d'une part la chute de toute la couche épithéliale, d'autre part elle détermine, au sein du tissu cellulaire de la conjonctive, une abondante diapédèse de globules blancs, de cellules d'infiltration et enfin, la suppuration. Lors du travail de régénération, il se forme, aux dépens des débris restés intacts, un nouvel épithélium dont la couche superficielle s'aplatit comme un épithélium pavimenteux et forme un rempart protecteur contre toute nouvelle invasion de gonocoques, contre une récidive du mal. Le foyer principal de pullulation des gonocoques se trouve dans le pus et l'épithélium; au contraire, ceux qu'on rencontre dans le tissu sous-épithélial périssent bientôt, parce qu'ils n'y trouvent pas les éléments nécessaires à leur accroissement. Aussi, dès que l'épithélium pavimenteux néoformé a établi une barrière contre une nouvelle invasion microbienne, voit-on les phénomènes morbides s'amender et la guérison s'établir. Bien que ces résultats ne soient acquis qu'à la suite des recherches sur la conjonctive, nous pouvons cependant conclure avec assez de vraisemblance que le processus pathologique est analogue sur les autres muqueuses dont nous avons eu à nous occuper jusqu'ici.

Étiologie. — Le transport du pus infectieux sur la conjonctive se fait de différentes façons: tantôt un malade atteint d'uréthrite blennorrhagique se frotte l'œil au moyen du doigt souillé par le pus; tantôt, il met en contact de l'œil des linges contaminés, essuie-mains, chemises, mouchoirs. Suivant un préjugé encore répandu par places, il suffirait pour guérir les maux d'yeux d'appliquer sur l'œil malade des linges trempés dans l'urine : on comprend que ce remède peu ragoûtant puisse devenir une cause d'infection pour la conjonctive. Les médecins, les garde-malades, les accoucheuses peuvent aussi s'infecter en se salissant les doigts lors de l'examen de malades atteints d'affections vénériennes blennorrhagiques. Dans d'autres cas, ce n'est pas de l'appareil génital que part l'affection ; elle peut être transmise par un malade atteint de conjonctivite blennorrhagique ; ce mode de contagion menace surtout le médecin et l'entourage, ainsi que les autres malades qui se trouvent en rapport avec les individus atteints de conjonctivite blennorrhagique.

Signalons encore tout particulièrement le danger pour l'œil sain d'être infecté par l'œil primitivement malade. Ordinairement l'affection n'atteint d'abord qu'un seul œil et pour des motifs faciles à comprendre, plus souvent l'œil droit ; la situation s'aggrave naturellement quand le second œil est entrepris. — Malgré la gravité et la violence que présentent les symptômes aussitôt que le contage a pris racine sur la muqueuse conjonctivale, nous devons cependant admettre que l'inoculation du microbe sur cette muqueuse doit rencontrer de grands obstacles et ne peut s'effectuer que dans certaines conditions prédisposantes. On ne saurait expliquer autrement que la conjonctivite blennorrhagique soit, en définitive, une complication rare de la chaude-pisse, étant donnés la fréquence si grande de cette dernière affection, l'absence de toute précaution et le manque souvent incroyable des soins les plus élémentaires de propreté. — La conjonctive des nouveau-nés paraît présenter une plus grande réceptivité à l'infection que celle des adultes.

Traitement. — Il est exceptionnel que l'aide du médecin soit réclamée dans les premières heures qui suivent l'inoculation bien constatée de la conjonctive ; dans ces cas, on peut arriver à faire *avorter* la maladie à l'aide de lotions antiseptiques et d'instillations de nitrate d'argent à 1-2 %. — Si la maladie s'est déclarée, le premier soin, le plus important de tous, sera, si les deux yeux ne sont déjà pas atteints, de protéger l'œil sain contre le *danger imminent de la contamination*. On se sert dans ce but d'un pansement imperméable combiné de la manière suivante : l'œil est recouvert d'un petit morceau de toile muni d'un tampon d'ouate; au-dessus se place un morceau de toile un peu plus grand, enduit de collodion et dont les bords sont fixés soigneusement par ce collodion au front, au dos du nez, aux joues. Pour arriver à une occlusion plus complète encore, on se sert d'une feuille de gutta-percha (gutta-percha laminée) dont on frotte les bords à l'aide d'un tampon d'ouate imbibé de chloroforme, ce qui lui permet d'adhérer à la peau. On enlève cet appareil tous les jours (en observant évidemment les précautions les plus minutieuses) afin de pouvoir nettoyer l'œil sain et de s'assurer de son intégrité. — Le traitement de l'œil malade lui-même comprend deux phases bien distinctes : aussi longtemps que les phénomènes inflammatoires sont encore en progrès ou qu'ils restent à leur apogée, l'indication première est d'*enlever la sécrétion qui baigne le sac conjonctival* et de faire sur l'œil des *applications froides*. Pour nettoyer l'œil, on met, autant que possible, les paupières en ectropion, puis on enlève la sécrétion en tamponnant la conjonctive avec de l'ouate mouillée et en exprimant dans l'œil une compresse imbibée d'un liquide antiseptique (Ac. borique 3 % ; sublimé 0,1 : 500,0 ; eau de chlore). Il faut éviter de seringuer l'œil en raison du danger que présente cette petite opération pour celui qui la fait. Ces lavages doivent être répétés toutes les demi-heures pendant le jour et au moins toutes les heures pendant la nuit. Pour faire ces applications froides on se sert avec avantage des compresses de toile refroidies sur de la glace et qu'on renouvelle toutes les deux ou trois minutes. Les *scarifications* de la conjonctive réussissent à diminuer la tension exagérée dont celle-ci est le siège. Lorsque les phénomènes inflammatoires sont très intenses, *l'atropine en instillations, une émission sanguine locale* et parfois un purgatif trouvent leur indication. Il va sans dire qu'il faut observer un repos absolu au lit. *A ce stade de la maladie, l'emploi des caustiques est contre-indiqué d'une façon absolue.*

On continue ce traitement jusqu'au moment où le gonflement a disparu et que l'exsudat a pris un aspect purulent; c'est alors seulement qu'intervient le traitement par les *caustiques*. L'agent le plus actif est le *nitrate d'argent*, sous forme de crayon mitigé ou en solution à 1 ou 2 % ; on met la paupière en ectropion, puis, en protégeant le mieux possible la conjonctive bulbaire, on badigeonne la muqueuse palpébrale, au moyen d'un pinceau trempé dans cette solution. Pour réussir à bien préserver le bulbe oculaire, un aide le recouvre au moyen de la paupière qu'on n'a pas renversée. Après la cautérisation on neutralise l'excès de nitrate d'argent au moyen d'une solution de chlorure de sodium. Il faut, au début, être très prudent dans ces cautérisations; on fera bien d'employer d'abord une solution un peu faible, afin de s'assurer si la maladie est bien arrivée au stade auquel les caustiques sont indiqués. On ne répète cette cautérisation que lorsque l'escarre produite par la cautérisation précédente est tout-à-fait éliminée, en moyenne toutes les 24 heures. Après chaque séance, on fait, pendant quelques heures, des applications froides sur l'œil.

Pour le traitement des complications cornéennes, nous renvoyons le lecteur aux traités spéciaux d'oculistique.

La conjonctivite blennorrhagique des nouveau-nés mérite une description spéciale : dans beaucoup de cas (et ce sont les plus graves) elle est déterminée par le transport sur l'œil d'un pus contenant des gonocoques ; dans d'autres, au contraire, la sécrétion infectante n'est pas gonorrhéique. Souvent la contamination se fait déjà pendant l'accouchement, le pus blennorrhagique arrivant au contact des yeux de l'enfant lors du passage de la tête dans le canal cervico-vaginal. Mais même après la naissance, la contagion se produit assez souvent encore; la mère ou les personnes qui soignent l'enfant servent alors d'intermédiaires en mettant en contact avec les yeux du nouveau-né leurs doigts ou des linges souillés de pus. Dans les maternités et dans les asiles d'enfants-trouvés, on voit parfois, par négligence ou malpropreté du personnel, la maladie passer d'un enfant à un autre et prendre, dans ces conditions, une extension considérable.

La maladie débute ordinairement dans les premiers jours qui suivent la naissance; elle a tout-à-fait la même évolution que chez l'adulte. On constate aussi comme symptômes principaux *l'énorme tuméfaction des paupières* et *l'abondance de l'exsudat,* Lorsqu'on entr'ouvre les paupières, énergiquement contractées par le blépharospasme, il arrive souvent que le pus s'échappe sous forme de jet. Malheureusement *les complications cornéennes*

sont précoces et c'est là une des principales causes de la cécité.
Le *traitement* sera dirigé suivant les principes énoncés plus haut ;
seulement, la *prophylaxie* de l'affection présente ici une importance toute spéciale. Lorsqu'on a la certitude ou seulement le
soupçon que la mère est atteinte d'une affection gonorrhéique, il
faut, avant tout, pratiquer une *désinfection minutieuse des voies
génitales*. Le *traitement prophylactique appliqué aux yeux du
nouveau-né* donne encore de meilleurs résultats: le moyen par
excellence consiste à faire dans chaque œil, immédiatement
après la naissance, une seule instillation de deux gouttes d'une
solution de nitrate d'argent à 2 °/₀ (CREDÉ). C'est en observant
strictement ces précautions qu'on parvient à réduire à un
minimum insignifiant le nombre des cas d'ophtalmie purulente
observés dans les maternités où, avant l'adoption de ce traitement, on les rencontrait d'une façon courante.

<center>~~~~~~~~~~</center>

CHAPITRE XIII

LE RHUMATISME BLENNORRHAGIQUE

Au cours de la chaude-pisse on voit, assez rarement en somme,
se produire des manifestations morbides **de nature rhumatismale**, dont la dépendance vis-à-vis de l'infection blennorrhagique a fait depuis longtemps l'objet de vives discussions.
Certains auteurs, considérant ces affections comme des complications accidentelles ou tout au moins sans rapport direct avec
l'uréthrite, assimilaient le « rhumatisme blennorrhagique » au
rhumatisme vulgaire ; d'autres, au contraire, affirmaient la
nature spécifique du rhumatisme gonorrhéique. Il est hors de
doute que cette dernière opinion est la vraie ; peut-être cependant faudrait-il faire quelque restriction s'il était démontré
que l'affection rhumatismale n'est pas due au gonocoque lui-même
mais à d'autres microorganismes. La chaude-pisse ne serait alors
cause de rhumatisme qu'en permettant l'invasion des germes

infectieux, grâce à l'état inflammatoire dont la muqueuse uréthrale est le siège. Ce point sera discuté plus longuement au cours de ce chapitre. En tous cas, le rhumatisme gonorrhéique n'est pas un rhumatisme ordinaire, venant simplement s'ajouter à une chaude-pisse.

Il nous paraît toutefois nécessaire de développer les arguments principaux qui militent en faveur de cette opinion. Tout d'abord, les symptômes du *rhumatisme articulaire gonorrhéique* (forme la plus fréquente des affections rhumatismales dépendant de la chaude-pisse) sont très différents des symptômes du rhumatisme vulgaire, surtout de la forme aiguë de celui-ci. Cette dernière maladie frappe en général plusieurs articulations, saute d'une jointure à une autre et s'accompagne de phénomènes fébriles bien accusés ; le rhumatisme blennorrhagique, au contraire, n'atteint presque toujours qu'un nombre restreint d'articulations, souvent il reste confiné à une seule d'entre elles ; il est fixe et s'accompagne de symptômes fébriles peu marqués, quand il en existe. De plus, le rhumatisme vulgaire se complique beaucoup plus fréquemment de *péricardite* et d'*endocardite*, qu'on ne rencontre qu'à titre d'exception dans le rhumatisme blennorrhagique. En outre, fait encore plus probant, on observe assez souvent des individus qui, à chaque nouvelle blennorrhagie, ont une attaque de rhumatisme ; et il n'est pas rare que le nombre de jours qui s'écoulent entre le début de ce rhumatisme et celui de la chaude-pisse soit le même à chaque nouvelle blennorrhagie. Enfin, dernier argument assez important, le rhumatisme articulaire aigu est presque toujours justiciable de l'acide salicylique dont l'efficacité est nulle contre le rhumatisme gonorrhéique.

Voyons maintenant par quel mécanisme la chaude-pisse donne lieu à ces manifestations articulaires ainsi qu'aux autres affections rhumatismales des autres organes. Certains auteurs admettent une *action reflexe* dont le point de départ serait l'urèthre et rappellent les phénomènes identiques qui parfois surviennent après le cathétérisme ; cette opinion a contre elle les observations de rhumatismes blennorrhagiques typiques survenus à la suite du traitement des granulations conjonctivales par les inoculations de pus blennorrhagique : dans ces cas l'urèthre n'entrait évidemment pas en jeu (PONCET, GALEZOWSKY). Dans l'état actuel de la science la théorie la plus plausible, est qu'il s'agit ici d'une *maladie infectieuse*, due à l'invasion de germes morbides par les érosions de la muqueuse uréthrale malade, et à la dispersion de ces germes — par une sorte de métastase — dans les parties éloignées de l'organisme. Nous ne sommes pas encore autorisés à décider si les gonocoques eux-mêmes constituent l'agent pathogène ou s'il faut attribuer ce rôle à d'autres microorganismes, sans rapports directs avec le virus blennorrhagique. On a, il est vrai, trouvé des gonocoques dans l'exsudat des articulations atteintes (PETRONE, KAMMERER) ; mais les auteurs qui dénient aux gonocoques ce rôle pathogène direct, font remarquer, non sans raison, que ces quelques observations, basées sur la seule analogie morphologique, ne sont pas concluantes ; ils font valoir de plus que d'autres maladies infectieuses (fièvre puerpérale, scarlatine, etc.) s'accompagnent de manifestations articulaires analogues au rhumatisme blennorrhagique et dont l'agent pathogène est représenté par des microbes différents du microorganisme spécifique de ces maladies (LOEB).

Le rhumatisme gonorrhéique atteint les *articulations*, le *périoste*, la *gaîne des tendons*, les *muscles*, les *nerfs* et, rarement des *yeux*.

Le **rhumatisme articulaire blennorrhagique** en est la forme la plus importante et la plus fréquente. Il débute en général, dans les premières semaines qui suivent l'infection, parfois plus tard, par une douleur subite dans une articulation ; tantôt on ne constate aucune altération apparente de la jointure, d'autres fois on perçoit nettement la présence d'un exsudat intra-articulaire ; cet exsudat est ordinairement séreux ou séro-purulent, ainsi que l'ont démontré les ponctions faites à cette période du mal. Il est rare que cet épanchement soit important et la peau qui recouvre la jointure ne présente ordinairement pas de rougeur anormale. — Dans environ les 3/4 des cas, c'est l'articulation du *genou* qui est malade, souvent d'un seul côté ; ensuite viennent, par ordre de fréquence les articulations *tibio-tarsienne*, *radio-carpienne*, *scapulo-humérale* et les *petites articulations des doigts* et des *orteils* ; il est plus rare de voir d'autres articulations atteintes. Dans l'immense majorité des cas, il n'y a qu'une seule jointure entreprise ou tout au plus quelques-unes d'entre elles ; ce n'est qu'exceptionnellement qu'un grand nombre d'articulations se prennent en même temps. Lorsque plusieurs articulations deviennent malades, elles le sont les unes après les autres et, en général, quand une nouvelle jointure s'entreprend, la maladie n'en continue pas, moins dans celles qui ont été frappées en premier lieu. *La douleur* est souvent assez forte et peut, quand le rhumatisme siège aux extrémités inférieures, rendre la marche tout-à-fait impossible; cependant, chez beaucoup de malades, les phénomènes douloureux sont relativement faibles, même quand l'articulation est le siège d'une forte tuméfaction. La *fièvre* fait tout-à-fait défaut ou ne présente que peu d'intensité. Quand elle existe, elle est ordinairement de courte durée et disparaît, bien que l'altération articulaire n'ait pas diminué. On n'observe que très rarement de hautes températures (40° à 41°).

La **marche** de la maladie a, dans certaines formes, une allure assez rapide: au bout de quelques semaines déjà, tout symptôme a disparu; dans d'autres cas, la maladie traîne des mois, des années même, et présente ordinairement alors des alternatives de remissions et d'exacerbations. En général, la maladie se termine par guérison complète; il est rare qu'il se forme une ankylose; la suppuration est exceptionnelle. Dans ce dernier cas, on a constaté à l'autopsie la destruction du cartilage articulaire. L'endocardite et la péricardite paraissent être des complications excessivement rares; on les a cependant observées d'une façon certaine. Enfin, on a vu apparaître, au cours du rhumatisme blennorrhagique, des *exanthèmes* — érythème exsudatif, érythème noueux, hémorrhagies cutanées.—Nous reviendrons plus loin sur toute une série d'autres localisations de la maladie qui nous occupe.

Le **pronostic** est, en général, favorable; il est vrai que le temps nécessaire pour obtenir une guérison complète est souvent très long. Comme nous l'avons déjà dit, il arrive très souvent qu'après une première atteinte de rhumatisme blennorrhagique, chaque nouvelle chaude-pisse entraîne une récidive, qui, chez beaucoup d'individus, est constante.

Diagnostic.—Chaque fois qu'on se trouve en présence d'une affection rhumatoïde présentant les caractères que nous avons décrits et dont l'allure diffère de celle du rhumatisme vulgaire, il faut toujours faire l'examen de l'urèthre, sans tenir compte des dénégations du malade, surtout s'il s'agit d'une femme. Si l'on découvre une uréthrite blennorrhagique, le diagnostic se trouve presque toujours établi; il ne faut cependant pas oublier qu'un malade atteint de chaude-pisse peut, accidentellement, contracter un rhumatisme vulgaire, de nature non-blennorrhagique.

Étiologie. — Nous devons ajouter à ce que nous avons déjà dit de l'étiologie du mal, que le rhumatisme blennorrhagique *est beaucoup plus fréquent* chez l'homme que chez la femme. Si l'on songe à la rareté de la blennorrhagie de l'urèthre chez la femme, on comprend que les partisans de la théorie uréthrale aient tiré parti de cette circonstance pour combattre l'origine gonorrhéique. D'abord l'uréthrite est loin d'être rare chez la femme et la fréquence du rhumatisme chez l'homme s'explique par la fréquence beaucoup plus grande chez lui de la chaude-pisse. On n'exagère pas, en effet, en disant que peu d'hommes échappent à la chaude-pisse; chez la femme, au contraire, cette affection est peu fréquente et, à part les prostituées, n'atteint qu'un nombre infime de femmes mariées.

Traitement. — Nous ne connaissons aucun médicament qui fait sur le rhumatisme blennorrhagique un effet rapide, comparable à celui de l'acide salicylique sur le rhumatisme articulaire aigu. Ce dernier remède, ainsi que l'iodure de potassium et d'autres médicaments administrés à l'intérieur, n'ont presque jamais d'influence appréciable sur le rhumatisme gonorrhéique. Nous devons donc nous contenter de *protéger* l'articulation malade, de la tenir en *repos*, en prescrivant le séjour au lit ou bien en appliquant un bon bandage; en même temps, il est bon, au début de l'affection, d'appliquer sur la jointure une vessie remplie de glace et plus tard d'y faire des badigeonnages à la *teinture d'iode*. Dans les formes subaiguës et chroniques, le *massage*, les *bains chauds* sont indiqués; on recommandera une cure à Teplitz, à Wiesbaden ou à toute autre station de ce genre. — Au point de vue *prophylactique* nous ne pouvons faire qu'une chose: recommander aux malades qui ont déjà souffert de rhumatisme blennorrhagique de se garder autant qu'ils peuvent d'une nouvelle infection; s'ils n'y réussissent pas, il faut chercher à amener le plus vite possible la guérison en traitant très soigneusement l'affection uréthrale et en prescrivant un régime très sévère. C'est un fait d'expérience que souvent le rhumatisme n'éclate pas quand on a réussi à guérir assez tôt la chaude-pisse.

Les autres localisations du rhumatisme blennorrhagique constituent des états morbides assez peu connus jusqu'ici. Ce sont des *douleurs dans les os*, parfois des *gonflements périostiques*, des *douleurs musculaires*, des *névralgies*, la *sciatique* par exemple; ce sont encore des *épanchements* dans la *gaîne des tendons et dans les bourses séreuses*; c'est ainsi que parfois on observe une *tuméfaction douloureuse* des bourses séreuses situées à la face postérieure et inférieure du calcaneum. On a vu aussi, au cours d'une blennorrhagie, survenir de la *paralysie des extrémités inférieures*, due, il est vrai, à l'extension aux racines nerveuses de processus inflammatoires chroniques développés dans le tissu cellulaire du bassin *(paraplegia urinaria*, Gull, Kussmaul). Les formes que nous connaissons le mieux sont les localisations oculaires (ophtalmie rhumatismale), qui s'accompagnent presque toujours de manifestations articulaires : ce sont des *conjonctivites*, qu'il faut soigneusement distinguer de la conjonctivite blennorrhagique proprement dite ; ces affections rhumatismales atteignent ordinairement les deux yeux et ont un caractère relativement bénin ; ce sont encore des *kératites*, des *iritis*, compliquées dans certaines formes rares, de *choroïdite;* ces iritis se distinguent surtout de l'iritis syphilitique par l'abondance de l'exsudat, l'approfondissement correspondant de la chambre antérieure et par le peu de tendance qu'elles ont à former des exsudats plastiques *(iritis séreuse)*.

CHAPITRE XIV

LE PAPILLOME BLENNORRHAGIQUE

Sous le nom de **papillôme** *(condylôme acuminé, spitze condylome, papule humide* ou *végétation*, ce dernier terme s'applique aussi aux papules humides de la syphilis) on désigne des productions verruciformes, dues, dans l'immense majorité des cas, à l'action irritante qu'exerce le pus blennorrhagique sur la peau ou sur une muqueuse. Au début de leur développement, les papillômes forment des petites élevures ordinairement très nombreuses, et qui font ressembler la surface atteinte à celle d'une peau de chagrin. Dans certaines formes, leur accroissement se fait en surface et finit par donner naissance à des plaques de diamètre d'un pois ou d'une pièce de cinquante centimes, à surface rugueuse, sans grande différence de niveau avec les parties voisines ; ces productions présentent une grande analogie de forme avec certaines verrues. Plus souvent on voit l'accroissement se faire plutôt en hauteur ; et comme, au fur et à mesure qu'ils s'accroissent, les papillômes, simples d'abord, se divisent en nombreuses ramifications, ils forment aux endroits où ils ne rencontrent aucune résistance, de véritables tumeurs ; celles-ci ont un volume variable, leur aspect rappelle celui d'une framboise ou d'un chou-fleur ; là, au contraire où les parties environnantes exercent sur eux une compression, ils affectent la forme de crête de coq. Au début, la surface de ces papillômes est sèche ; mais aussitôt qu'ils ont atteint certaines dimensions, ils sécrètent, surtout chez les individus malpropres, un liquide purulent, de consistance peu épaisse ; ce pus se trouve, grâce aux nombreux plis et fissures que présente la tumeur, dans des conditions excessivement favorables à la stagnation ; il s'altère et devient ainsi une nouvelle cause d'irritation et d'accroissement du papillôme.

Le pouvoir d'accroissement d'un papillôme est énorme ; il en est qui, en quelques jours, atteignent un développement considérable. Quand ils sont tout-à-fait abandonnés à eux-mêmes on en rencontre qui ont le volume d'un poing et parfois davantage.

Localisation. — Le papillôme siège presque exclusivement aux organes génitaux, à l'anus et dans le voisinage de ces parties ; il prend ordinairement naissance là où la peau se *continue avec la muqueuse :* chez l'homme au *gland* et au *feuillet interne du prépuce,* avec une prédilection marquée pour le *sillon balanopréputial ;* chez la femme, aux *petites lèvres* et à l'*entrée du vagin.* De là il peut envahir, surtout chez les personnes peu soigneuses, toute la surface externe des organes génitaux, et le pourtour de l'anus ; cette dernière localisation s'observe principalement chez la femme, dont l'anus, dépourvu de poils et exposé au contact des sécrétions vaginales, se prête plus facilement au développement du néoplasme ; celui-ci peut même s'étendre jusque la face interne des cuisses. — Le papillôme se développe aussi sur la muqueuse de l'urèthre et du vagin, sur la portion vaginale du col et dans des cas exceptionnels sur la muqueuse des lèvres et de la langue.

Lorsque ces tumeurs sont de grande dimension, quand, par exemple, elles envahissent tout le sillon balanopréputial ou tout le vagin, elles entraînent naturellement de sérieux inconvénients. Le coït devient impossible; le passage de l'urine sur ces parties érodées éveille de vives douleurs et, dans certains cas tout-à-fait négligés, certaines parties de la tumeur se gangrènent, le pus se résorbe et l'état général du malade s'altère profondément. Enfin, dès que le papillôme a atteint quelque dimension il émet une *odeur fétide* provenant de la décomposition de l'exsudat.

L'examen microscopique montre que le papillôme est essentiellement constitué par une *hyperplasie de la couche papillaire*; chaque papille s'allonge démésurément, se ramifie de telle sorte qu'elle finit par former un tronc volumineux pourvu de riches arborisations. Le revêtement épidermique est relativement mince; la couche cornée qui recouvre un papillôme de faible dimension est très amincie; quand le papillôme est volumineux elle fait complètement défaut; la couche de cellules dentelées est fortement hypertrophiée. Les vaisseaux qui pénètrent dans les papilles hyperplasiées ont un volume proportionné aux dimensions de celles-ci.

Étiologie. — Dans la grande majorité des cas, c'est l'*irritation* que le pus blennorrhagique exerce sur la peau qui donne lieu au développement de papillômes; il ne faut toutefois pas oublier que, dans quelques cas, une irritation banale, due à toute autre sécrétion (par exemple, dans une balanite simple, de longue durée) peut avoir le même effet; mais ces cas sont tellement rares en comparaison des autres, qu'on peut presque sûrement conclure, de la présence des papillômes, à l'existence d'une infection blennorrhagique antérieure. Chez les femmes dont la conduite ne peut être suspectée, on ne voit en effet, jamais survenir de papillômes, même à la suite d'une leucorrhée de longue durée, quelque abondante qu'elle soit, telle que celle que détermine un catarrhe utérin non blennorrhagique. Lorsque, au contraire, il y a blennorrhagie, le papillôme est souvent, pour ainsi dire, incurable. Sous l'influence de la grossesse les papillòmes s'accroissent très rapidement ; après l'accouchement ils rétrocèdent jusqu'à un certain point. La question de savoir si le papillòme est directement transmissible, sans qu'en même temps se transmette la blennorrhagie, n'est pas encore bien tranchée ; il paraît cependant probable que la réponse doive être affirmative.

Traitement. — La guérison du papillòme n'est pas très facile à obtenir, tant est forte la tendance qu'il présente à récidiver, à repulluler. Pour les papillòmes aplatis et pour ceux de faibles dimensions, on arrive aisément au but par les *caustiques* ; le meilleur moyen consiste à tamponer chaque jour les parties atteintes avec du perchlorure de fer. On réussit aussi en saupoudrant les végétations au moyen d'une poudre composée d'alun et de poudre de sabine, à parties égales ou bien en appliquant une pommade à base de sabine pulvérisée (Summit. Sabin. pulv. ; Vaselin. ana 10 grs ; Ol. terebenth. 5 grs). Zeissl recommande surtout pour les végétations dures et disposées en nappe, une pommade contenant 20 centigr. d'acide arsénieux ou d'iodure d'arsenic pour 5 grs d'onguent mercuriel. Dès que les papillòmes ont acquis certaines dimensions, il est nécessaire de recourir aux *moyens chirurgicaux* pour les enlever ; on les gratte avec la curette tranchante ou on les excise d'un coup de ciseaux. Après l'ablation, il est indispensable de cautériser énergiquement la base d'implantation ; on aura surtout recours au perchlorure de fer liquide. — Lorsque le papillòme est plus volumineux encore, il est bon de se servir de l'*anse galvanocaustique* qui permet d'éviter les hémorrhagies toujours fortes, et qui parfois même peuvent mettre en danger la vie du malade.

DEUXIÈME PARTIE

LE CHANCRE MOU

ET SES COMPLICATIONS

CHAPITRE I

LE CHANCRE MOU

Le **chancre mou** *(Ulcus molle)* prend naissance par suite du contact d'un *virus spécifique* avec une partie de peau ou de muqueuse privée de son épiderme ou de son épithélium. Il se forme au lieu d'inoculation un ulcère, qui s'étend par contiguité de tissu et dont le pus, très virulent, peut donner naissance à un nouveau chancre. Le virus, absorbé par les vaisseaux lymphatiques, en provoque l'inflammation ainsi que celle des ganglions auxquels ils se rendent ; mais le poison ne va jamais plus loin ; la maladie reste *toujours* locale, n'arrive jamais à se généraliser ; jamais le chancre mou ne donne lieu à une maladie constitutionnelle. C'est ce dernier fait qui le différencie nettement de la syphilis. La théorie qui fait de ces deux maladies deux entités différentes, s'appelle le *dualisme;* l'*unitarisme*, au contraire admet que la syphilis et le chancre mou sont produits par le même virus. Le chancre mou n'entraîne jamais à sa suite les symptômes de la syphilis, le « chancre dur », au contraire, en est constamment suivi. Les exceptions apparentes à cette loi générale ne sont dues qu'à l'incertitude de notre diagnostic ; dans certaines formes qui s'éloignent du type habituel, il peut être difficile de décider à quelle espèce de chancre on a affaire et, parfois même, les caractères de la lésion qu'on a sous les yeux favorisent plutôt l'erreur. Un fait a certainement contribué à propager les théories erronées de l'unitarisme : souvent, sur un même point s'inoculent les deux virus, celui du chancre mou et celui de la syphilis et l'on voit se développer d'abord un chancre mou caractéristique, lequel, après le temps assez long nécessaire à l'incubation de la syphilis, s'entoure d'une zône d'induration ; plus tard - éclatent les phénomènes généraux de la syphilis *(chancre mixte)*. — Le nombre des *chancres mous* comparé aux cas de syphilis paraît avoir diminué dans ces derniers temps; il faut cependant n'accepter qu'avec réserves les résultats des statistiques, surtout si elles sont anciennes. — On a souvent vu le nombre de chancres mous augmenter au point de simuler une épidémie; il est parfois possible de retrouver l'explication de ce fait dans l'une ou l'autre circonstance sociale.

La nature du virus du chancre mou nous est encore inconnue, nous pouvons cependant admettre, par analogie avec les autres maladies contagieuses, que c'est un *contage vivant*, très probablement un microbe d'une espèce déterminée. Le virus est contenu dans le pus de l'ulcère et dans les débris gangrenés qui en forment le fond ; il se trouve parfois aussi dans le pus produit par la fonte des ganglions lymphatiques. La virulence du pus n'est pas anéantie quand on le dilue dans une quantité peu considérable d'un liquide indifférent (sang, pus ordinaire, solution de chlorure de sodium, glycérine, eau); si la dilution est plus forte, la virulence est tout-à-fait détruite ; l'addition de substances chimiques actives ayant une action destructive rapide sur les éléments organiques, ainsi qu'une chaleur de 50° produisent le même résultat. Si on dessèche le pus et que plus tard on le ramollisse au moyen d'un peu d'eau, l'inoculabilité persiste pendant huit jours environ.

« On a récemment émis l'opinion que le chancre mou n'aurait pas pour agent producteur un virus *spécifique* et qu'on peut en obtenir en inoculant du pus de différentes natures ; le symptôme caractéristique du chancre mou serait dû bien moins à la virulence du pus qu'à la constitution du malade (FINGER) ; auparavant déjà les résultats d'inoculations pratiquées par d'autres auteurs tendaient à faire admettre la non-spécificité de plusieurs formes d'ulcères, tellement semblables au chancre mou qu'il est impossible de les en distinguer cliniquement. »

Le chancre mou, produit *expérimentalement* par inoculation de pus chancreux, se développe de la façon suivante : sans incubation proprement dite, dans les 12 ou 24 heures qui suivent l'inoculation, apparaît autour de la piqûre d'aiguille ou de lancette, une macule hyperémique qui, le deuxième jour, se transforme en une nodosité; cette nodosité augmente légèrement d'étendue et donne lieu, le troisième jour, à la formation d'une petite pustule. Plus tard, le contenu de cette pustule se dessèche, forme une croutelle sous laquelle on trouve une ulcération dont nous décrirons bientôt les caractères. Le pus de ce chancre est inoculable aussi bien au porteur qu'à une autre personne ; le virus se reproduit donc dans le chancre et reste apte à donner naissance à de nouveaux ulcères infectieux et ainsi de suite pour une longue série de générations.

Ces connaissances précises sur le chancre mou sont le résultat de nombreuses inoculations entreprises au point de vue *expérimental*, principalement par Ricord et ses élèves ; nous les devons aussi à d'autres auteurs qui se plaçant au même point de vue thérapeutique, ont essayé de guérir la syphilis par des inoculations de pus chancreux répétées pendant longtemps (*syphilisation*, Auzias-Turenne, Boeck).

Si l'on fait abstraction de ces inoculations expérimentales et des cas très rares dans lesquels la contagion se fait accidentellement par les doigts ou les instruments, on voit que c'est grâce aux rapports sexuels que se propage le chancre mou ; l'inoculation ne peut réussir que s'il existe, sur la peau mise au contact du virus, une solution de continuité de l'épiderme.

Lorsque le chancre s'acquiert de cette manière, on n'observe pas les premiers stades, papuleux et pustuleux, décrits pour le chancre expérimental ; c'est, qu'en effet, il se développe sur une érosion préexistante. Il se présente, dès le début, le deuxième ou le troisième jour après la contagion, sous forme d'un ulcère à bords nettement découpés, taillés à pic, à fond couvert d'une masse purulente jaunâtre, très adhérente, d'aspect diphtéroïde; cet ulcère sécrète ordinairement un pus assez abondant lequel, au contact de l'air, vient former des croûtes. Parfois, on voit déjà dès le début du mal, le fond de l'ulcère se recouvrir de granulations exubérantes ; il s'élève au-dessus des bords et forme une saillie granuleuse, assez analogue à une verrue et recouverte d'un pus de coloration jaunâtre ; l'ulcère ne se présente donc pas en creux, mais fait au contraire saillie au-dessus de la peau normale *(ulcus molle elevatum)*.

La *forme* du chancre mou est, en général, arrondie ; parfois cependant on le rencontre avec une forme allongée, quand par exemple, il s'est produit sur une rhagade. Leur *nombre* est très variable. Le chancre unique est assez rare ; ordinairement il en existe plusieurs en même temps et parfois leur nombre peut être très grand. Ce fait s'explique facilement par la grande contagiosité du pus chancreux ; supposons un chancre unique, le pus qu'il sécrète produit facilement par macération de l'épiderme des érosions et des rhagades qui, au contact de ce pus, se transforment en ulcères chancreux. Aussi la malpropreté et la négligence ont-elles une grande influence sur cette multiplication du chancre mou par voie d'*auto-inoculation*.

Les bords de l'ulcère présentent toujours de l'hyperémie et de l'infiltration. Ordinairement ces symptômes sont peu marqués, mais il arrive parfois, surtout à certaines localisations du chancre, que cette tuméfaction inflammatoire prenne de plus fortes proportions. C'est ainsi que le chancre mou du sillon balano-préputial présente souvent une tuméfaction et une infiltration du fond et de son pourtour immédiat, telles qu'on pourrait aisément le prendre pour un chancre induré ; dans le chancre mou du gland et du prépuce, on observe souvent l'inflammation de ce dernier et sa tuméfaction, d'où *balano-posthite*, *phimosis* et parfois *paraphimosis*. Chez la *femme*, c'est surtout le chancre des petites lèvres, moins souvent celui des grandes lèvres, qui s'accompagne de tuméfaction inflammatoire intense.

Anatomie pathologique. — Sur une coupe perpendiculaire, on voit qu'à la surface de l'ulcère, l'épiderme et la couche papillaire du derme ont complètement disparu ; toutes les parties voisines de cette perte de substance sont le siège d'une infiltration énorme de petites cellules ; cette infiltration diminue à mesure qu'on s'éloigne de l'ulcération. — Vers la surface libre on constate la dégénérescence granuleuse des cellules qui, dans les couches supérieures, ne laissent en général plus voir le noyau d'une façon nette, ce qui indique qu'elles sont en voie de nécrose. Sur les bords l'épiderme qui subsiste est taillé à pic ; les papilles voisines et les prolongements interpapillaires du réseau de Malpighi sont gonflés et parsemés de nombreux leucocytes ; les vaisseaux des papilles sont fortement dilatés.

Localisation. — En raison du mode de propagation du chancre mou, et si l'on fait abstraction des inoculations expérimentales, on comprend que son siège presque exclusif soit aux *organes génitaux*. C'est par exception qu'il se développe *primitivement* à un autre endroit, tel que la bouche ou le pourtour de l'anus ; ces dernières localisations se font à la suite de rapports sexuels anormaux ou du transport accidentel du pus chancreux par l'intermédiaire du doigt ou d'un objet quelconque. Cette localisation exclusive du chancre mou acquiert une importance toute particulière si l'on songe aux conditions de contagiosité de la syphilis. En effet, le chancre mou étant une affection qui reste locale, il est clair que l'élément contagieux ne se multiplie qu'aux parties primitivement atteintes, c'est-à-dire aux organes génitaux. La contagion ne peut donc partir que de là et par suite l'inoculation ne se fait, règle générale, qu'aux organes génitaux. Au contraire, la syphilis, maladie infectieuse, constitutionnelle imprègne l'organisme tout entier ; la contagion est possible non seulement par le chancre primitif, mais encore par les multiples localisations que la syphilis présente à n'importe quelle partie du corps ; il en résulte que la contagion peut se produire non seulement par les rapports sexuels mais par tout autre contact. Aussi n'est-il pas rare de voir le chancre syphilitique siéger tout ailleurs qu'aux organes génitaux.

Aux *organes génitaux de l'homme*, la localisation la plus fréquente du chancre mou s'observe au point où se produisent avec le plus de facilité des solutions de continuité de l'épiderme ; celles-ci sont dues à des influences traumatiques ou bien à la macération que causent les sécrétions en s'accumulant. C'est ce qui explique la prédilection du chancre mou pour le *sillon balano-préputial*, le *frein*, l'*orifice du prépuce*, surtout quand il y a étroitesse relative de celui-ci. Si le chancre se développe sur une écorchure du frein, il le détruit ordinairement ; s'il siège près du frein, dans le sillon du gland, il amène souvent la perforation du repli cutané dont le frein est constitué ;

si le processus destructif ne s'arrête pas, tout le frein finit par disparaître; si, au contraire, la guérison arrive avant que cette destruction n'ait eu le temps de se produire, il persiste comme vestige du frein, une bandelette reliant comme un pont le prépuce au gland. Viennent ensuite, par ordre de fréquence, le *feuillet interne du prépuce* et le *gland;* puis, plus rarement encore le *méat urinaire*, la *muqueuse de l'entrée du canal*, la *peau du pénis* et des parties immédiatement voisines. Le chancre du méat (chancre uréthral) part ordinairement de l'une des commissures et peut finir par envahir tout le pourtour de l'orifice uréthral. Celui-ci paraît élargi ; ses bords ne sont plus unis mais semblent rongés et, en les écartant avec les doigts ou avec une pince, on parvient à voir la vraie surface de l'ulcère qui se prolonge dans le canal sur une étendue de quelques millimètres.

Aux *organes génitaux de la femme*, pour les motifs développés plus haut, c'est à l'*entrée du vagin*, à la *commissure inférieure* des grandes lèvres, puis aux *petites lèvres* que s'observe le plus souvent le chancre mou. Il n'est pas rare cependant d'en trouver aux *grandes lèvres* ainsi qu'au voisinage du *méat urinaire*. Il est au contraire très rare sur la muqueuse du vagin; mais plus profondément, sur la muqueuse de la *portion vaginale du col*, on le rencontre un peu plus souvent.

Les ulcères primitivement localisés aux organes génitaux peuvent, rarement en somme, se transmettre par auto-inoculation aux territoires cutanés avoisinants, au mont de Vénus, aux plis de l'aîne, à la face interne des cuisses, au sillon de l'anus; cette transmission se produit surtout chez les femmes et les personnes grasses qui sont sujettes à l'intertrigo de ces parties ; cette affection favorise la formation des solutions de continuité nécessaires à l'inoculation. A l'anus, le chancre se développe ordinairement aux dépens d'une érosion des plis radiés ; les replis qui, de chaque côté, limitent l'ulcération, se tuméfient considérablement et forment une tumeur parfois assez volumineuse et ce n'est qu'en écartant ces replis accolés, qu'on peut voir l'ulcère qui siège à leur face interne.

Marche de la maladie.—Le chancre mou à son début présente de la tendance à s'étendre tant en profondeur qu'en surface au détriment des tissus qu'il rencontre sur sa route. L'intensité

de ce *processus destructif* est très variable dans chaque cas particulier, tantôt l'ulcération se fait en surface, tantôt en profondeur.
En général, le chancre de la peau est plus profond que celui des
muqueuses ; mais, dans les deux cas, la perte de substance présente toujours des bords taillés à pic et semble enlevée à l'emporte-
pièce. Les ulcérés chancreux étant souvent multiples et rapprochés les uns des autres, finissent fréquemment par former, par
confluence, des ulcérations étendues ; il est impossible de reconnaître la multiplicité d'origine de ces grandes ulcérations, les
prolongements intermédiaires étant rapidement envahis et
détruits par le processus ulcératif. Ce fait a une certaine importance diagnostique. — Mais les ulcères chancreux n'atteignent
jamais de grandes dimensions, à l'exception de certaines variétés
de chancres dont nous parlerons plus loin : au bout d'un certain
temps, il se produit toujours un arrêt dans la progression du
processus destructif.

La durée de plein développement du chancre *(stade floride ou
destructif)* est variable surtout d'après le traitement qu'on lui
oppose ; mais en général, à part certaines exceptions sur lesquelles
nous reviendrons, elle ne dépasse pas quatre à cinq semaines ; le
chancre entre alors dans la *période de réparation*. Le fond de
l'ulcère perd son enduit purulent et se recouvre de granulations
rouges ; la cicatrisation débute par les bords qui s'affaissent et
se termine au bout d'un temps qui varie suivant l'étendue de
l'ulcère. La faible sécrétion qu'émet un chancre en voie de réparation ne produit ordinairement pas, quand on l'inocule, un
chancre mou caractéristique : en général la virulence a déjà
disparu à cette période.

Comme le chancre détruit toujours le tissu cellulaire de la
peau, il s'ensuit que la guérison ne peut se faire qu'en laissant
une cicatrice ; celle-ci, dans les chancres superficiels est ordinairement si peu apparente que plus tard il devient impossible de
la retrouver. Mais lorsque le chancre est plus étendu et plus
profond la cicatrice qui persiste est toujours nettement appréciable.

La marche typique du chancre subit quelques modifications
quand le virus a pénétré dans un follicule. Le chancre follicu-
laire a l'aspect d'une nodosité rouge, acnéiforme, au centre de
laquelle se trouve une ulcération très petite et très profonde ;
lorsque l'infiltration périfolliculaire est moindre, il se montre

sous forme d'une ulcération minime, arrondie, taillée à pic, à bords légèrement hypérémiés et ne présentant aucune tendance à l'extension en surface. Cette forme de chancre se rencontre le plus fréquemment au sillon balano-préputial, aux grandes lèvres, parfois aussi aux cuisses ; ils peuvent conserver longtemps cette forme ou se transformer ultérieurement en ulcère chancreux ordinaire. — Le traitement de cette variété de chancre rencontre souvent de sérieuses difficultés en raison de la situation profonde du fond de l'ulcère et de la peine qu'on éprouve à y faire parvenir les remèdes. Aussi est-il parfois nécessaire de diviser ces nodosités en se servant d'un bistouri pointu afin de pouvoir mettre les médicaments en contact direct avec les parties ulcérées. — Dans des chapitres spéciaux, nous parlerons de deux autres variétés de chancres, le chancre *gangréneux* et le chancre *serpigineux*.

Le **pronostic** du chancre mou à évolution normale, est favorable, les ulcères guérissant en très peu de temps, sans produire de grandes destructions ; même la complication, assez fréquente, d'inflammation ganglionnaire ne fait que retarder la date de la guérison ; il est vrai qu'assez souvent le retard est notable. — Dans les premières semaines qui suivent l'infection il faut toujours songer à la possibilité d'une infection syphilitique concommitante et à la transformation éventuelle du chancre primitivement mou en chancre induré ; à ce point de vue il faut toujours être réservé dans le pronostic (chancre mixte).

Diagnostic. — Il est de toute importance, tant pour le pronostic que pour le traitement, de distinguer le chancre induré du chancre mou. Ce diagnostic est loin d'être toujours facile et, dans certains cas, il ne peut se faire qu'après une longue observation. Les signes différentiels principaux sont les suivants : dans le chancre mou le fond et les bords de l'ulcère ne sont que *légèrement infiltrés*, il paraît donc «mou» ; dans le chancre syphilitique ulcéré, qu'il provienne de l'induration d'un chancre mou ou qu'il soit dû à l'ulcération gangréneuse de l'induration initiale (lorsque celle-ci existe sans ulcération, l'erreur n'est pas possible), la base est fortement infiltrée, elle fait saillie et présente une consistance cartilagineuse (chancre « induré »). Mais, il peut parfois arriver que, dans le chancre mou, par suite de sa localisation ou de cautérisations énergiques, la base soit le siège d'une infiltration plus forte et paraisse plus dure, tandis que, d'autre part, dans le chancre syphilitique l'induration caractéristique fasse presque complètement défaut — ce cas est, il est vrai, très rare.

Comme second caractère différentiel, le chancre mou est ordinairement *multiple*, le chancre induré est presque toujours *unique*. Cette règle aussi n'est pas sans exception, surtout en ce qui concerne le chancre mou. Les manifestations qui, éventuellement, font suite à l'ulcère, ont une haute importance. Une lymphangite et une lymphadénite aiguës, douloureuses, plaident pour le chancre mou; l'induration des lymphatiques et la tuméfaction indolente des ganglions rendent probable le diagnostic de syphilis. Dans les cas où, par suite d'un phimosis très accentué, il nous est impossible de mettre à jour la partie malade, c'est ordinairement aux symptômes consécutifs que nous devons nous adresser pour assurer le diagnostic; il est rare, en effet, qu'on puisse alors percevoir assez nettement l'induration d'un chancre syphilitique pour poser le diagnostic dans ce sens; en outre, dans de telles circonstances, on peut aussi confondre avec une *gonorrhée* (voir au chapitre Blennorrhagie aiguë). Il est beaucoup moins facile de confondre le chancre mou avec l'*herpes génital;* dans cette dernière affection, les érosions ou les ulcérations qui proviennent de la rupture des vésicules sont toujours très superficielles, ne présentent aucune tendance à l'accroissement et restent donc très petites quand elles sont isolées; lorsqu'au contraire elles sont très rapprochées les unes des autres, ce qui est fréquent, elles se fusionnent et donnent lieu à la formation d'ulcérations de grandes dimensions; mais alors la forme des bords de l'ulcère, formés de petits segments de cercle, indique que cette grande ulcération provient de la confluence de petites érosions primitives *(forme polycyclique);* le chancre mou, au contraire, même quand il est dû à la confluence de plusieurs ulcères primitifs, a toujours la forme *monocyclique,* grâce à la destruction des prolongements intermédiaires.

Il est encore plus facile de distinguer du chancre mou les *érosions* et les *rhagades* ou *crevasses,* dues à des traumatismes ou à la macération, telles qu'il en survient si souvent au sillon balano-préputial, au frein et chez les femmes, à l'entrée du vagin; il est vrai que ces érosions, qui par l'absence de sécrétion purulente ne ressemblent absolument pas à des ulcères, peuvent se transformer en ulcérations franchement purulentes quand on les soumet à d'énergiques cautérisations, par exemple à la pierre infernale, à laquelle les profanes « qui s'y connaissent » ont si volontiers recours.

Dans de pareils cas, ce n'est souvent qu'en observant longtemps le malade qu'on parvient à trancher le diagnostic; les érosions guérissent en quelques jours sans autre traitement qu'une poudre inerte, ce qui n'est naturellement pas le cas pour le chancre mou. Ces considérations s'appliquent aussi à l'herpès génital que les cautérisations peuvent de même transformer en ulcères très analogues au chancre mou. — Nous parlerons plus loin des érosions syphilitiques secondaires et des ulcérations tertiaires qui siègent aux organes génitaux. Bien que ces dernières soient rares, il est cependant important de bien les connaître, car il est très facile de les confondre avec le chancre mou.

Traitement. — Le meilleur traitement du chancre mou serait d'arrêter net le processus ulcératif soit par l'*excision complète de l'ulcère* et de son pourtour, soit par destruction du virus au moyen d'énergiques *cautérisations*. Mais, dans la pratique, ces deux moyens radicaux, surtout le premier, n'ont qu'une valeur très minime. L'excision du chancre mou n'est, du reste, pas praticable dans la majorité des cas en raison de la multiplicité et de la localisation des ulcères et, dans les rares cas dans lesquels la situation du chancre permet l'excision, celle-ci aboutit presque toujours à un échec; quelque soin qu'on mette à pratiquer cette opération, la plaie finit ordinairement par se rouvrir et à se transformer en ulcère chancreux dont la dimension surpasse celle de l'ulcère primitif. Tandis que, pour l'induration syphilitique initiale, l'excision a parfois, comme nous le verrons plus loin, une certaine valeur, dans le chancre mou au contraire elle ne doit pas être préconisée. — La cautérisation même n'a qu'une efficacité relative ; ce n'est que dans les premiers temps, environ jusqu'à la fin du troisième jour, qui suit l'infection, qu'on réussit à détruire complètement l'agent virulent et à transformer ainsi le chancre en une ulcération non spécifique, apte à se couvrir rapidement de granulations et à se cicatriser. Aussi le traitement abortif n'est applicable que rarement, quand le malade se présente assez tôt au médecin.

Pour arriver à détruire le chancre mou on a recours au crayon de *nitrate d'argent* ou mieux encore au *thermo* — ou au *galvanocautère*.

Abstraction faite de ces cas exceptionnels où le traitement abortif est applicable, nous devons nous contenter de diminuer le plus possible la durée du stade destructif et de hâter la période de réparation ; dans cette dernière période le chancre se comporte comme une plaie simple bourgeonnante et guérit rapidement sous l'influence d'un traitement bien dirigé. Dans ce sens, les cautérisations énergiques, surtout celles au nitrate d'argent constituent un mauvais traitement ; c'est un fait d'expérience que sous leur influence on voit ordinairement l'ulcère s'agrandir et la guérison être retardée. On arrive toujours plus vite au but en s'en tenant aux règles suivantes : entretenir la propreté de l'ulcère par des lotions, et panser la plaie au moyen de solutions faiblement astringentes, désinfectantes ou de pommades appropriées. Les solutions le plus fréquemment en usage sont : la solution de sulfate de cuivre (à 1 p. c. — peu recommandable en raison des taches bleues que, malgré toutes les précautions, elle forme sur le linge) ; les solutions de sulfate de zinc (1 p. c.), d'acide phénique (1 p. c.), d'acétate d'alumine (liq. alum. acet. 15.0 ; aq. dist. 85.0). On peut aussi se servir avec succès de pommades qui contiennent les corps que nous venons de citer ou le nitrate d'argent (0.1 à 0.15 : 15). Mais tous ces agents sont beaucoup inférieurs à l'*iodoforme* ; sous l'influence de ce corps, les détritus qui forment le fond du chancre s'éliminent souvent en un temps très court et le chancre se transforme en ulcère simple, à guérison rapide. L'iodoforme finement pulvérisé s'emploie soit en poudre, en pommade (1:10) ou en solution éthérée ; le collodion iodoformé n'est pas à préconiser dans le traitement du chancre mou, comme du reste, dans celui de tous les ulcères à suppuration abondante. Les modes d'emploi les plus efficaces sont la forme pulvérulente ou la solution éthérée ; sous cette dernière forme, la solution pénètre dans tous les coins et recoins de l'ulcère et, après évaporation de l'éther, laisse déposer une fine couche d'iodoforme sur toutes ces parties. Après avoir appliqué l'iodoforme sur le chancre, on fait un pansement qu'on modifie suivant la partie atteinte ; au sillon balano-préputial, par exemple, on se contente de recouvrir la plaie d'un peu de ouate. Lorsqu'il n'existe que de petites ulcérations soit au sillon coronaire ou à tout autre endroit recouvert de prépuce, il n'est même pas nécessaire d'employer la ouate; il suffit de saupoudrer abondamment la plaie d'iodoforme et de ramener le prépuce en avant. A certains endroits il est naturellement nécessaire d'apporter quelques modifications au traitement : lorsque par exemple le chancre siège au méat urinaire, on a recours à des bâtonnets d'iodoforme introduits dans l'urèthre (Iodof.; Butyr. cacao seu tragacanth). Lorsque l'ulcère a perforé le frein, il est bon d'inciser la bride cutanée qui persiste afin de pouvoir mieux mettre le topique en contact avec la plaie. Le grand inconvénient de l'iodoforme est son odeur si pénétrante et qu'aucun moyen ne parvient à masquer complètement. C'est à peine si la fève de Tonka et la cumarine qu'on en extrait, parviennent à l'atténuer; l'huile de sasafras (ol. ligni sasafras) qu'on a tout récemment préconisée dans ce but, agit un peu mieux. Les malades doivent, en outre, manier le médicament avec précaution pour éviter le plus possible qu'aucune parcelle du médicament ne touche leurs vêtements ou leurs doigts. Dans des cas exceptionnels, on constate une sorte d'idiosyncrasie de la peau vis-à-vis de l'iodoforme; elle se traduit par de l'eczéma impétigineux en foyers disséminés et dont le point de départ se trouve au lieu d'application du remède. — On observe parfois, après que l'iodoforme a fait disparaître les détritus gangréneux et a transformé le chancre en une plaie nette, granuleuse, que, sous son influence, la cicatrisation ne marche plus bien; il vaut alors mieux abandonner ce traitement et faire le pansement en se servant soit de vaseline boriquée (0.5 : 15.0) soit des préparations que nous avons citées plus haut. — Le succédané de l'iodoforme, l'*iodol*, a moins d'efficacité que l'iodoforme lui-même, mais en raison de son absence d'odeur, il peut être utile dans certaines circonstances.

Tous les malades atteints de chancre mou doivent s'abstenir le plus possible de marches prolongées et de mouvements violents; l'expérience a montré que les fatigues corporelles favorisent l'apparition du bubon chancreux.

Il n'est pas nécessaire de faire suivre un *régime* particulier, tout en recommandant de n'user que modérément de boissons alcoolisées.

CHAPITRE II

LE CHANCRE GANGRÉNEUX

Les processus gangréneux qui compliquent le chancre mou sont de deux espèces : dans la première de ces variétés, la gangrène résulte simplement de *troubles circulatoires locaux* et peut reconnaître pour cause une lésion autre que le chancre mou ; dans la seconde forme la gangrène constitue la *modalité propre au processus ulcératif*. A strictement parler, ce n'est qu'à cette dernière forme que convient le nom de *chancre mou gangréneux (ulcus molle gangrenosum)*.

C'est aux organes génitaux de l'homme qu'on rencontre le plus fréquemment la première de ces formes de gangrène ; dans la majorité des cas c'est le prépuce, sur son feuillet interne, qui est envahi. Ordinairement il s'agit de malades qui ne prennent aucun soin pour entretenir la propreté des organes génitaux, qui, malgré leur maladie, se livrent à des excès, font des marches forcées ; en un mot, cette complication survient surtout dans les cas négligés. Le prépuce devient le siège d'une tuméfaction énorme ; le phimosis ou le paraphimosis s'établissent et le gonflement dont cette partie devient le siège, entrave la circulation dans des territoires vasculaires plus ou moins étendus. On observe tout d'abord une coloration noirâtre, cyanosée du prépuce ; le pus peu épais et très abondant qui s'écoule de l'orifice préputial, prend une odeur fétide, extrêmement repoussante. Bientôt apparaissent aux endroits les plus comprimés, dans le phimosis au feuillet externe du prépuce, dans le paraphimosis, au niveau de l'anneau compresseur, des taches noires, signes de gangrène confirmée. Si on laisse marcher les choses, la gangrène s'étend et peut en fin de compte, détruire tout le prépuce et une partie de la peau du pénis.

On voit quelquefois, dans le cas de phimosis, la partie supérieure du prépuce tomber en gangrène et, quand l'escarre est éliminée, le gland venir faire saillie au nouvel orifice, « montrer le nez à la fenêtre. » (Diday.) Dès lors, la tension des tissus cesse, la gangrène s'arrête et le prépuce pend sous le gland comme une bourse vide. Chez la femme, la tuméfaction excessive que le chancre mou produit aux petites lèvres, amène parfois la destruction gangréneuse de ces parties. — Quand il y a gangrène, la douleur locale est toujours violente et le malade est en proie à une fièvre intense.

Bien que le danger que présente cette forme de gangrène ne soit pas aussi grand que dans la forme suivante, il faut cependant intervenir au plus vite et lui opposer un traitement énergique. La première indication est de lever la *tension des tissus*; dans le phimosis on fait le débridement, auquel il est bon d'adjoindre la circoncision; dans le paraphimosis, il suffit de pratiquer la *reposition*, qui souvent présente de la difficulté. Dès que la tension est levée, la guérison se fait ordinairement très vite sous l'influence de l'iodoforme ou de tout autre pansement.

La seconde forme de gangrène, le *chancre mou gangréneux (ulcus molle gangrænosum)* a une importance beaucoup plus grande. Dans cette forme, la gangrène fait partie intégrante du processus ulcératif, sans qu'il existe une cause locale appréciable. On constate, au début, que le fond de l'ulcère chancreux se transforme en une escarre noire ou grisâtre, puis, partant de là, la gangrène gagne rapidement la profondeur des tissus. Si, par exemple, le chancre siège sur le gland, au bout de quelques jours la majeure partie de celui-ci n'est plus qu'une masse gangrénée, indolore; si l'escarre est éliminée, on aperçoit la perte de substance qui y correspond, recouverte d'une sanie purulente. La peau qui avoisine l'escarre est fortement infiltrée, et présente une coloration rouge livide; les douleurs sont vives; la fièvre intense, et les malades, en proie à l'insomnie, présentent tous les signes d'une affection sérieuse. Dans les cas malheureux, la gangrène progresse de plus en plus, envahit les corps caverneux et ne laisse souvent de la verge qu'un petit moignon, qui porte l'orifice du canal de l'urèthre. On comprend aisément que les dangers que font courir au malade cette variété de chancre sont beaucoup plus grands que dans la première forme décrite. Outre l'éventualité de mutilations souvent fort étendues, elle présente encore d'autres dangers : avant tout, celui d'une *hémorrhagie* grave, causée par l'érosion des corps caverneux et qu'on a vu maintes fois entraîner la mort ; en outre, dans certaines circonstances, les éléments putrides sont résorbés, la *septicémie* éclate et le pronostic s'assombrit.

Le tableau symptomatique présente parfois un autre aspect : la gangrène ne prend pas une allure aussi foudroyante que dans la forme que nous venons de décrire. Elle ne donne pas lieu à des escarres volumineux, cohérents mais consiste plutôt en une destruction moléculaire des tissus *(chancre phagédénique)*. Le fond et les bords de l'ulcère sont recouverts d'une masse pulpeuse, vert sâle ou noirâtre, les parties voisines sont fortement tuméfiées et hyperémiées. Souvent aussi, aux endroits où le processus a le plus d'activité, on observe un enduit gris-blanchâtre, adhérent, diphtéritique. Cette espèce de chancre a beaucoup moins de tendance à envahir la profondeur des tissus ; la puissance destructive s'épuise plutôt sur la peau. C'est surtout dans le tissu cellulaire sous-cutané que la nécrose s'étend ; la peau est séparée des tissus sous-jacents et tombe en gangrène moléculaire. C'est ainsi qu'on voit des chancres, partis du sillon balano-préputial, détruire d'une part le prépuce, d'autre part, séparer des corps caverneux la peau qui les recouvre et qui disparaît peu à peu jusqu'à ce qu'enfin tout le pénis en soit dépourvu *(chancre décortiquant*, Ricord). Mais les corps caverneux mêmes restent ordinairement indemnes ; leur enveloppe dure, fibreuse, oppose une barrière presque infranchissable à l'envahissement. Plus tard, lorsque le processus perd ses caractères d'acuité primitive et se continue plus lentement, sans phénomènes réactionnels intenses, l'aspect de la maladie rappelle absolument celui du chancre serpigineux auquel nous réserverons un chapitre spécial, bien que nous ne voulions pas nier la parenté, peut-être même l'identité des deux formes.

Dans le chancre phagédénique se manifestent aussi, surtout lors des progrès rapides du début, des *vives douleurs* qui peuvent s'irradier du pénis vers les testicules ; les malades ont la fièvre, perdent l'appétit et le sommeil et finissent par être très déprimés.

La dépression morale, l'appréhension que causent les progrès constants du processus destructif, l'impossibilité d'en prévoir la fin, sont autant de facteurs qui contribuent à augmenter leur abattement ; rien d'étonnant si l'on songe que le chancre phagédénique peut durer des semaines et des mois, et même, dans les cas malheureux, passer à la forme éminemment chronique, au chancre serpigineux.

Le **pronostic** doit donc toujours être réservé ; disons toutefois, que par un traitement bien dirigé, on peut toujours empêcher une issue fatale. Le diagnostic n'est difficile que lorsque un phimosis complet empêche d'apercevoir l'ulcère. Il faut penser à cette forme de chancre quand on voit s'échapper de l'orifice préputial un écoulement fétide, gangréneux, quand il existe de vives douleurs et une forte fièvre ; l'indication urgente est dans ces circonstances de faire le débridement du prépuce.

L'étiologie de ces cas ne renseigne actuellement rien de précis. Bien que parfois on puisse faire remonter la cause de cette grave complication à un état constitutionnel, à une cachexie quelconque, souvent ce sont des individus robustes, sans aucun signe de cachexie, qui présentent cette variété de chancre mou. D'ordinaire, la gangrène s'établit déjà tout au début du chancre, avant qu'il existe de l'inflammation ou du gonflement excessifs qu'on puisse considérer comme cause locale de la mortification. De même, la confrontation des sujets n'a pu démontrer qu'un chancre gangréneux tire son origine d'un chancre de même nature. Beaucoup d'auteurs considèrent l'alcoolisme comme facteur étiologique important (aussi bien l'alcoolisme chronique qu'un excès passager) ; d'autres incriminent l'usage de préparations mercurielles.

Traitement. — L'indication capitale est naturellement d'arrêter *l'envahissement de la gangrène;* dans ce but on a eu recours à l'incision, aux caustiques, au fer rouge. Dans la première forme de chancre gangréneux, ces moyens sont à déconseiller, car, en général, leur emploi est suivi d'une perte de substance plus considérable que celle qu'on obtient en activant la délimitation spontanée de l'escarre ; il ne faut pas oublier qu'aux organes génitaux plus que partout ailleurs, la méthode conservatrice est de rigueur. Il est donc plus rationnel d'activer la limitation spontanée et la chute de l'escarre par des *enveloppements chauds au vin aromatique,* par des *bains chauds prolongés* auxquels on associe *l'iodoforme* dont on saupoudre à profusion la partie atteinte. Quand l'escarre est éliminée, la cicatrisation se fait plus ou moins rapidement suivant la grandeur de la plaie ;

pendant la cicatrisation, on continue l'iodoforme ou on se sert de pommades à l'acide borique ou au nitrate d'argent ; les déformations qui persistent varient d'importance suivant l'étendue qu'avait prise la gangrène. Lorsque la rétraction de la cicatrice a rétréci le méat urinaire, il peut devenir nécessaire de faire la dilatation du canal au moyen de bougies ou même de pratiquer plus tard d'autres opérations. — Dans le chancre phagédénique, au contraire, un traitement énergique s'impose ; il faut avoir recours au *grattage* de l'ulcère au moyen de la curette tranchante, et à la *cautérisation* au thermocautère. Quand on choisit ce dernier traitement il faut veiller avec soin à ce que le cautère atteigne tous les enfoncements et les replis de l'ulcération, aussi loin que s'étend le décollement de la peau.

On peut aussi se servir pour cautériser d'une solution concentrée de chlorure de zinc (8-12 p. c.). Souvent il est nécessaire de revenir plusieurs fois à ces opérations avant de réussir à arrêter le processus.

Les *hémorrhagies* qui surviennent au cours du chancre phagédénique doivent être l'objet d'une surveillance toute spéciale ; elles proviennent de l'érosion des parois artérielles ou de l'ouverture du corps caverneux et souvent mettent en quelques instants le malade en danger de mort. Il ne faut pas songer à recourir efficacement à la ligature ; aussi faut-il se rejeter sur les styptiques, le perchlorure de fer liquide, à l'application d'eau de glace et à la compression. Comme cette complication est presque exclusive à l'homme, on réussit très facilement à faire la compression en serrant autour de la racine de la verge un lien de caoutchouc. Ce moyen, il est vrai, doit être employé avec prudence et juste pendant le temps nécessaire à la formation du caillot ; sans ces précautions il pourrait activer la marche du processus gangréneux. — Il est superflu d'ajouter que, dans les cas de chancre mou gangréneux, il faut rigoureusement prescrire le repos absolu au lit et établir une surveillance continuelle en vue des hémorrhagies possibles. Aussi, en général, est-il bon que ces malades se fassent traiter dans un établissement hospitalier.

CHAPITRE III

LE CHANCRE SERPIGINEUX

Le **chancre mou serpigineux** *(ulcus molle serpiginosum)* a pour caractère distinctif l'envahissement constant et progressif du processus ulcératif ; celui-ci s'irradie, gagne en surface, tandis que les parties primitivement atteintes se cicatrisent. La virulence du chancre mou ordinaire s'atténue au bout de quelques semaines ; dès que cette atténuation se produit, l'ulcère cesse de progresser ; dans le chancre serpigineux, la virulence n'a aucune tendance à s'éteindre ce qui explique la progression constante de l'ulcération, pendant des années. Le chancre serpigineux parti des organes génitaux, détruit en s'irradiant la peau du mont de Vénus, du scrotum ; de là il gagne les cuisses, le ventre et arrive enfin au dos. Comme nous venons de le dire, dans ces formes à grande extension, qui durent toujours quelques années, toutes les parties atteintes n'ont pas l'aspect d'une vaste ulcération ; les endroits frappés en premier lieu sont cicatrisés et c'est seulement à la périphérie qu'on trouve un sillon profondémennt ulcéré, en forme d'arc plus ou moins régulier et large de un à quelques doigts ; vers le centre il se continue insensiblement avec le tissu de cicatrice ; vers la phériphérie, il se limite nettement de la peau saine par un bord taillé à pic. — On peut démontrer par voie d'expérience que dans cette variété de chancre, la virulence persiste encore des années après l'infection ; le pus qu'il sécrète donne des inoculations positives se traduisant soit par un chancre simple soit par un nouveau chancre serpigineux.

La situation du malade atteint d'un chancre serpigineux étendu est des plus pénibles. — La nutrition s'altère fortement ; la fièvre éclate souvent, surtout lorsque, faute de soins, la sécrétion vient à s'altérer ; le chagrin qu'éprouve le malade d'être pendant

7

des années condamné au lit et à l'inaction et de se voir un objet de dégoût pour son entourage, contribue encore à rendre l'affection plus pénible.

Le **pronostic** est mauvais comme pour le chancre gangréneux ; ce n'est pas qu'en général il y ait un danger direct pour l'existence ; toutefois la longue durée du mal, l'extension qu'il prend, et la résistance qu'il offre à tout traitement, empoisonnent l'existence du malade.

Le **diagnostic** est loin d'être toujours aisé; il est très facile de confondre ce chancre avec un *ulcère syphilitique tertiaire.* Mais, d'une façon générale, on ne trouve pas dans cette dernière affection, une progression centrifuge aussi régulière, partant d'un point et laissant derrière elle une traînée cicatricielle qui ne s'ulcérera plus; les nouveaux ulcères se montrant à des endroits tout-à-fait séparés du foyer primitif et parfois même sur des cicatrices déjà formées. En outre, le rebord ulcéré ne présente ordinairement pas autant de continuité dans la syphilis ulcéreuse que dans le chancre mou serpigineux. Malgré ces différences, le diagnostic présente, dans beaucoup de cas, de grandes difficultés; lorsqu'on doute, il faut toujours commencer par un traitement antisyphilitique (Iod. Kali; Emplast. hydrarg.). Si l'on a affaire à la syphilis, ce traitement amène toujours une guérison rapide ou du moins une amélioration manifeste; en ne suivant pas cette recommandation, on risque de soumettre un malade atteint de syphilis à des traitements douloureux et interminables, et la guérison, si simple à obtenir par d'autres moyens, ne se produit pas.

L'étiologie du chancre serpigineux comme celle du chancre gangréneux est encore tout-à-fait obscure. On sait cependant que certains états cachectiques, la tuberculose, la scrofulose, ne doivent pas, comme on l'avait cru, être rangés parmi les causes de cette variété exceptionnellement rare de chancre mou. Si la maladie dure longtemps, si elle est soumise sans trêve à des médications énergiques (surtout à base de mercure), grâce aux erreurs de diagnostic, on verra, il est vrai, les forces du malade s'épuiser à l'extrême; mais c'est là un effet de la maladie, et non la cause de celle-ci.

Dans le **traitement** du chancre serpigineux, c'est aux moyens énergiques qu'il faut avoir recours, à ceux qui sont assez puissants pour détruire à fond le rebord ulcéré : tels sont les *caustiques*, la *curette tranchante*, le *fer rouge*, thermocautère ou galvanocautère. Tant que l'ulcère n'a pas atteint de trop grandes dimensions, on réussit par ce moyen à anéantir la virulence et à arrêter l'envahissement progressif de l'ulcération ; il suffit alors pour obtenir la cicatrisation de faire un pansement à l'iodoforme ou par tout autre traitement approprié. Mais lorsque l'ulcération a de grandes dimensions, on la voit souvent résister à tout traitement, quelque soigneux qu'il soit. — THIERSCH a vu se produire la guérison après des injections de nitrate d'argent (1 : 1500) tout autour de l'ulcère. Ces injections étant très douloureuses, il est bon de ne les pratiquer que sous le chloroforme.

CHAPITRE IV

L'INFLAMMATION DES VAISSEAUX
ET DES GANGLIONS LYMPHATIQUES

La résorption du virus chancreux entraîne comme conséquence l'inflammation des vaisseaux lymphatiques efférents et plus fréquemment encore celle des ganglions lymphatiques voisins. Lorsque le chancre siège au pénis, la **lymphangite** se traduit par une tuméfaction aiguë et douloureuse des lymphatiques dorsaux de la verge, qu'on perçoit sous la peau hyperémiée sous forme d'un cordon lisse ou irrégulièrement bosselé. Sous l'influence d'un traitement approprié, la tuméfaction finit en général par se résorber. Parfois cependant il se forme à un ou plusieurs endroits une infiltration plus étendue qui, rapidement, subit la fonte purulente. La peau qui la recouvre rougit fortement, elle s'ouvre et le dépôt purulent s'échappe au dehors *(Bubonulus)*. Il va sans dire que le chancre mou, quelle que soit la localisation qu'il affecte, produit la même lymphangite dans les réseaux qui lui correspondent. — Lorsque la lymphangite est à son début, il faut ordonner le *repos absolu*, afin de limiter le plus possible les progrès de l'inflammation ; le pénis étant relevé par un coussin, on l'entoure de *compresses fraîches* d'eau blanche. — Dès que la fluctuation devient perceptible, on incise ces bubonuli, et on les panse à l'iodoforme.

Les affections chancreuses des ganglions lymphatiques, les bubons, sont beaucoup plus fréquentes et ont une importance beaucoup plus considérable ; comme le chancre mou siège presque exclusivement aux organes génitaux, ce sont les ganglions inguinaux qui sont le plus souvent pris et parmi eux, surtout les ganglions superficiels, situés immédiatement sous le ligament de Poupart. Quand le chancre présente une localisation extragénitale, ce sont évidemment les ganglions de la région malade qui s'entreprennent ; aussi au chancre mou de la bouche correspond le bubon des ganglions sous-maxillaires ; au chancre de la main le bubon des ganglions cubitaux ou axillaires.

La lymphadénite consécutive au chancre mou se développe toujours d'une manière aiguë, avec ou sans inflammation antérieure des lymphatiques afférents. On voit ici un fait analogue à ce qui se passe dans l'épididymite : le virus chancreux semble souvent traverser les vaisseaux lymphatiques sans en provoquer l'inflammation, absolument comme le virus blennorrhagique traverse le canal déférent, dans l'épididymite. Les ganglions malades se tuméfient ; les douleurs sont vives, et chez les individus sensibles s'établit un mouvement fébrile ; suivant qu'il y a un seul ou plusieurs ganglions atteints, la tumeur acquiert des dimensions variables et peut aller jusqu'au volume de la moitié du poing. Comme le bubon chancreux ne se limite pas au ganglion et que le tissu périganglionnaire s'enflamme aussi *(Périadénite)* les bubons volumineux, qui résultent de la tuméfaction de plusieurs ganglions, se présentent sous forme de tumeurs compactes, dont il est impossible de délimiter les éléments constitutifs. La peau qui recouvre le bubon est hyperémiée. — Les ganglions inguinaux sont envahis tantôt d'un seul côté, tantôt des deux côtés à la fois ; dans le premier cas, le côté atteint correspond ordinairement au siège de l'ulcère ; mais ce fait n'est pas constant ; on peut, en effet, voir, avec un chancre qui siège à droite, le bubon se développer à gauche et réciproquement. Cette anomalie s'explique par les nombreuses anastomoses des vaisseaux lymphatiques qui permettent parfois au virus chancreux de passer d'emblée aux ganglions du côté opposé. — Les douleurs sont spontanées au début de la maladie ; elles s'exaspèrent facilement sous l'influence des mouvements. La marche devient impossible, l'immobilité s'impose.

Marche de la maladie. — Il est rare que le bubon se résorbe ; on ne constate cette résorption que dans les bubons de faibles dimensions ; plus souvent, et le fait est constant pour les bubons volumineux, le ganglion subit la *fonte purulente* et l'abcès qui s'est formé *s'ouvre au dehors*. Pendant la deuxième semaine après le début de l'inflammation au plus tôt et souvent beaucoup plus tard, on perçoit au sommet de la tumeur de la fluctuation, tandis que les parties qui entourent ce point conservent leur dureté. Quand on n'incise pas le bubon, la fonte progresse jusqu'à ce que la tumeur toute entière soit transformée en une masse molle, fluctuante. Dès que la fluctuation s'est établie, les douleurs diminuent ordinairement d'une manière très sensible. Au point culminant de la tuméfaction, la peau s'amincit de plus en plus et finit par se rompre ; il s'échappe du bubon un flot de pus épais, crêmeux, parfois mélangé de sang. En même temps, les symptômes subjectifs disparaissent presque complètement.

L'évolution ultérieure du bubon dépend en grande partie du traitement qu'on lui oppose et d'autres circonstances encore. Dans certains cas, l'ouverture fistuleuse laisse pendant longtemps encore échapper du pus en quantité variable, jusqu'à ce qu'enfin, après des semaines et même des mois, la guérison s'établisse en laissant une cicatrice. Dans d'autres cas, au contraire, l'ouverture s'élargit très rapidement et, en peu de temps, le bubon se transforme en un ulcère dont les dimensions correspondent à l'étendue primitive de la tumeur et dont les caractères sont absolument identiques à ceux du chancre *(bubon virulent)*. On n'a pu jusqu'ici établir nettement, si dans de tels cas, il faut admettre une infection du bubon par le chancre coexistant ou si le virus chancreux arrive par les lymphatiques jusqu'aux ganglions en conservant toute son activité spécifique. Le fait que les bubonules, toujours plus rapprochés du chancre qu e les bubons, deviennent plus souvent chancreux que ceux-ci, peut s'expliquer par les deux théories. Le bubon virulent peut, absolument comme le chancre lui-même, prendre la forme gangréneuse ou serpigineuse ; dans le premier cas principalement, on aboutit à de larges et profondes destructions de tissus. La peau et le tissu sous-cutané sont alors complètement détruits sur un espace grand comme la paume de la main, plus grand même et les muscles sont disséqués comme sur une préparation anatomique.

Le bubon est une complication très fréquente du chancre mou. Il atteint avec une remarquable fréquence le *sexe masculin*, ce qui s'explique peut-être par le fait que les efforts et les mouvements sont moins violents chez la femme ; ils constituent en effet une condition favorable au développement du bubon. — En ce qui concerne l'époque d'apparition du bubon, il se produit ordinairement au cours des premières semaines qui suivent le début du chancre ; cependant il naît parfois plus tard, même après la cicatrisation complète de l'ulcère. Dans ce dernier cas, il faut admettre que le virus avait déjà pénétré dans les voies lymphatiques et que, pendant le temps qu'il a mis à arriver aux ganglions, le chancre s'est guéri.

Le **Pronostic** du bubon est, somme toute, favorable, si l'on fait abstraction des cas plus sérieux que nous avons signalés plus haut et qui, heureusement, sont excessivement rares. Toutefois, la guérison exige un temps ordinairement considérable, même dans les cas heureux ; de plus il ne faut pas oublier que, lorsque le traitement est négligé, la putréfaction du pus peut s'établir et amener, par résorption, la *septicémie* et la *mort*. De pareils cas sont d'autant plus tristes que la lésion qui a produit la mort est insignifiante en elle-même

Le **Diagnostic** ne présente, en général, aucune difficulté. Cependant, on peut rencontrer des symptômes semblables à ceux du bubon dans l'*adénite inguinale symptomatique* consécutive à une lymphangite, déterminée par exemple par de petites ulcérations du pied ; si la lymphangite a disparu, nous devons, pour arriver au diagnostic, nous contenter des dires du malade ; car il est bien possible que le chancre, s'il a existé, soit aussi guéri lors de l'examen. Ce sont de tels cas qui ont fait admettre par erreur une classe spéciale de bubons « le bubon d'emblée » dû à la résorption directe du virus chancreux par les voies lymphatiques sans qu'il se soit formé de chancre. — Il est impossible de confondre le bubon avec une *hernie;* tout au plus l'épiplocèle pourrait-elle prêter à l'erreur. — Par contre l'épididymite qui survient dans les cas où le testicule s'est arrêté dans le canal inguinal *(cryptorchydie)* donne parfois des symptômes identiques à ceux du bubon : tumeur dure, douloureuse à la région inguinale avec hyperémie de la peau. — Cependant, la tumeur est, dans l'épididymite, située plus haut, au-dessus du ligament de Poupart et l'absence d'un testicule dans les bourses lève tous les doutes. Le bubon qui s'est ouvert pourrait être confondu avec une *lymphadénite cancéreuse;* ici l'existence d'un carcinome des organes génitaux, facile à distinguer du chancre mou, est toujours un guide sûr pour le diagnostic. La différence avec *l'adénite syphilitique* est facile à établir; nous en parlerons dans la partie suivante, au chapitre qui traite de cette dernière affection.

L'examen anatomique de bubons extirpés au début du mal, montre les ganglions fortement tuméfiés, présentant une coloration rougeâtre sur la coupe; on y constate, alors même que la fluctuation fait complètement défaut, des foyers de fonte purulente, disséminés dans la tumeur. Plus tard, les glandes et le tissu avoisinant sont complètement détruits. On n'a pu déterminer avec exactitude si le bubon est dû au transport dans les ganglions, d'un *virus chancreux spécifique* ou s'il y a seulement résorption de substances irritantes, sans action spécifique ; dans cette dernière hypothèse le bubon consécutif au chancre mou ne serait qu'une *adénite symptomatique*, comme les tuméfactions ganglionnaires que l'on observe dans l'eczéma, le prurigo, etc. Les *inoculations* faites au moyen du pus des bubons ont donné des résultats tantôt positifs, tantôt négatifs; tandis que certaines inoculations reproduisaient un ulcère chancreux typique, d'autres au contraire ne donnaient rien. La grande tendance à la fonte purulente qu'on observe dans le bubon chancreux, rend cependant vraisemblable l'idée qu'il s'agirait ici d'autre chose que d'une lymphadénite symptomatique, qu'il se fait une *résorption d'une substance douée d'une activité spécifique*. Le processus chancreux ne dépasse jamais les ganglions inguinaux (ou quand le chancre a une localisation différente, les ganglions immédiatement voisins); *jamais* le virus ne passe dans le sang et ne produit une *infection générale de l'organisme*.

Traitement. — Les indications du traitement sont naturellement très différentes d'après le développement qu'a pris le bubon au moment où il arrive en traitement. Lorsque la tuméfaction est à son début, tous nos efforts doivent tendre à arrêter le plus possible les progrès de l'inflammation, d'éviter la suppuration. On y réussit quelquefois en prescrivant le *repos absolu*, l'*application du froid*, les *préparations d'iode* (frictions à la pommade iodée, Iod. pur. 0,2, Kal. iod. 0,3, Lanol. 20 ou badigeonnage avec tinct. iod. et tinct. gall.). Mais si l'inflammation augmente et qu'on perçoive déjà de la fluctuation au sommet de la tumeur, il ne peut évidemment plus être question de résorption et il ne reste plus que deux voies ouvertes au traitement. Nous pouvons ou *enlever* en une fois tout le foyer morbide en extirpant la glande enflammée avec le tissu malade qui l'entoure, ou bien nous pouvons activer le plus possible la *formation du pus et son élimination*, puis chercher à produire au plus vite, par un traitement convenable, l'occlusion de la poche abcédée.

Il pourrait au premier abord sembler que, dans les cas soumis au traitement dès leur début, l'extirpation faite avec une antisepsie minutieuse, dût donner le plus de chances de guérison ; en suturant soigneusement et dans les gros bubons en mettant un drain, (s'il le faut un drain résorbable), on pourrait espérer la première intention et une guérison complète en une ou deux semaines environ. — En réalité, les difficultés sont très grandes. D'abord il faut nécessairement ordonner au malade le repos absolu ; ensuite il arrive malheureusement trop souvent que, malgré l'antisepsie rigoureuse de l'opération et du pansement on n'obtienne pas la première intention, ce qui s'explique probablement par le caractère spécifique de l'inflammation ; la guérison n'arrive qu'après suppuration et le malade ne se trouve pas mieux qu'avant l'opération. Ce fait s'observe surtout dans les bubons étendus, pour lesquels, soit dit en passant, l'opération n'est pas sans présenter de nombreuses difficultés ; on est forcé d'aller jusqu'aux aponévroses profondes et on détermine facilement des hémorrhagies gênantes qui, dès le principe mettent en question la guérison per primam.

Dans la majorité des cas, il est donc préférable d'attendre la *suppuration* du ganglion et de l'*activer* autant que possible par des *applications chaudes*. Dès que la tumeur présente de la fluctuation il faut évacuer le pus en pratiquant une longue incision, parallèle au ligament de Poupart ; on injecte ensuite dans la cavité une solution d'acide phénique ou de sublimé et, après la cessation toujours rapide de l'hémorrhagie, on saupoudre la plaie à l'*iodoforme* et on applique un pansement antiseptique à la ouate phéniquée ou salicylée, soit à la gaze au sublimé. Au début on lève le pansement tous les jours, plus tard on le change tous les deux ou trois jours ; en procédant ainsi, on obtient presque toujours la guérison au bout de deux à quatre semaines après l'incision. Dans les vastes bubons cependant, la guérison se fait plus longtemps attendre. Il va sans dire que les malades doivent garder la chambre et se tenir tranquilles pendant les premiers jours qui suivent l'opération ; plus tard ils peuvent, s'ils portent un pansement bien fixé (bandes de caoutchouc), se livrer à leurs occupations si celles-ci n'exigent pas de trop grands efforts corporels. Ce traitement présente sur l'excision le grand avantage de n'enlever le malade à ses occupations que quelques jours seulement. Parfois on constate, après l'incision, que la suppuration n'a détruit que le tissu périglandulaire et on aperçoit, au fond de la plaie, les ganglions tuméfiés et isolés en partie des tissus environnants. Dans ce cas, si l'on ne veut pas voir la guérison traîner très longtemps, il faut pratiquer l'*énucléation*, ce qui se fait de préférence sans instruments tranchants, au moyen du doigt.

La situation est tout autre, lorsque le bubon s'est déjà ouvert et qu'il s'est formé un ulcère plus ou moins fistuleux donnant issue à un peu de pus. Il faut alors *inciser la fistule*, gratter à fond la surface mise à jour au moyen de la *curette tranchante ;* on panse à l'*iodoforme*. Ce dernier médicament présente une action vraiment étonnante sur le *bubon virulent*, qu'on voit sous son influence guérir en un temps excessivement court. Le *bubon gangréneux* sera aussi traité à l'iodoforme, il faut cependant, en raison de l'étendue de la surface résorbante de l'ulcère ne pas perdre de vue le danger d'une intoxication ; on se servira de vin camphré et on prescrira les *bains chauds prolongés*.

TROISIÈME PARTIE

SYPHILIS

CHAPITRE I

DÉFINITION ET EXPOSÉ GÉNÉRAL DE LA MALADIE

La syphilis est une *maladie infectieuse chronique* dont l'agent pathogène est un *virus spécifique*. L'inoculation de ce virus entraîne à sa suite l'infection de l'organisme tout entier : la syphilis est une maladie « constitutionnelle » ; les symptômes qu'elle présente peuvent donc se manifester sur toutes les parties du corps.

Après l'inoculation du virus syphilitique, on constate d'abord, au bout d'un certain temps d'incubation, une modification à l'endroit inoculé : c'est la *manifestation syphilitique primitive* ou *initiale*, c'est, pourrait-on dire, le « berceau » du virus. Partant de là, celui-ci pénètre dans le système lymphatique ; après avoir traversé les vaisseaux et les ganglions lymphatiques, et leur avoir fait subir des modifications morbides, il se répand dans le sang et de là se diffuse dans tous les tissus du corps où il donne lieu aux altérations pathologiques les plus variées. Le processus est analogue à celui qu'on observe dans une tumeur maligne, un cancer, par exemple : là aussi on voit des particules de la tumeur partir du point primitivement atteint, pénétrer dans la circulation sanguine et lymphatique et donner lieu par métastase au développement de nouveaux néoplasmes dans les régions les plus variées du corps : la maladie est alors généralisée (Virchow).

Tandis que la première période de la syphilis n'est représentée que par une altération locale, la seconde période, au contraire, se caractérise par la diffusion du virus et l'éclosion des symptômes généraux d'infection. Autrefois, dès le moment où tout l'organisme était imprégné du virus, on donnait à la syphilis le nom de « constitutionnelle » pour la distinguer de la syphilis locale ; il vaut mieux abandonner cette appellation : dans l'état actuel de nos connaissances, il n'existe pas de syphilis *restant* localisée et la maladie devient fatalement constitutionnelle. A partir de ce moment, les manifestations de la syphilis sont tellement variées qu'une classification s'est imposée. C'est à Ricord que nous devons la classification la plus précise ; cet auteur a établi deux divisions principales : la syphilis *secondaire* et la syphilis *tertiaire*. La première de ces divisions embrassait les premiers symptômes généraux, ceux qui se produisent aussitôt après la généralisation ; la seconde comprenait les éruptions tardives. — Sous le nom de syphilis *primaire*, Ricord désigna les manifestations qui précèdent la généralisation, c'est-à-dire le chancre et les affections des ganglions lymphatiques.

En réalité, il est impossible d'établir une ligne de démarcation bien nette entre les syphilides secondaires et tertiaires ; on rencontre en effet, des manifestations qu'il est difficile de ranger dans l'un ou dans l'autre de ces groupes, car elles forment une transition entre les deux ; malgré cela, cette classification est encore celle qui correspond le mieux aux faits et, même aujourd'hui rien ne nous paraît plus pratique que cette division de la syphilis en formes précoces et tardives, ces deux classes considérées dans leur ensemble, présentant, dans leurs expressions morbides des différences bien marquées. Il n'en est pas moins vrai que cette division n'est qu'artificielle, arbitraire, que les symptômes des deux groupes reconnaissent une même cause, sont dus à l'activité d'un même virus ; c'est ce qui explique si bien, c'est ce qui rend toutes naturelles, les formes de transition entre les deux groupes, formes grâce auxquelles les symptômes de la syphilis nous apparaissent comme *une chaîne ininterrompue* de manifestations morbides. — Pourquoi, dans les diverses périodes, les symptômes sont-ils si différents? c'est là une question à laquelle il nous est actuellement impossible de répondre ; mais on ne tardera probablement pas à découvrir le virus spécifique et cette découverte nous donnera, il faut l'espérer, la clef du problème.

Les manifestations syphilitiques de la période secondaire peuvent se produire dans tous les organes, dans toutes les parties du corps; elles montrent cependant, surtout dans les premiers temps de cette période, une prédilection marquée pour certains organes et surtout pour la *peau* et pour les *muqueuses;* les autres organes sont plus rarement atteints ou du moins le sont d'une manière moins constante. Il faut cependant faire quelques réserves : une altération des organes profonds peut, si elle est légère, passer inaperçue ou être mal interprétée, tandis qu'au tégument externe, une telle erreur n'est pas possible. Aussi, pouvons nous affirmer, sans craindre de nous tromper, que dans la période secondaire, les maladies des organes internes sont plus fréquentes qu'on ne pourrait le croire d'après les observations : en fait, il serait difficile de comprendre pourquoi la maladie limiterait son action morbide à un seul organe, alors que le corps tout entier, que tous les organes sont imprégnés du virus syphilitique, qui pénètre partout avec le sang. — Dans les premiers mois de la période secondaire, la maladie a une marche assez constante, qu'on retrouve sensiblement chez tous les malades; c'est ce qui a fait donner le nom de « *fatales* » aux manifestations de cette période; plus tard cette régularité diminue de plus en plus et chaque cas montre dans son évolution les différences les plus marquées. Les premiers symptômes secondaires, ceux qui forment *la période d'éruption*, présentent de nombreuses analogies avec ceux des maladies infectieuses aiguës. Leur début est ordinairement aigu, s'accompagne souvent de fièvre et de dérangements plus ou moins accentués; ils se traduisent presque toujours en premier lieu par une éruption répandue symétriquement sur tout le corps et cette éruption s'accompagne parfois de symptômes légers du côté des organes internes. Les efflorescences cutanées et les autres manifestations morbides de la période secondaire appartiennent en général au groupe des hyperémies simples ou des infiltrations inflammatoires superficielles, sans lésions profondes des tissus malades; c'est pourquoi ils se résorbent sans laisser d'altérations persistantes; dans les cas typiques, il est nécessaire que des influences locales bien déterminées (irritations prolongées) interviennent pour qu'on observe la terminaison opposée, c'est-à-dire l'ulcération et la formation d'une cicatrice.

Tout au contraire, les syphilides tertiaires entraînent presque toujours la *destruction des tissus* dans lesquels elles se sont développées; après guérison, il persiste toujours une perte de substance qui ne peut être comblée que par une cicatrice. Parmi les affections tertiaires, celles des os font seules exception et se terminent souvent sans perte de substance ; elles provoquent au contraire, une néoformation du tissu osseux, qui se traduit par des *exostoses* ou par l'*éburnation de l'os*. En outre, les syphilides tertiaires ne montrent pas la même prédilection que les syphilides secondaires pour le tégument externe; elles envahissent beaucoup plus souvent les organes profonds, sans exception aucune. Du reste, comme nous l'avons déjà fait remarquer, cette différence n'est peut-être qu'apparente ; les lésions tertiaires des organes internes sont plus graves, elles n'échappent pas aussi facilement à l'observation clinique et anatomique que les manifestations secondaires de ces mêmes organes; aussi sont-elles plus facilement diagnostiquées. Enfin, dernière différence, les manifestations tertiaires n'ont en général pas de tendance à la généralisation. Les foyers morbides s'établissent çà et là, souvent en îlots circonscrits, sans symétrie ; quand ils se propagent, c'est lentement et en partant du foyer primitif ; mais on ne les voit pour ainsi dire jamais envahir l'organisme en affectant la disposition régulière des syphilides secondaires.

Si les accidents tertiaires prennent moins d'extension que les manifestations secondaires, l'intensité du processus morbide est, par contre, beaucoup plus grande; les infiltrations tertiaires se distinguent des secondaires en ce qu'elles forment des néoplasmes plus vastes, de véritables tumeurs — *gommes, syphilómes* (WAGNER); elles ont de plus une tendance très prononcée à subir la *dégéné- rescence*, à former des ulcérations, et, dans les affections de la peau et des muqueuses principalement, à s'étendre par la périphérie; ce caractère *serpigineux* propre aux syphilides tertiaires s'observe rarement à la période secondaire. Mais chacune des formes de la syphilis tertiaire possède ces caractères à des degrés divers. Les nodules de faible volume ne subissent pas toujours la fonte ; ils se résorbent parfois sans ulcération mais laissent toujours à leur place une cicatrice persistante ; les syphilômes plus vastes, abandonnés à eux-mêmes, finissent ordinairement par dégénérer et souvent leur destruction est si rapide qu'il devient impossible de retrouver autour de l'ulcère les vestiges de la néoplasie spécifique ; on croirait avoir affaire à une simple ulcération, à progression rapide. Mais, même alors, l'altération initiale est une infiltration spécifique ; seulement, à peine est-elle constituée, qu'elle se détruit et disparaît.

Souvent aussi la syphilis entraîne la destruction d'un tissu par un mécanisme tout différent ; la nécrose est indirecte : une partie de tissu sain est privée de son apport nutritif par suite de l'envahissement des parties voisines et se détruit. C'est ce qui se produit par exemple dans l'os quand le périoste est entamé et dans le cerveau quand les artères cérébrales ont subi certaines altérations morbides.

Ces diverses particularités des syphilômes tertiaires rendent suffisamment compte de l'extrême variabilité des symptômes qu'ils occasionnent et d'autant plus que, dérivant d'une infection générale, ils peuvent envahir n'importe quelle partie de l'organisme. Tantôt légers, tantôt plus graves, les troubles auxquels ils donnent naissance peuvent mettre en danger la vie du malade, et devenir la cause immédiate de la mort ; tout dépend de la localisation qu'ils affectent. Aussi, en thèse générale, les manifestations tertiaires sont-elles beaucoup plus graves pour la santé et pour la vie des malades que les manifestations de la période secondaire.

Il nous reste à signaler un dernier point, dont l'explication, jusqu'ici peu satisfaisante, sera, il faut l'espérer, fournie plus tard, quand on connaîtra mieux la nature intime du virus syphilitique : en général la syphilis pendant la période tertiaire, a perdu toute contagiosité : et cependant nous sommes forcés d'admettre que les lésions de cette période dérivent *directement* de l'infection syphilitique comme semblent déjà le démontrer la présence dans les gommes, d'un bacille dont la spécificité est presque établie. C'est un fait d'observation quotidienne, que des individus porteurs des lésions tertiaires les plus graves, n'infectent pas leurs femmes et ne transmettent pas la maladie à leur postérité. Jusque maintenant les inoculations de pus provenant d'ulcérations tertiaires, confirment absolument, par les résultats négatifs qu'elles ont fournis, les données de la clinique.

Les symptômes que nous avons décrits dans ce chapitre caractérisent la maladie. Heureusement chaque malade est loin d'en présenter la série complète. Les lésions profondes de la période tertiaire surtout sont très rares, si l'on considère le nombre total des individus infectés ; d'ordinaire la syphilis s'éteint complètement dès les premiers temps de son évolution. Les poussées morbides sont toujours séparées par un intervalle de repos plus ou moins long, comprenant souvent plusieurs années ; ce sont les *périodes latentes* de la syphilis ; pendant ces intervalles l'individu infecté paraît absolument sain, si on fait abstraction des traces laissées par les poussées antérieures.

Fournier a, d'une manière frappante, comparé la syphilis à un drame : chaque période de maladie correspond à un acte ; la période d'incubation et les périodes latentes sont les entre actes. Mais le « drame » que nous offre la syphilis ne finit pas toujours avec les affections que nous avons décrites ; d'autres symptômes surviennent encore qui ne sont plus l'expression *directe* de l'intoxication morbide, qui n'ont plus le cachet de spécificité de la syphilis et qui peuvent même reconnaître une étiologie différente. Telles sont la *dégénérescence amyloïde des viscères* et l'*artério-sclérose* ; peut-être démontrera-t-on plus tard que d'autres maladies encore ont un même rapport étiologique avec la syphilis. On peut déjà considérer ce fait comme acquis pour certaines affections du système nerveux central, surtout pour le *tabès dorsal* et pour la *démence paralytique*.

Enfin, dans certains cas très graves de syphilis, on voit le malade devenir *cachectique*, tomber dans le marasme, sans qu'on puisse découvrir aucune lésion bien déterminée ; ici encore cette cachexie n'est pas un symptôme de la syphilis, c'en est plutôt une conséquence éloignée.

CHAPITRE II

LE VIRUS DE LA SYPHILIS

Les symptômes de la syphilis, les analogies qui la relient à la *lèpre*, à la *tuberculose*, à la *morve*, maladies chroniques dont l'agent pathogène est un *virus organisé*, une bactérie, rendaient très probable l'idée que le virus syphilitique était aussi de *nature microbienne*. Plusieurs fois dans ces dernières années, on avait cru découvrir ce microbe ; ces résultats furent tous controuvés, quand tout récemment Lustgarten, et indépendamment de lui, Doutrelepont et Schütz réussirent à démontrer la présence de bacilles dans des lésions d'origine syphilitique ; ces bacilles ont une grande analogie avec ceux de la tuberculose, mais s'en distinguent par leurs réactions colorantes (1). On les rencontre à l'intérieur des cellules, réunis en groupes de 2 à 8 individus. Ces cellules à bacilles sont peu nombreuses au centre des infiltrats spécifiques ; c'est à la périphérie de ceux-ci, et dans les tissus voisins, d'apparence encore normale, qu'on observe les groupements les plus nombreux. On avait aussi trouvé ces

(1) Pour colorer ces bacilles on a recours à la méthode suivante : les coupes sont plongées dans une solution de violet de gentiane (eau d'aniline 100 parties ; solution alcoolique concentrée de violet de gentiane, 11 parties) ; on les y laisse de 12 à 24 heures, à la température ordinaire ; vers la fin de cette immersion, on porte pendant 2 heures la température à 40° C. Pour décolorer, on lave la coupe à l'alcool absolu, on la porte dans une solution aqueuse à 1 1/2 °/₀ de permanganate de potasse et après 10 secondes dans une solution aqueuse d'acide sulfurique chimiquement pur. Après avoir lavé à l'eau, on reprend le cycle de ces manipulations jusqu'à décoloration complète de la coupe ; celle-ci est montée comme d'habitude, dans le baume de Canada. Les préparations de sécrétions sur deck-glas sont traitées de la même manière ; seulement, au lieu de se servir d'alcool pour décolorer, on emploie de l'eau ; le séjour du deck-glas dans les solutions décolorantes doit être plus court que pour les coupes. Cette méthode de coloration est encore très imparfaite et permet très difficilement de découvrir le bacille décrit par Lustgarten (Weigert).

bacilles dans les sécrétions des lésions syphilitiques (chancre, papules humides); mais de nouvelles recherches (Matterstock, Alvarez et Tavil, Doutrelepont, de Giacome) ont fait perdre toute valeur à cette découverte, surtout au point de vue diagnostique; ces auteurs ont démontré que, chez des individus tout à fait sains, les sécrétions des organes génitaux, le smegma préputial, le mucus vaginal contiennent des bacilles identiques ou du moins très analogues à ceux de la syphilis, dont ils ont les caractères morphologiques et les réactions colorantes.

Néanmoins, comme on trouve aussi ce même bacille au sein des tissus, dans les organes profonds, comme sa présence y est constante, il est très vraisemblable qu'il représente bien l'agent pathogène de la maladie. Nous savons que les maladies les plus voisines de la syphilis, c'est-à-dire la lèpre et la tuberculose, sont, elles aussi, provoquées par un bacille; c'est un nouvel et sérieux argument en faveur de la spécificité du bacille décrit par Lustgarten; mais pour que la démonstration fût irréfutable il faudrait qu'on réussît, en employant une méthode sûre, à retrouver *constamment* ce bacille, à le cultiver en dehors de l'organisme humain, et à reproduire la maladie par l'inoculation des cultures pures.

Cette démonstration rencontre encore d'autres difficultés qui résultent de ce que les animaux sont *réfractaires* à la syphilis; on a, il est vrai, publié beaucoup d'observations de syphilis animale, mais toutes sont sujettes à caution; jamais jusqu'ici on ne l'a observée chez les espèces animales, jamais les inoculations expérimentales faites sur elles n'ont donné de résultats positifs.

Voyons maintenant dans quels *tissus*, quelles *sécrétions*, quelles *excrétions* se rencontre le virus spécifique et quelles sont les parties dont le transport sur un autre organisme entraîne la contamination de celui-ci. C'est à la méthode des inoculations expérimentales que nous devons presque exclusivement les connaissances acquises sur cette question ; les travaux de Waller, von Rinecker, de l'Anonyme du Palitinat (1), de von Bäresprung,

---

(1) En 1856 un médecin du Palatinat publia, sans se faire connaître, une série d'inoculations syphilitiques, dont les résultats sont d'une importance capitale. Selon toute probabilité, cet auteur est encore vivant, car le secret de son nom n'a pas encore été dévoilé.

de Hebra, de von Lindwurm, etc., ont résolu la plus grande partie du problème.

En nous plaçant au point de vue purement théorique, nous devons admettre que, puisque le virus imprègne l'organisme tout entier, *toute partie vivante* du corps doit forcément le contenir et peut le transmettre à un autre individu. En réalité, cela n'est exact que pour certains tissus et certaines sécrétions.

D'après ce que nous avons dit plus haut, il va de soi que le *sang* contient le virus spécifique et est contagieux. Les premières recherches entreprises sur ce sujet paraissaient démontrer le contraire ; les inoculations faites au moyen d'une aiguille ou d'une lancette avaient donné des résultats négatifs. Plus tard, on modifia le dispositif expérimental ; on mit en contact avec la plaie des quantités de sang plus considérables (Waller, l'Anonyme du Palatinat, P. Pellizzari), ou bien on l'injecta sous la peau (v. Lindwurm) ; dans ces conditions l'infection était constante ; il était dès lors bien démontré que le résultat négatif des premières expériences n'était dû qu'à la faible quantité de sang utilisée ; comme il est très probable que le sang contient relativement peu de bacilles, il pouvait très bien se faire que la faible quantité employée pour l'inoculation n'en contînt aucun. Une autre preuve de l'infectiosité du sang nous est fournie par les cas de syphilis transmise *par transfusion* ; peut-être faut-il encore rapprocher de ces faits les cas de contamination dus aux *ventouses scarifiées*, qu'anciennement on a eu l'occasion d'observer à différentes reprises.

On comprend aisément que les sécrétions et les produits de destruction des infiltrats spécifiques, contiennent, à la période où la maladie est contagieuse, le virus pathogène et puissent, par conséquent, le transmettre à un autre organisme. Aussi les *sécrétions du chancre*, celles *des manifestations secondaires* — papules humides et syphilides muqueuses — ont-elles un caractère d'extrême contagiosité. Par contre, les produits de lésions non spécifiques, mais qui surviennent chez un syphilitique (pustules d'acné, de gale, etc.) ne sont nullement infectieux.

Les *sécrétions et les excrétions physiologiques* ne sont pas virulentes : la *salive*, le *lait*, la *sueur*, l'*urine* ne peuvent donc transmettre la maladie : l'épithélium glandulaire agirait comme un filtre et empêcherait le passage du virus. Les sécrétions génitales, le *sperme* et l'*ovule* font exception ; il est vrai que ces sécrétions ont, avec l'organisme, des rapports tout différents de ceux des sécrétions ordinaires. Ce ne sont pas des produits extraits, filtrés hors de la masse sanguine ; ce sont des particules vivantes, pourvues d'une grande énergie vitale, qui se détachent de l'organisme ; et, puisque le virus imprègne le corps tout entier, il est tout naturel qu'il soit contenu dans les parties qui s'en détachent et puisse passer dans le nouvel organisme qui en prend naissance. Peut-être aussi le sperme, comme le pus, le sang syphilitique, peut-il transmettre la maladie ; c'est un fait qu'on n'a pu jusqu'ici directement démontrer.

CHAPITRE III

LA CONTAGION DE LA SYPHILIS

La syphilis se transmet de trois façons différentes : 1° le contage passe directement ou indirectement d'un individu malade à une personne saine *(syphilis acquise)* ; 2° une mère, devenue syphilitique au cours de sa grossesse, transmet, par la circulation placentaire, la syphilis au fœtus, sain jusqu'alors *(infectio in utero)* ; inversement, il est probable qu'un fœtus, syphilitique de par le père, puisse aussi transmettre l'affection à la mère *(choc en retour)* ; 3° le sperme et l'ovule contiennent déjà le virus et, dès lors, l'organisme qui en provient se trouve imprégné de syphilis, dès le début de son développement *(syphilis héréditaire)*. Au fond, il est évident que ce dernier mode de transmission est aussi une infection ; car il est possible de préciser le moment, très éloigné il est vrai, où le virus a pénétré dans la cellule qui doit plus tard donner naissance au nouvel organisme.

Nous étudierons plus loin, avec la syphilis héréditaire, les deux derniers modes de transmissions dont nous venons de parler, la *transmission intra-utérine* et la *transmission héréditaire ;* nous ne parlerons maintenant que de la *transmission de la syphilis acquise.*

Nous constatons tout d'abord une différence essentielle entre la contagion syphilitique et celle des autres affections vénériennes dont nous nous sommes occupés jusque maintenant, la chaude-pisse et le chancre mou. Ces dernières maladies restent toujours locales ; leur contage ne se développe qu'aux organes génitaux, à de rares exceptions près ; ces affections ne peuvent donc se transmettre *que par les rapports sexuels ;* dans la syphilis, au contraire, chaque partie du corps, *quelle qu'elle soit,* peut devenir le siège d'un foyer morbide qui contient le virus syphilitique ; il en résulte que la transmission devient possible par les contacts les plus variés, directs ou indirects. Il est cependant facile de comprendre que, dans la syphilis aussi, ce soient les *rapports sexuels* qui constituent, à beaucoup près, l'occasion la plus fréquente de contamination : les foyers infectants, que ce soient le chancre ou les syphilides secondaires, ont une préférence marquée pour les organes génitaux ; ajoutons que, pendant le coït, les contacts corporels sont prolongés et immédiats et qu'enfin le peu d'épaisseur que présente l'épiderme des organes génitaux, ainsi que les conditions mécaniques du coït favorisent au plus haut point la formation de petites fissures ou d'excoriations superficielles de l'épiderme.

Cette dernière condition est essentielle ; le contage syphilitique ne peut, en effet, traverser l'épiderme quand celui-ci *est intact ;* il ne s'inocule que sur une solution de continuité, si petite qu'elle soit. Sur les *muqueuses,* il est probable que l'inoculation est soumise aux mêmes conditions ; il est cependant impossible de démontrer positivement que le contage syphilitique ne puisse s'inoculer sur une muqueuse intacte.

Après les organes génitaux, c'est par la *bouche* que se transmet le plus souvent la syphilis : abstraction faite des coïts anormaux, c'est par les *baisers* que la contamination se fait ordinairement. Les conditions sont les mêmes que pour la transmission par les rapports sexuels : la bouche est, comme les organes génitaux, un siège de prédilection des manifestations contagieuses de la période secondaire et, d'autre part, la présence si fréquente de rhagades aux lèvres (lèvres gercées) favorise au plus haut point l'inoculation du virus spécifique. Nous rattachons à ce mode de transmission les cas où un enfant syphilitique, avec manifestations contagieuses à la bouche, inocule, par la succion, la syphilis au sein de sa nourrice; ici encore la transmission est rendue facile par les fissures si communes au mamelon; on comprend aisément qu'une nourrice infectée de la sorte et présentant un chancre au mamelon puisse contagionner un autre enfant sain qu'elle allaite. De même, et ces cas sont de tous les plus fréquents, une nourrice syphilitique peut infecter son nourrisson par les manifestations secondaires, les papules, qui se développent au mamelon. Ce mode de transmission donne parfois lieu à des *épidémies* étendues de syphilis, étant donnée l'habitude qu'ont parfois les femmes qui nourrissent, de donner le sein à d'autres enfants qu'elles rencontrent en visite ou autre part. De tels actes se répètent, la syphilis est ordinairement méconnue, surtout au début, et l'extension de ces épidémies s'explique. Chez les *enfants plus âgés*, c'est aussi à la bouche qu'on observe très souvent le chancre initial; la transmission se fait par les *baisers*; la contamination par les organes génitaux ne pourrait être que le résultat d'un viol, ce qu'on a du reste parfois observé. Un enfant syphilitique transmet presque fatalement la maladie à ses frères et sœurs quand ils ont à peu près le même âge; très souvent aussi il infecte ses compagnons de jeu, ce qui s'explique aisément par les rapports corporels intimes qu'ont les enfants entre eux.

On a vu la syphilis se transmettre par la *circoncision rituelle*, dans laquelle, suivant l'ancien usage, l'opérateur suce le sang qui s'écoule de la plaie.

Citons encore un mode de contagion assez fréquent: l'infection par les *doigts*; ce sont naturellement les *médecins* et les *sages femmes*, qui, en examinant les femmes syphilitiques, y sont le plus exposés.

Après la transmission directe, nous trouvons les cas de *transmission indirecte* de la syphilis. Dans celle-ci, le virus syphilitique ne passe pas d'une personne à une autre par contact immédiat, mais par l'intermédiaire d'un objet qui lui sert de véhicule. Bien que ce mode de contagion ne soit pas aussi fréquent qu'on pourrait le supposer en ajoutant foi aux dires des malades, désireux de cacher une escapade, il n'est pas cependant très rare et mérite d'être étudié de près. Tels sont les cas de syphilis transmis par des instruments de chirurgie mal nettoyés; à strictement parler, nous devons encore ranger dans cette catégorie les *inoculations syphilitiques expérimentales* et les *contaminations accidentelles par la vaccination*.

La *vaccination* donne lieu à la syphilis quand on vaccine un enfant sain au moyen de lymphe recueillie sur un vaccinifère syphilitique ; les expériences faites sur ce sujet ont démontré avec certitude que la contagion exige pour se produire le mélange de la lymphe vaccinale avec du sang ou du pus provenant d'une ulcération spécifique développée sous la pustule vaccinale. La lymphe d'un enfant syphilitique, quand elle est pure et limpide, paraît ne pas contenir le virus de la syphilis, pas plus qu'une vésicule d'eczéma, etc. L'évolution de la *syphilis vaccinale* est identique à celle des cas ordinaires de syphilis. Après la période d'incubation normale, se développe, à l'endroit inoculé, un chancre, auquel succèdent après le laps de temps ordinaire, les phénomènes généraux de la syphilis. L'évolution de la vaccine elle-même ne subit aucune perturbation et les choses se passent de la même manière que lorsque le contage de la syphilis et celui du chancre mou s'inoculent en même temps : chacun des deux contages produit au point d'inoculation les modifications qui lui sont propres, sans subir l'influence du second virus. Ce qui rend d'autant plus triste la syphilis vaccinale (heureusement peu fréquente), c'est qu'ordinairement la maladie est inoculée en une seule séance à toute une fournée d'enfants ; de plus, comme le diagnostic précis est longtemps méconnu, la maladie prend chez les parents, l'entourage de l'enfant, une extension souvent considérable.

Le meilleur moyen de prévenir la syphilis vaccinale consiste naturellement à rejeter complètement la *lymphe humaine* et à ne recourir qu'au *vaccin animal*. Si cette condition est impossible à réaliser, on peut écarter presque à coup sûr tout danger en examinant soigneusement l'enfant que doit fournir le vaccin, en s'assurant de l'état de santé des parents et en rejetant comme vaccinifère tous les individus qui donnent prise au moindre doute ; c'est ainsi, qu'en toute circonstance, il ne faut choisir ni les enfants naturels, ni les adultes.

On a autrefois observé de nombreux cas de syphilis dus à la *saignée*, tant en faveur jadis ; dans ces cas souvent assez nombreux pour constituer une forte épidémie, la contamination se faisait par les instruments souillés de sang virulent ; d'autres fois, c'était l'opérateur lui-même qui transmettait la syphilis à ses clients, peut-être en humectant la lancette de sa salive mélangée de sécrétions de syphilides buccales secondaires; cette dernière interprétation rend mieux compte des épidémies limitées à certains établissements de bains(1). — C'est ce qui se passe aussi pour les syphilis de *tatouage;* pour faire adhérer la matière colorante à l'aiguille qui sert à tracer le dessin sous la peau, l'opérateur l'humecte de salive et inocule ainsi les sécrétions d'une syphilide buccale. — La syphilis se transmet encore par l'*usage en commun de cuillers,* de *verres,* etc.; ce que nous avons dit à propos de la transmission directe par la bouche, trouve encore ici son application. Chez nous, cet accident est très peu fréquent, tandis qu'en Norwège, comme le renseigne BOECK, les syphilis dues à l'usage en commun d'une même cuiller ne sont pas rares. — Au même ordre de faits se rattache la *syphilis des souffleurs de verre;* trois ouvriers se servent ordinairement d'un même tube, qu'ils se passent rapidement de bouche à bouche, afin de ne pas laisser au verre le temps de se refroidir. C'est ainsi qu'on a observé dans les verreries des épidémies étendues de syphilis jusqu'au jour où les verriers ont appris, en établissant une surveillance rigoureuse et en séparant les ouvriers malades, à se préserver de cet accident.

Dans certaines circonstances, le *corps humain lui-même* peut servir d'intermédiaire; tels sont les cas de contagion indirecte, dans lesquels une femme qui a eu en peu de temps des rapports avec deux hommes différents, reste indemne de syphilis, alors que le second de ces hommes est infecté par la matière virulente qu'a laissée le premier; tels sont encore les cas, où, de deux nourrissons allaités par la même nourrice, celui qui est sain est infecté par le virus déposé sur le mamelon par l'enfant syphilitique. — Il faut cependant ne juger ces faits qu'avec beaucoup de prudence, les erreurs d'observation n'étant que trop faciles à faire.

Nous n'avons naturellement pas épuisé tous les modes de transmission directe et indirecte; nous n'avons donné qu'une

_____

(1) En 1577 éclata à Brunn une épidémie de syphilis dont le point de départ fut une maison de bains et qui atteignit en deux ou trois mois plusieurs centaines de personnes.

vue d'ensemble des modes les plus fréquents et les plus importants. Les contagions indirectes s'observent encore accidentellement, grâce à des circonstances tout à fait particulières.—Rappelons encore que ce sont précisément les syphilis dues à une autre cause que le coït, qui, à certain point de vue, sont les plus redoutables ; car souvent on les méconnaît au début ou on ne fait que les soupçonner, et l'absence de toute précaution permet à la maladie de se propager d'une manière souvent très étendue.

D'après les résultats fournis par les inoculations, d'après les données de la clinique et de la géographie pathologique, nous devons considérer comme *absolument générale* la *réceptivité* pour la syphilis. Toute personne saine, quels que soient son âge, sa race, présente la même réceptivité à la maladie. Et, si certains âges, si certaines classes de la société paraissent avoir le triste privilège de payer un tribut beaucoup plus large à l'infection, on en trouve aisément la raison, sans la chercher dans une modalité spéciale de la maladie.

Les *populations de l'Islande et du Groënland* constituent une exception apparente; même d'après des témoignages récents, elles ne présenteraient aucune réceptivité pour la syphilis et celle-ci n'aurait jamais pu prendre racine chez elles, malgré l'introduction incessante du mal par les navires et en dépit de la prostitution qui y existe (Groënland) et qui devrait favoriser son extension. — On attribue la même immunité aux *populations nègres de Madagascar* et de certaines parties du *sud de l'Afrique centrale*. Nous ne croyons cependant pas nous tromper en pensant qu'une enquête précise, interprétant bien les faits observés, montrerait l'inanité de ces affirmations et ferait voir que ces contrées éloignées, sont, comme les autres parties du monde, soumises à la puissance de la vérole (1).

Comme on l'observe dans la plupart des maladies infectieuses générales, l'immunité s'établit *après une première atteinte de*

(1) Dans un poème français, datant de 1539, avec illustrations du genre de la Danse des Morts « le Triumphe de tres haulte et puissante Dame Verolle » on trouve les vers suivants dits par cette « Dame Verolle » :
    « La plus grand part du monde en grande humblesse,
    Rend l'honneur deu a mon triumphe icy ! »

syphilis ; mais, cette *immunité* n'est pas absolue ; on peut cependant affirmer que dans l'immense majorité des cas, l'individu une fois infecté est à l'abri d'une seconde infection *(réinfection)*. Lorsqu'exceptionnellement cette réinfection se fait, ce n'est presque toujours que de longues années après la première atteinte ; et, en général, la syphilis prend alors un caractère beaucoup plus atténué ; même dans ces cas, la réceptivité pour la syphilis paraît donc diminuée. Comme on devait s'y attendre, les syphilitiques héréditaires jouissent aussi de l'immunité ; chez eux elle est *congénitale*, et ne constitue pas une garantie absolue, bien plus suivant quelques observations cette immunité paraît exister pour des enfants sains issus de parents syphilitiques, exception heureuse à la loi qui veut que l'enfant soit puni des péchés du père.

Il nous reste encore à parler d'un dernier fait, qui se rattache intimement au même ordre d'idées : *les femmes qui ont mis au monde un enfant syphilitique*, sont à l'abri de toute infection, qu'elles présentent ou non les symptômes de la maladie (loi de COLLES). Nous reviendrons en détail sur ce sujet en parlant de la syphilis héréditaire ; nous ferons seulement remarquer que ces femmes ne doivent pas être considérées comme absolument saines, qu'elles ne sont pas complètement épargnées par la syphilis ; aussi ces cas ne constituent-ils pas une exception à la loi générale que nous avons énoncée plus haut, qui reconnaît à tout individu une égale réceptivité à la syphilis.

CHAPITRE IV

LA MANIFESTATION INITIALE DE LA SYPHILIS

LE CHANCRE SYPHILITIQUE

Après le moment où le virus syphilitique a été inoculé, et quelle que soit la manière dont cette inoculation s'est faite, il s'écoule d'abord un certain temps pendant lequel on ne constate chez l'individu infecté, aucune modification morbide, locale ou générale ; ce temps représente la *période d'incubation*, analogue à celle qu'on observe dans d'autres maladies infectieuses. La durée de cette incubation varie ordinairement de quinze jours à un mois, elle comporte au minimum dix jours et au maximum six ou sept semaines ; une incubation aussi prolongée est toutefois un fait très rare.

Après cette période, il se produit, à l'endroit où s'est faite l'inoculation, une modification qui constitue le premier indice de la maladie et qu'on a nommé, en raison de ce fait, la **manifestation primitive** ou **initiale de la syphilis** *(Primar-oder Initial Affect)* ; on lui a encore donné le nom de *sclérose* ou *sclérose primitive*, d'après la caractéristique clinique qui la distingue, c'est-à-dire l'induration du tissu. Il est moins correct de se servir de la dénomination si répandue cependant de chancre induré ou chancre huntérien ; celle-ci surtout ne s'applique qu'aux scléroses ulcérées (1).

(1) Nous nous rallions complètement à l'opinion de l'auteur ; nous serons cependant forcés, au cours de cet ouvrage, de déroger au conseil si juste qu'il nous donne ; la langue française ne possède qu'une synonymie assez restreinte et nous serons parfois obligés de nous servir du terme « chancre induré » pour éviter les répétitions trop fréquentes des mots sclérose et manifestation initiale. Il suffit qu'on sache que c'est là une simple exigence de la traduction. *(Note du traducteur.)*

Dans beaucoup de cas, ce mode d'évolution subit certaines perturbations : il arrive parfois que deux virus différents, celui de la syphilis et celui du chancre mou s'inoculent en même temps. On voit alors, après la période d'incubation du chancre mou, période qui dure de un à deux jours, se développer une ulcération qui pendant deux ou trois semaines ne présente que les caractères du chancre mou et qui peut même, lorsque l'évolution est heureuse, se cicatriser complètement pendant cet intervalle. Après ce laps de temps qui correspond à la durée d'incubation de la syphilis, le fond et les bords de l'ulcère se modifient ; ils sont envahis par l'induration caractéristique de la sclérose initiale ; d'autres fois, l'ulcère s'est déjà cicatrisé, et c'est à la place où siégeait le chancre mou que se développe l'induration.

Le chancre syphilitique est constitué par une *infiltration du tissu* dans lequel il se développe ; suivant la densité et la forme de l'infiltrat, l'aspect de celui-ci est très variable et peut plus tard encore se modifier sous l'influence des modifications régressives, plus ou moins rapides, dont il devient le siège. Tantôt la sclérose se présente sous forme d'une petite papule très consistante, grosse comme un pois ; la peau qui la recouvre a une coloration rouge ou rouge livide. D'autres fois la sclérose prend plus d'extension et forme des nodosités aplaties, ou des petites tumeurs proéminentes.

L'examen microscopique du chancre induré montre qu'il est essentiellement formé d'une infiltration dense de petites cellules dans le tissu sous-cutané ; au début, cette infiltration siège tout autour des vaisseaux ; pour bien s'en rendre compte il faut examiner un chancre induré récent ou bien la péripherie d'un chancre plus ancien.

Les altérations vasculaires sont très remarquables : la tunique adventice, ainsi que les autres tuniques sont envahies par une infiltration compacte de petites cellules ; l'endothélium prolifère ; la lumière des vaisseaux se rétrécit et parfois peut même tout à fait disparaître (*Endarteritis obliterans syphilitica acuta*, Unna). Plus tard seulement l'épiderme prend part aux modifications produites ; des cellules migratrices l'envahissent et parfois même les cellules épidermiques elles-mêmes montrent des signes de prolifération. Quand l'induration chancreuse n'est pas ulcérée, l'épiderme semble intact au-dessus de l'infiltration du derme, sous réserve des altérations que nous venons de signaler ; cette disposition constitue la différence anatomique la plus nette d'avec le chancre mou, dont l'épiderme est, dès le début, complètement détruit au niveau de l'ulcère. Il en est tout autrement quand le chancre induré s'ulcère ou quand on a affaire à un chancre mixte ; dans ces deux cas aussi, la couche épidermique est détruite. Quant à la présence de bacilles dans cette induration, il en a déjà été question.

On voit donc qu'en dehors des indurations qui se produisent sur un chancre mou ou sur toute autre ulcération, l'épiderme ne présente aucune modification essentielle au début du mal et conserve même son aspect normal pendant toute la durée de l'évolution du chancre induré ; mais plus tard il s'y produit souvent un soulèvement superficiel et la partie médiane de l'induration devient le siège d'une *érosion*. La surface ulcérée sécrète un peu de pus et celui-ci, exposé à l'évaporation, se concrète et forme une mince croûtelle. Si on enlève cette croûte on met à jour une surface rouge, humide, brillante, qui paraît vernissée ; d'autres fois elle est rougeâtre, granuleuse, velvétique. Dans certains cas, cette érosion devient une *ulcération* véritable qui envahit profondément les tissus ; cette complication survient surtout chez les individus malpropres, négligents ou dont le chancre a été soumis à d'énergiques cautérisations ; on peut même voir, dans certains cas malheureux, ce processus ulcératif prendre un caractère *gangréneux* et produire des vastes pertes de substances.

La *forme* du chancre induré dépend du siège qu'il occupe, de la structure anatomique de l'endroit où il s'est développé. C'est pourquoi nous croyons opportun de nous occuper dès maintenant des **localisations** du chancre syphilitique et des modifications qui en résultent. Nous avons déjà eu l'occasion, en parlant des modes de transmission de la syphilis, de nous occuper des facteurs essentiels qui régissent ces localisations.

C'est aux *organes génitaux* que siège le plus souvent l'induration syphilitique initiale. Chez l'homme on la rencontre surtout au *feuillet interne du prépuce*, au *sillon balano-préputial*, au *frein* et à l'*orifice du prépuce* ; il est plus rare de l'observer ailleurs pour la simple raison que c'est ordinairement aux parties que nous venons de citer que se produisent, pendant le coït, les écorchures qui ouvrent la porte à l'inoculation spécifique.

Au *feuillet interne du prépuce*, l'induration présente, en général, une forme aplatie; elle donne la sensation d'une feuille mince de parchemin qu'on aurait glissée entre les deux feuillets du prépuce *(chancre parcheminé)*. Au *sillon coronaire*, c'est la forme nodulaire qui prédomine; le chancre y est souvent peu étendu; mais parfois il envahit tout le sillon et entoure le gland d'un anneau rigide de tissu infiltré. Quand on retire la peau du prépuce (ce qui est toujours difficile, parfois même tout à fait impossible), l'infiltration bascule sous le feuillet interne du prépuce, à peu près comme le cartilage tarse sous la paupière qu'on retourne. La tension à laquelle on soumet le chancre chasse le sang des vaisseaux et comme ceux-ci sont déjà diminués de calibre. l'induration paraît exsangue, avec une coloration d'un blanc jaunâtre. Quand l'induration se localise soit au *frein* soit au voisinage immédiat de celui-ci, elle transforme ce repli en une corde rigide, épaisse, résistante. — Les deux dépressions cupuliformes situées sur les côtés du frein sont aussi un des sièges de prédilection du chancre syphilitique.

A la *surface du gland*, l'aspect que présentent les chancres est un peu différent; ici l'induration est souvent très faible; on ne constate qu'une érosion ou une ulcération superficielle, recouvertes d'une mince croutelle *(Érosion chancreuse)*. Le chancre syphilitique du *méat urinaire* présente au contraire, une induration plus marquée; elle occupe tantôt une seule lèvre du méat, tantôt les deux à la fois et se prolonge parfois quelque peu sur la muqueuse de l'urèthre; on peut alors facilement sentir du dehors une traînée allongée d'induration.

Le méat subit ordinairement un rétrécissement plus ou moins notable; même après la guérison, ce rétrécissement peut persister, soit qu'il n'y ait pas eu résorption complète de l'infiltration, soit qu'il se soit produit une rétraction cicatricielle consécutive. Dans d'autres cas, lorsque les tissus ont été largement détruits, le méat urinaire est plutôt élargi.

L'*orifice préputial* devient le siège du chancre principalement quand il est d'une étroitesse relative; l'induration le transforme en un anneau rigide qui rend impossible le retrait du prépuce.

Comme dans le cas précédent, la rétraction cicatricielle peut aussi rendre le phimosis permanent. — Au *feuillet externe du prépuce* et sur *la peau de la verge*, on observe le plus fréquemment le chancre sous une forme aplatie comme au feuillet muqueux du prépuce. A ces endroits, il atteint parfois des dimensions excessives et occupe toute la peau de la verge ou tout au moins une grande étendue de celle-ci. — Il est rare d'observer des chancres du *scrotum*.

Aux *organes génitaux de la femme*, le chancre induré siège surtout aux *grandes* et aux *petites lèvres*, au *frein* et au *capuchon du clitoris*, au *méat urinaire* et à la *portion vaginale du col de l'utérus*. Le chancre induré de la muqueuse vaginale est exceptionnel ; ce n'est pas qu'en réalité il soit si rare ; seulement l'infiltration y est plus faible qu'autre part et passe facilement inaperçue, quand, comme il arrive souvent, elle se dissimule au fond d'un des replis de la muqueuse. C'est ce qui explique aussi pourquoi chez la femme, il est assez souvent impossible de découvrir le chancre initial, alors que chez l'homme, on le retrouve toujours. Cette différence apparente dans l'existence du chancre induré chez les deux sexes, trouve sa raison d'être dans la différence des conditions d'observation ; chez l'homme l'exploration des organes malades est facile ; chez la femme, au contraire, une grande partie de l'appareil génital est difficilement accessible aux regards. — C'est aux *lèvres* que l'induration a la forme la plus caractéristique : aux grandes lèvres elle s'accompagne ordinairement d'une tuméfaction œdémateuse de toute la lèvre où siège le chancre ; aux petites lèvres, elle est plus circonscrite, et ressemble à celles que l'on rencontre chez l'homme, au prépuce. Cet œdème des grandes lèvres (dont on peut, mais plus rarement, observer l'analogue chez l'homme, au prépuce et au scrotum) présente des caractères spéciaux ; la résistance des parties tuméfiées est beaucoup plus dure que dans l'œdème ordinaire et la peau qui les recouvre a une coloration brun rougeâtre sombre *(œdème dur)*. Parfois on trouve, au milieu de l'œdème, un chancre typique ; d'autres fois on n'en rencontre aucune trace. La disparition de cet œdème met toujours beaucoup de temps à s'achever.

Le chancre initial siège très souvent à la *commissure postérieure des grandes lèvres;* on en saisit aisément la raison. —

Les chancres de la *portion vaginale* du col de la matrice, qu'on ne découvre naturellement qu'au speculum, se présentent sous forme d'ulcérations qui entourent l'orifice du col; en les comprimant au moyen d'une sonde on peut produire le phénomène de l'anémie, comme pour les chancres du sillon coronaire.

Les *scléroses extragénitales* siègent, d'ordinaire, comme nous l'avons déjà dit, à la *bouche* et surtout aux *lèvres*. Elles occupent surtout le bord rosé de celles-ci; à la lèvre inférieure, elles s'inoculent en général par une gerçure qui siège à la partie médiane. Aux autres endroits ce sont ordinairement des érosions à contours irréguliers, à bords légèrement indurés et tuméfiés.

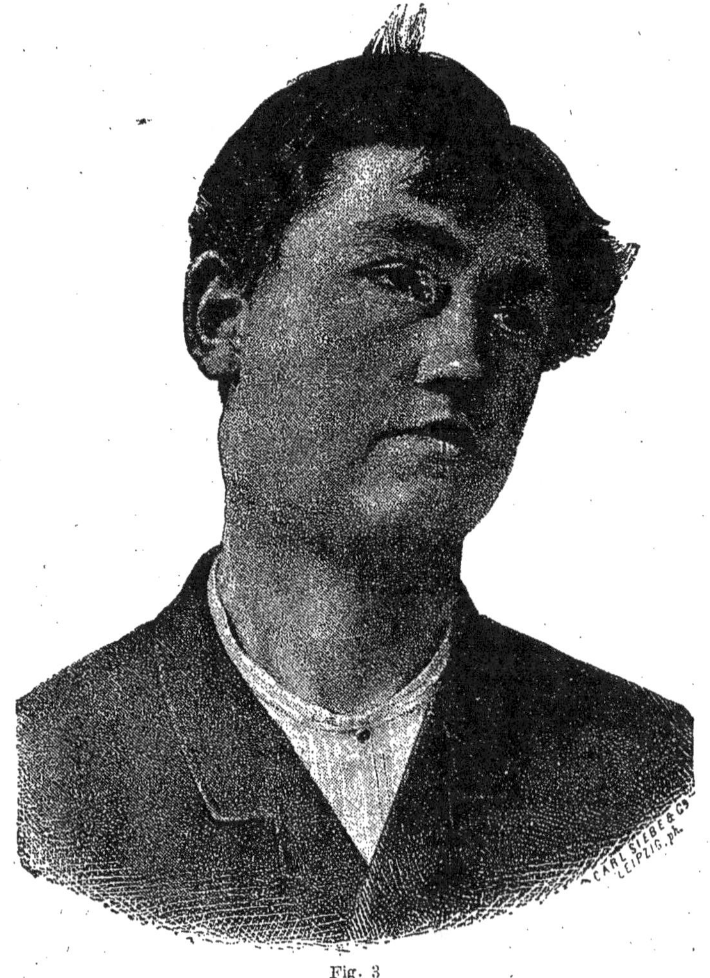

Fig. 3
Chancre induré de l'angle interne de l'œil

Cependant on observe parfois des infiltrations plus étendues qui donnent aux lèvres l'aspect d'un museau. — Les chancres indurés de la *langue*, des *gencives*, des *amygdales* sont beaucoup plus rares ; il en est de même aux autres parties du visage, au menton, aux joues, au nez, aux paupières et aux oreilles ; à ces parties il faut évidemment des circonstances toutes spéciales pour que l'inoculation puisse se faire. — Les chancres indurés de *l'anus* sont rares, et se rencontrent beaucoup plus souvent chez la femme que chez l'homme ; ils ont l'aspect de rhagades à rebords indurés ; Ricord et d'autres auteurs ont pu démontrer aussi l'existence du chancre syphilitique du rectum.

Plus fréquents sont les chancres indurés de *la main*, surtout des *doigts* ; ils s'inoculent ordinairement sur une petite blessure, une envie, etc. ; ce sont des ulcérations peu caractéristiques, à bords infiltrés. Chez la femme, les chancres indurés du *mamelon* ne sont pas rares : ce sont des ulcérations souvent très profondes, d'aspect variable ; tantôt c'est une rhagade, tantôt une ulcération en croissant ou en anneau complet, qui parfois sépare presqu'entièrement le mamelon des tissus voisins ; le mamelon et l'aréole sont le siège d'une forte infiltration. Dans certains cas le chancre du mamelon peut cependant présenter les mêmes caractères qu'il a sur d'autres parties du corps, surtout lorsqu'il siège sur l'aréole, à une certaine distance du mamelon ; il a alors l'aspect d'une induration arrondie avec érosion centrale. — Exceptionnellement le chancre primitif siège à d'autres endroits du corps, par exemple *aux bras* ; il est alors formé d'une infiltration aplatie avec excoriation centrale ; il se caractérise par sa forme régulièrement arrondie, et c'est surtout l'ulcération centrale qui présente cette forme régulièrement circulaire. Ces particularités se rencontrent souvent aussi quand le chancre primitif siège à la peau de la verge et, en général, à toute autre partie du tégument cutané. Comme ici l'infiltration syphilitique rencontre, dans son extension centrifuge, des conditions anatomiques identiques de tous les côtés, son développement se fait d'une manière égale dans tous les sens, ce qui ne peut évidemment être le cas quand le chancre siège au sillon balano-préputial ou à tout autre endroit.

Ordinairement le chancre induré est *unique* ; il est rare qu'il y en ait deux ou plus ; ce fait différencie nettement le chancre syphilitique du chancre mou, dont il existe ordinairement plusieurs exemplaires, parfois même en très grand nombre. La raison de ce fait réside dans la longue durée d'incubation de la syphilis et dans la résistance que présente l'organisme à l'inoculation, une fois l'infection établie. Il en résulte que le processus d'*auto-inoculation* qui, dans le chancre mou, amène la multiplicité des lésions, ne peut pour ainsi dire se pratiquer dans la syphilis. En effet, il faut au moins attendre la troisième ou la quatrième semaine après l'infection pour que le chancre induré sécrète un pus inoculable ; il faut alors une nouvelle incubation qui dure des semaines pour que le nouveau chancre puisse se former, en supposant que, dans cet intervalle, l'infection générale ne se soit pas déjà produite. C'est du reste ce qui se vérifie dans les inoculations expérimentales ; Clerq a formulé les résultats de ces inoculations en disant que, dans l'immense majorité des cas, le chancre syphilitique n'est pas inoculable au porteur ; cette règle n'est exacte qu'avec certaines restrictions, comme Clerq l'avait lui-même signalé ; en effet, si l'inoculation s'est faite assez tôt, on voit parfois le chancre se développer avant le début de la généralisation (Bidenkap, Bumm, etc.)

L'**Évolution** du chancre syphilitique est naturellement très variable ; il va de soi que les infiltrations peu volumineuses passent plus rapidement à résolution que de vastes indurations ; la localisation a aussi son importance, mais c'est surtout au traitement qu'il faut attribuer l'influence la plus marquée. Cependant, quoi qu'on fasse, il faut toujours quelques semaines pour que la résorption commence ; il en résulte que presque sans exception la sclérose existe encore en plein développement au moment de la généralisation : Nous ne parlons pas des cas où un traitement antisyphilitique, institué très tôt, a longtemps retardé l'éclosion des phénomènes généraux. Chez certains individus, l'induration montre une résistance tout à fait extraordinaire et il peut s'écouler, même avec un traitement convenable, trois, quatre mois, et même plus, avant qu'elle ait disparu. Le début de la régression se manifeste d'abord par le ramollissement de l'induration ; puis elle diminue de plus en plus d'étendue, tandis que la petite ulcération se cicatrise. Souvent on peut encore retrouver longtemps après, une légère trace de l'induration, constatable seulement au toucher; dans certaines formes rares, on voit, après quelques années, parfois après très longtemps, l'infiltration renaître à la place occupée par le premier chancre dont elle prend la forme, sans que cependant il y ait eu une nouvelle infection *(Réinduration* des auteurs français).

A l'endroit où s'est formé le chancre, il ne persiste souvent pas la moindre cicatrice; de telle sorte que plus tard rien n'indique la place qu'a occupée l'induration. Mais il est évident que si l'ulcération a été bien marquée, il doit persister à cet endroit une cicatrice. Cependant celle-ci est beaucoup plus souvent la conséquence du chancre mou que du chancre induré, ce qui est facile à comprendre en raison du caractère plus destructif du chancre mou; il en résulte aussi que la notion anamnestique de « cicatrices aux organes génitaux » qui a souvent tant de poids dans le diagnostic rétrospectif de syphilis, n'a, en réalité, qu'une valeur très minime. Comme Zeissl l'a si bien dit: « Avec la cicatrisation le chancre mou disparaît pour toujours; dès que les granulations apparaissent et que la cicatrisation débute, il perd à jamais sa personnalité morbide, son caractère d'ulcère infectieux; au contraire l'induration, c'est-à-dire la première manifestation de syphilis, n'est qu'une trève dont les stipulations font entrevoir l'apparition inévitable de tout un cortège de misères et de souffrances.

Diagnostic. — Le diagnostic du chancre induré des organes génitaux présente peu de difficulté quand il est intact ou seulement érodé; tout au plus pourrait-il présenter une certaine analogie avec un *carcinome* au début; celui-ci a une évolution beaucoup plus lente; enfin, l'absence des symptômes généraux suffit à empêcher toute confusion. Dans le chancre dur ulcéré ou dans le chancre mou qui s'indure ultérieurement *(chancre mixte),* le diagnostic d'avec le *chancre mou simple* sera facile dans la majorité des cas, si l'on tient compte des caractères décrits plus haut.

La caractéristique essentielle de la manifestation syphilitique initiale, est l'induration; celle-ci diffère essentiellement de celle qu'on peut rencontrer dans le chancre mou quand celui-ci devient le siège d'une vive inflammation. Ensuite le chancre induré est ordinairement *unique,* tandis que le chancre mou est ordinairement multiple. Il ne faut cependant pas oublier que parfois, bien que rarement, l'induration d'un chancre syphilitique peut être des plus minimes, que dans le chancre mou, surtout lorsqu'il est soumis à d'énergiques cautérisations, l'infiltration inflammatoire peut être très prononcée, qu'alors les caractères extérieurs de la lésion ne permettent pas de trancher de prime abord le diagnostic ; il faut, dans ce cas se baser sur l'évolution ultérieure du mal. Le diagnostic devient même tout-à-fait impossible quand l'induration est *tout-à-fait à son début* — et à plus forte raison dans le chancre mixte qui commence à s'indurer. — Parfois aussi une *balanite simple* peut donner lieu à une telle infiltration du prépuce que, lorsqu'on retire celui-ci en arrière du gland, on obtient une apparence semblable à celle de l'induration du sillon balano-préputial. Dans ces cas cependant, l'inflammation est beaucoup plus diffuse et s'étend à tout le prépuce et au gland ; en outre la guérison est rapide sous l'influence d'un pansement de poudres indifférentes. — Exceptionnellement une lésion syphilitique *tertiaire*, une *gomme*, peut simuler un chancre syphilitique ; ce qui permet surtout d'éviter l'erreur, c'est l'absence de symptômes généraux et la dégénérescence plus rapide, plus profonde des manifestations tertiaires.

Le diagnostic peut devenir très difficile, parfois même impossible quand il existe un *phimosis* et que le chancre siège sur le feuillet muqueux du prépuce ou sur le gland ; on ne parvient pas toujours à percevoir l'induration sous la peau ; lorsqu'on y réussit, c'est un signe assez certain de syphilis ; en l'absence de ce signe, on doit se rabattre sur les symptômes ultérieurs et en première ligne sur les *modifications des vaisseaux et des ganglions lymphatiques.* Ces derniers symptômes, dont nous parlerons bientôt en détail, ont, dans tous les cas, une haute valeur diagnostique : le gonflement indolore des ganglions voisins du chancre syphilitique se différencie nettement de l'adénopathie aiguë, douloureuse, consécutive du chancre mou, quand celui-ci retentit sur les ganglions ; en outre, lorsque le chancre induré présente une localisation anormale, l'adénopathie peut fournir des indications précieuses sur le siège qu'il occupe.

Quand le chancre est *extragénital,* c'est au fond, la rareté de ces localisations qui en rend l'appréciation si difficile et permet même au chancre de passer tout-à-fait inaperçu. Ceci est moins vrai pour les indurations qui siègent à la bouche, cette localisation étant encore une des plus fréquentes ; cela s'applique au contraire aux cas où la sclérose siège, par exemple, aux yeux, au nez, à l'oreille ou même, comme nous l'avons observé, entre deux orteils ; l'adénopathie qui, précisément dans ces cas, est souvent très accentuée, est un guide fidèle pour la recherche de l'induration initiale. Nous ne devons jamais oublier que l'infection syphilitique peut se faire sur n'importe quelle partie du corps, et qu'au fait elle s'y produit soit à la suite de contacts accidentels, soit comme conséquence des perversions souvent si bizarres de l'instinct sexuel.

CHAPITRE V

LES AFFECTIONS SYPHILITIQUES DES VAISSEAUX

ET DES GANGLIONS LYMPHATIQUES

Les premiers symptômes qui font suite au chancre induré se manifestent dans les *vaisseaux* et les *ganglions lymphatiques* du territoire où siège l'induration. Le virus syphilitique est entraîné de son foyer primitif par la lymphe ; il arrive aux vaisseaux puis aux ganglions lymphatiques et y détermine un processus hyperplasique absolument analogue à celui que nous avons vu se produire au lieu d'inoculation. Si le chancre induré siège à la partie antérieure de la verge, on perçoit dans presque tous les cas quelques jours après son apparition, parfois plus tard, un gonflement indolore des lymphatiques dorsaux, qu'on peut nettement sentir sous la peau comme un cordon rigide, bosselé, de la grosseur d'une épingle. Dans quelques cas, ce symptôme acquiert une plus grande acuité : la peau qui recouvre le cordon induré devient rouge et sensible. De même, dans les scléroses extragénitales on voit parfois des stries rougeâtres, répondant aux lymphatiques enflammés, converger vers les ganglions correspondants.

Cette lymphangite est bientôt suivie de l'*adénopathie des ganglions voisins* ; celle-ci se manifeste en moyenne quatre ou cinq

semaines après l'infection. Comme le chancre induré siège ordinairement aux organes génitaux, c'est aux *ganglions inguinaux* qu'on
observe le plus souvent cette adénopathie. Ceux-ci se gonflent et,
à l'opposé de ce qui se passe dans le chancre mou, cette tuméfaction est progressive, indolore, sans aucune acuité *(bubons
indolents)*. Seuls, les ganglions y prennent part, le tissu avoisinant reste intact ; aussi les perçoit-on sous forme de tumeurs bien
isolées, mobiles sous la peau, allongées, atteignant le volume
d'une fève, parfois celui d'une cerise. Il est rare qu'elles soient
plus volumineuses. Ordinairement les ganglions s'entreprennent
des deux côtés à la fois ; mais en général l'un des côtés est plus
pris que l'autre et comme dans le chancre mou, le côté le plus
atteint correspond à celui où siège le chancre, sans que le fait soit
constant. En général, plusieurs ganglions prennent part à
l'adénopathie ; cette adénopathie est multiple et s'observe ordinairement au groupe des ganglions qu'on désigne du nom de ganglions inguinaux, c'est-à-dire à ceux qui sont situés immédiatement
sous le ligament de Poupart, au dessus du fascia lata *(pangan-
glionnäre Drüsenschwellung*, Auspitz) ; on sent alors sous la
peau deux, trois, ou quatre ganglions formant ce qu'on a nommé
le *chapelet syphilitique*.

Est-il besoin de dire que la combinaison du chancre induré
et du chancre mou (chancre mixte) modifie cette évolution : dans
ce cas on observe souvent une adénite aiguë suppurée, provoquée par le chancre mou.

Dans les *scléroses extragénitales*, la tuméfaction envahit les ganglions correspondant au chancre ; dans le chancre induré de la
bouche, par exemple, ce sont les ganglions *sous-maxillaires* et
sous-mentaux ; dans les scléroses de la main et des doigts, les
ganglions *cubitaux* et *axillaires*. Fait remarquable, ces adénopathies ont plus souvent que l'adénopathie inguinale, un caractère
subaigu ou aigu et atteignent des dimensions beaucoup plus fortes que celles du pli inguinal. Aussi voit-on assez souvent, quand
le chancre siège à la bouche et au visage, les ganglions sous-
maxillaires correspondants, former des tumeurs de la grosseur
d'une noix, douloureuses, adhérant à la peau. (V. fig. 3.) Ce fait
est des plus importants pour aider à découvrir le siège du chancre initial ; quelquefois même il est possible, après la guérison
de celui-ci, de dire, en se basant sur la persistance d'une telle

adénopathie, quel a été le siège de l'induration primitive, par où *le virus syphilitique a pénétré dans l'organisme.*

Nous étudierons dès maintenant les autres affections de l'appareil lymphatique qui surviennent pendant le cours de la syphilis. En premier lieu viennent les *adénopathies multiples;* elles se produisent à peu près en même temps que les premiers symptômes généraux et dépendent bien certainement de la pénétration dans les ganglions, du virus syphilique charrié par le sang; nous exceptons évidemment les ganglions que la lymphe doit traverser et qui se trouvent situés entre le chancre et l'endroit où elle se déverse dans le torrent circulatoire; ces ganglions sont déjà malades par le seul fait du passage du virus. La seconde explication que l'on a donnée pour expliquer les *adénopathies multiples* n'est pas vraisemblable; dans cette opinion, chaque ganglion ne deviendrait malade *que* sous l'influence d'éruptions syphilitiques localisées sur son territoire de distribution. Tout en rejetant cette explication, nous admettons cependant que les lésions locales de la syphilis peuvent donner naissance à des adénopathies partielles ou augmenter celles qui existent déjà.

Les symptômes de l'adénopathie générale sont identiques à ceux de l'adénopathie inguinale, sinon que la tuméfaction est ordinairement moins accusée. Les ganglions tuméfiés sont tout-à-fait indolents, mobiles sous la peau et sur les tissus sous-jacents, ils sont durs — *scléradénite* — et ont tout au plus la grosseur d'une fève. Bien que tous les ganglions superficiels puissent être malades, certains groupes sont cependant plus régulièrement et plus fréquemment atteints que d'autres; dans chaque cas de syphilis il est rare qu'on trouve tous les ganglions engorgés; certains groupes seuls participent à l'altération. Le plus souvent ce sont les ganglions *sous-maxillaires, jugulaires, occipitaux* et *nucaux* qui s'entreprennent : il va sans dire que nous ne tenons pas compte des adénopathies dues au voisinage immédiat du chancre. On a aussi observé la tuméfaction des ganglions *cubitaux, axillaires* et *paramammaires.*

Ces adénopathies ont une *importance diagnostique* considérable, surtout parce qu'elles constituent un signe qui n'a pas la fugacité que présentent les autres manifestations secondaires; d'ordinaire elles persistent pendant longtemps, parfois pendant plusieurs années, tout en diminuant insensiblement de volume ; il faut toutefois être réservé dans leur appréciation, car ces adénopathies n'ont en elles-même rien de caractéristique et ne peuvent souvent se distinguer d'autres adénites chroniques. Cette observation s'applique tout spécialement aux ganglions sous-maxillaires et jugulaires qu'on rencontre si souvent hypertrophiés à la suite d'inflammations chroniques du pharynx et des amygdales. L'adénopathie des ganglions cubitaux est déjà un meilleur élément de diagnostic : on peut facilement les sentir, le bras étant fléchi, sur le côté du tendon du biceps, immédiatement au dessus du condyle interne. Cependant on trouve souvent ces ganglions tuméfiés chez les manouvriers exposés à de fréquents traumatismes aux mains et à l'avant-bras. Les ganglions paramammaires, situés chez l'homme à un ou deux travers de doigts en dehors du mamelon ne s'indurent en général que sous l'influence de la syphilis ; aussi, leur tuméfaction est-elle très caractéristique, presque pathognomonique de l'infection ; malheureusement cette adénopathie est excessivement rare, même dans la syphilis, de sorte que ce précieux signe diagnostique nous échappe dans la grande majorité des cas.

L'évolution de ces adénites n'offre rien de particulier ; elles ne présentent jamais de symptômes inflammatoires graves et ne passent pas à la suppuration. Leur regression traîne très longtemps ; sous l'influence d'un traitement antisyphilitique régulier, les ganglions tuméfiés diminuent, il est vrai, de volume, mais souvent on parvient encore à les retrouver plusieurs années après l'infection.

Pendant la *période tertiaire*, on voit, exceptionnellement, un ganglion lymphatique ou plusieurs glandes appartenant à un même groupe, présenter des lésions spécifiques ; au début l'affection est assez aiguë, la tuméfaction ganglionnaire souvent assez forte. Plus tard la glande se détruit et son contenu s'échappe à l'extérieur ; d'autres fois la tumeur se résorbe. Malgré l'acuité relative du processus, ces adénopathies ont le singulier privilège d'être habituellement indolentes. Dans les quelques rares cas dont on a pu faire l'autopsie, on a démontré la présence d'infiltrations gommeuses dans les ganglions malades. Il faut bien séparer ces *lymphadénites gommeuses* des tuméfactions ganglionnaires, peu fréquentes aussi, qui sont sous la

dépendance d'une affection tertiaire d'un organe voisin — le plus
souvent d'un viscère —; dans ces cas, on n'a trouvé qu'un état
inflammatoire chronique du tissu ganglionnaire. (CORNIL.)

CHAPITRE VI

LES SYMPTOMES DE LA PÉRIODE ÉRUPTIVE

La période éruptive de la syphilis, c'est-à-dire le temps
pendant lequel apparaissent les phénomènes de généralisation du
mal, présente, comme nous l'avons déjà dit, une grande analogie
de symptômes avec les maladies infectieuses aiguës.

Le premier symptôme à signaler est la *fièvre* ; sans être
absolument constante, elle accompagne cependant beaucoup de
cas de syphilis. Les données relatives à la fréquence de cette
fièvre syphilitique ne sont pas concordantes ; les chiffres oscillent
depuis un taux très faible jusqu'à celui de 20 p. c. des cas. Il
est très probable qu'elle est encore plus fréquente mais qu'elle
se dérobe aisément à l'observation, grâce à sa fugacité.

Cette *fièvre d'éruption* se montre ordinairement peu de temps
avant le premier exanthème généralisé ou bien en même temps que
lui. « La marche de cette fièvre est franchement rémittente
(pseudo-intermittente) avec retour quotidien à la normale ou à
un degré très voisin de celle-ci. » (WUNDERLICH). En général,
la courbe thermique n'est pas très élevée ; il arrive cependant
qu'on observe des températures de 40 à 41°. Il est rare qu'il se
produise de violents frissons. La durée de cette fièvre est habituellement très courte, de quelques jours à peine ; on l'a toutefois vue se prolonger une ou deux semaines.

Cette ascension thermique s'accompagne, comme dans les
autres maladies, de symptômes accessoires tels que de céphalalgie, d'insomnie, de sensations douloureuses à différents
endroits du corps, de transpirations ; mais, comme ces symptômes

ont souvent une intensité qui est disproportionnée au degré d'hyperthermie, comme d'autre part, on les observe souvent dans des cas tout-à-fait apyrétiques nous sommes forcés d'admettre qu'en fait ils sont sous la dépendance directe de l'infection et que la fièvre ne joue, dans leur pathogénie, qu'un rôle très accessoire. C'est pourquoi nous les décrirons plus loin avec plus de détails.

Occupons-nous dès maintenant, bien que ce ne soit pas absolument la place, des poussées fébriles qui apparaissent pendant l'évolution de la syphilis. Dans les syphilis à marche « normale » les récidives à la peau et aux muqueuses sont, d'ordinaire, apyrétiques ; on n'observe *de fièvre* que dans les exanthèmes pustuleux et dans certaines affections tertiaires des organes profonds, surtout des os, et elle présente alors les mêmes caractères que la fièvre d'éruption ; il peut même exister une *fièvre syphilitique tertiaire*, sans que l'examen le plus attentif permette de déceler aucune manifestation locale de syphilis ; la courbe de cette fièvre présente une grande analogie avec celle de la fièvre intermittente. Ce qui facilite le diagnostic, c'est que le frisson fait tout-à-fait défaut ou est peu intense relativement au degré de la fièvre ; en outre, dans chaque accès, la courbe thermique présente une certaine irrégularité ; tantôt c'est le type presque quotidien, tantôt le type tierce, d'autres fois l'accès n'a aucune régularité ; il n'existe pas de tuméfaction de la rate. Enfin un dernier signe diagnostic certain est le peu d'influence qu'a la quinine sur cette fièvre ; l'iodure de potassium, au contraire, en a rapidement raison.

Dans certaines formes de syphilis, la fièvre accompagne constamment les poussées morbides ; ce sont les formes qu'on désigne du nom de *syphilis galopante* ou *maligne* en raison de leur marche aiguë et excessivement rapide. Nous y reviendrons plus longuement. Dans ces formes, les exanthèmes pustuleux, si rares dans les cas ordinaires, se montrent dès le début de la période secondaire ; ils sont bientôt suivis des syphilides pustuleuses ou se transforment directement en ulcérations. A toutes ces éruptions se lient des mouvements fébriles intenses dont la durée embrasse souvent des semaines ; il en est de même pour les affections graves des os et des organes internes, si précoces dans ces formes malignes.

Revenons aux symptômes de la période éruptive. — Nous avons déjà mentionné les *douleurs* qui se font sentir à différentes parties du corps, aux os, aux articulations, aux muscles, aux nerfs; dans certains cas seulement il est possible d'en trouver l'explication dans une altération locale objectivement appréciable; lorsqu'il est impossible de découvrir la lésion, nous devons cependant admettre qu'il en existe une, mais qu'elle est inaccessible à nos sens.

Parmi ces phénomènes douloureux, citons d'abord les *maux de tête (céphalées)* qui sont un symptôme très habituel de la période éruptive; ils ont une allure très variable; tantôt ils occupent toute la tête, d'autres fois ils se limitent à un seul côté ou à l'occiput; quant à leur intensité, elle présente tous les degrés; c'est ou bien une gêne insignifiante, ou bien une douleur telle qu'elle réduit le malade au désespoir. Cette céphalalgie présente ordinairement des exacerbations le soir, après que le malade s'est mis au lit, ainsi que pendant la nuit; le jour elle disparaît ou tout au moins diminue d'intensité; cette particularité est commune aux autres manifestations douloureuses de la période éruptive et leur a fait donner le nom de « *douleurs nocturnes* » (1). Il est très probable que ces exacerbations nocturnes sont causées par la chaleur du lit; en effet, chez les malades qui, par métier, travaillent la nuit et dorment le jour, l'ordre habituel d'apparition est renversé.

Dans beaucoup de ces céphalalgies, il est possible de découvrir une *tuméfaction* plus ou moins forte du *périoste* des os crâniens situés immédiatement sous la peau, surtout du frontal et du pariétal; ces gonflements périostiques sont excessivement douloureux; les douleurs qu'ils provoquent sont spontanées mais s'exaspèrent surtout à la pression, telle que celle qu'exerce la coiffure, par exemple. Quand on ne trouve pas la tuméfaction, on peut admettre que de semblables modifications aient pu se produire à la face interne des os du crâne, à la dure-mère, à la pie-mère, et soient la cause de ces pénibles céphalalgies (*irritation méningée*, LANG). Nous trouverons plus loin, en étudiant

(1) On s'est basé sur ce fait pour attribuer à la syphilis les infirmités de Job. Il dit, en effet, dans l'Écriture : « La nuit, mes os sont comme broyés, les douleurs me tourmentent et m'enlèvent le sommeil. »

l'épilepsie secondaire, des arguments qui rendent cette supposition très vraisemblable. — D'autres parties du squelette deviennent aussi le siège de douleurs du même type ; ce sont les os immédiatement sous-jacents à la peau, l'*omoplate*, les *os de l'avant-bras*, les *côtes*, le *tibia* ; on réunit ces phénomènes douloureux sous la dénomination générale de *douleurs ostéocopes* ; elles s'accompagnent ou non de tuméfactions périostiques ; tantôt elles sont bien localisées, tantôt elles sont erratiques, se faisant sentir tantôt à un endroit, tantôt à un autre. — Nous rangeons dans la même catégorie, les douleurs rhumatoïdes des *articulations*, des *muscles*, des *gaines tendineuses*, dont on a parfois pu trouver la cause dans une lésion locale telle qu'un épanchement dans la cavité articulaire ou la séreuse du tendon. Quand les muscles intercostaux sont atteints, la douleur prend tout-à-fait le caractère de la pleurodynie vulgaire et peut faire penser à un début de pleurésie ou de pneumonie, surtout lorsque les mouvements respiratoires sont assez douloureux pour provoquer une certaine dyspnée.

D'autres fois les douleurs ont plutôt un *caractère névralgique*, surtout dans le domaine du trijumeau et des intercostaux. Cette prédilection pour ces nerfs qui passent dans des canaux osseux étroits ou sont longuement en rapport avec des os, éveille l'idée qu'ici encore la cause de la névralgie est probablement une tuméfaction périostique comprimant le nerf. C'est évidemment à la même cause que se rapportent aussi les *paralysies faciales*, quelquefois observées. Signalons encore un phénomène moins fréquent, l'altération de la *sensibilité* cutanée dans ses différents modes (anesthésie, analgésie, diminution du sens thermique) ; ces altérations sont partielles, générales ou presque générales et s'observent, semble-t-il, plus souvent chez la femme que chez l'homme. — On a aussi vu l'anesthésie siéger aux muqueuses. — Comme trouble général on constate parfois de la *polyphagie*, d'autres fois de la *polydypsie*. Enfin, il nous reste à citer deux symptômes très fréquents et dont l'importance diagnostique est assez grande. C'est d'abord une *augmentation de la sécrétion sudorale*, qui se manifeste surtout pendant la nuit ; ces sueurs nocturnes, sans fièvre, se lient très souvent à l'apparition des premiers exanthèmes. — L'autre symptôme que présentent beaucoup de malades à cette période de la syphilis est une certaine *irritabilité* du système nerveux, une nervosité qui se traduit surtout par une insomnie sans aucune cause, sans aucune souffrance.

Par suite de l'altération de nutrition générale qu'entraîne la syphilis, beaucoup de malades prennent *l'aspect anémique ;* ils paraissent « mal portants » et, dans ces cas, l'examen du sang a, en effet, montré qu'il y avait diminution du nombre des globules rouges. Il est vrai que cette anémie peut faire complètement défaut, et sous une coloration bien saine du visage, sous un teint frais, se cache souvent, au grand dam de celui qui s'y fie, une vérole bien conditionnée. Il nous reste encore à signaler un dernier symptôme, qui est du reste loin d'être constant ; c'est une certaine *tuméfaction de la rate* qui établit une dernière analogie entre la syphilis et les autres maladies infectieuses.

Tous ces symptômes ajoutés aux éruptions cutanées et muqueuses dont nous allons parler dans les chapitres suivants, forment le tableau général de la période éruptive de la syphilis. Ce tableau est cependant très changeant : les éruptions cutanées et muqueuses sont très constantes, mais les autres manifestations, celles que nous avons étudiées dans le présent chapitre apparaissent, dans chaque cas, avec une intensité variable ; tantôt c'est l'une, tantôt c'est l'autre qui prédomine et parfois même, bien que plus rarement, elles font totalement défaut. En thèse générale, on peut dire qu'elles sont beaucoup plus atténuées chez l'homme que chez la femme ; chez le premier l'apparition des phénomènes généraux se fait d'une manière tout-à-fait insidieuse ; chez la dernière, les symptômes subjectifs existent presque toujours avec une intensité variable ; telle parfois que les malades se croient dangereusement atteints.

Bien que les symptômes les plus constants de la période éruptive, les adénopathies, les exanthèmes de la peau et des muqueuses tiennent la première place au *point de vue diagnostique,* il faut cependant tenir compte d'un fait qu'on néglige malheureusement assez souvent : les symptômes subjectifs, les phénomènes douloureux si variés, que nous venons de décrire sont précisément ce qui amène le malade chez le médecin ; ce sont eux dont les malades se plaignent exclusivement, soit qu'ils ne remarquent pas les autres manifestations, soit qu'ils n'y attachent aucune importance. Et comme dans l'occurrence, nous avons ordinairement affaire à des femmes, l'erreur est d'autant plus facile à faire que précisément chez elles les manifestations génitales échappent très aisément à l'observation et qu'une éruption sans aucun symptôme subjectif passe facilement inaperçue. — Il n'est pas rare de voir des médecins qui ne connaissent pas suffisamment ces symptômes, traiter pendant des semaines leurs malades par la morphine, le bromure de potassium, les nervins et l'électricité, naturellement sans aucun succès, tandis qu'une médication spécifique appropriée suffit à faire disparaître en peu de jours tout symptôme subjectif. — Le médecin fera toujours bien, quand il se trouve en présence de douleurs non motivées, telles que nous les avons décrites, de penser à la syphilis et de diriger son examen dans cette direction ; il est facile de le faire sans mettre le malade en éveil. C'est ainsi qu'on pourra tout au moins éviter les erreurs de diagnostic et de traitement que nous venons de signaler.

CHAPITRE VII

LES AFFECTIONS SYPHILITIQUES DE LA PEAU

1. — SYPHILIDE MACULEUSE

La **syphilis maculeuse** *(syphilide en plaques, roséole syphilitique)* est l'exanthème qui, le plus ordinairement, apparaît le premier. Elle est constituée par des taches rouges, de forme arrondie ; elles ne font pas saillie ou ne présentent qu'une élévation tout-à-fait insignifiante ; la pression les fait disparaître ; toutefois, lorsque l'éruption dure depuis un certain temps, la peau conserve, à l'endroit qu'ont occupé les plaques, une légère teinte jaunâtre ou jaune brunâtre ; ce fait démontre que la roséole syphilitique n'est pas une simple hyperémie, mais qu'en outre existe aussi un certain degré d'infiltration et d'exsudation. L'*étendue* des taches est très variable; tantôt elles sont très petites, d'autres fois elles sont grandes comme une pièce de 1 franc et même plus. En général, dans chaque cas particulier, toutes les plaques ont des dimensions uniformes, ce qui permet de diviser la roséole en *roséole à grandes* et à *petites taches*. Quant au nombre des macules, les différences individuelles sont très considérables ; parfois elles sont isolées, rares, d'autres fois toute la surface du corps en est abondamment couverte ; entre ces deux extrêmes on observe naturellement toutes les transitions possibles. D'une façon générale, on peut dire que moins les taches sont nombreuses, plus leurs dimensions sont grandes ; lorsqu'elles sont abondantes, c'est le type à petites macules qu'on observe ; cette règle n'est cependant pas sans exception. — Dans des cas exceptionnels, les efflorescences sont *hémorrhagiques ;* ces hémorrhagies s'observent aussi dans la syphilide papuleuse ; mais c'est surtout dans les cas de syphilis précoce qu'on les rencontre souvent.

Quand la roséole apparaît comme récidive, elle prend ordinairement beaucoup moins d'extension que la roséole primitive ; elle offre alors le type à grandes macules ; de plus on voit la forme primitive des papules se modifier fréquemment : elles deviennent annulaires ; le centre normal, plus pâle, est entouré d'un rebord hypérémie plus ou moins large. *(Roséole annulaire.)*

La **localisation** de la roséole syphilitique a pour premier caractère d'affecter une symétrie plus ou moins marquée ; les deux côtés du corps sont envahis d'une manière assez égale ; remarquons aussi que c'est au tronc que les macules sont les plus abondantes ; dans les cas où l'exanthème est peu étendu c'est la seule partie qui en soit couverte. Lorsque l'éruption est plus riche elle recouvre aussi les membres et le cou ; le visage et la face dorsale des mains et des pieds restent presque toujours indemnes. Il n'est pas très rare de trouver des macules au creux de la main et à la plante du pied ; les symptômes et l'évolution de la roséole sont alors un peu différents et se rapprochent de ceux de la syphilide papuleuse localisée aux mêmes endroits ; aussi préférons-nous en remettre la description.

Au moment où la peau se couvre de macules, les muqueuses deviennent ordinairement le siège d'éruptions absolument analogues, mais dont l'évolution est différente en raison des différences de structure des surfaces atteintes ; nous y reviendrons plus lónguement. Pour compléter la description de ce tableau morbide nous n'avons plus qu'à attirer l'attention sur un dernier caractère de l'éruption, bien que nous empiétions sur le chapitre suivant: c'est la *polymorphie* des exanthèmes syphilitiques; souvent l'exanthème spécifique n'a pas un caractère univoque; on trouve, l'une à côté de l'autre, des efflorescences toutes différentes et toujours ces divergences s'expliquent par des conditions locales bien déterminées. Très souvent, par exemple, au milieu d'une éruption maculeuse généralisée, on trouve à certains endroits des infiltrations plus dures, des papules; celles-ci s'observent ordinairement aux organes génitaux et à leur pourtour, au sillon de l'anus, à la nuque, au pli du coude, plus rarement au pourtour de l'aisselle. A ces endroits, la peau est très fine ou bien elle est soumise à des irritations persistantes qui expliquent la production de ces infiltrations : contact de deux surfaces cutanées, frottement des vêtements (au cou par exemple, c'est le col de la chemise).

On rencontre quelquefois aussi des pustules disséminées au milieu d'un exanthème maculeux; c'est surtout à la jambe, peut-être en raison des conditions défectueuses de la circulation, qu'on les rencontre de préférence. Signalons aussi tout spécialement les modifications que subissent les efflorescences aux endroits fortement recouverts de poils. Au lieu de simples macules hypérémiques, il s'y forme des foyers sécrétants, dont le liquide se concrète en croûtes jaunâtres ou sanguinolentes qui agglutinent les cheveux; lorsqu'on les enlève, ce qui ne se fait pas sans douleur, on met à nu une excoriation superficielle qui saigne facilement. Cette particularité se rencontre ordinairement au cuir chevelu ; cette affection désignée sous le nom d'impetigo syphilitique de la tête *(impetigo syphilitica capitis)* accompagne presque constamment la roséole et les exanthèmes de début ; elle présente une importance diagnostique considérable, car l'attention des malades est attirée sur ce symptôme par la résistance douloureuse que les croûtes opposent au peigne.

La roséole syphilitique ne donne lieu à aucun *symptôme subjectif*, sauf les exceptions que nous avons signalées. Les parties malades ne sont le siège d'aucun chatouillement, d'aucune sensation anormale. Seules les éruptions à la paume de la main et à la plante des pieds font parfois exception et peuvent être prurigineuses.

L'évolution de la roséole syphilitique, comme celle des autres symptômes de la syphilis subit naturellement de profondes altérations du fait du traitement. La roséole est toutefois un des symptômes qui disparaissent d'eux-mêmes, sans traitement, en un temps très court, de quelques semaines à un ou deux mois environ ; il est évident qu'un traitement bien dirigé en active fortement la disparition, qui se produit alors en 8-15 jours, en général. — La tache perd d'abord sa coloration rouge-vif et devient livide puis la coloration rose disparaît tout-à-fait et l'endroit qu'occupait la tache présente une teinte brun-jaunâtre clair, qui ne disparaît pas à la pression. Plus tard, cette coloration s'efface aussi et la peau reprend son aspect normal. Il est exceptionnel qu'il se produise une très légère desquammation. Dans beaucoup de cas, après la résorption de la tache de roséole, et — soit dit en passant, des papules — il persiste longtemps encore une modification particulière du pigment cutané ; nous parlerons plus loin de cette lésion, la *leucodermie syphilitique* qui présente une importance énorme pour le diagnostic de la syphilis.

Pronostic. — Ici, comme dans les chapitres suivants, nous ne nous occupons que du pronostic de l'altération locale, et non de celui de la syphilis, qui trouvera sa place dans un chapitre spécial. Le pronostic de la roséole syphilitique est favorable ; elle disparaît en un temps relativement court, sans avoir donné lieu à des troubles sérieux et sans laisser après elle d'altérations persistantes.

Diagnostic. — Citons d'abord, parmi les affections cutanées qui présentent une certaine analogie avec la roséole syphilitique, les exanthèmes des *maladies infectieuses aiguës*. Il est difficile de la confondre avec la *scarlatine* ; la *rougeole* prête un peu plus à l'hésitation ; toutefois la prédilection de la rougeole pour la face et les complications catarrhales concomitantes empêchent toute erreur. — Par contre, l'éruption du *typhus abdominal* ainsi que celui du *typhus exanthématique* présente souvent une telle analogie avec la roséole syphilitique qu'il est à peine possible, dans certaines circonstances, d'établir la différence. Mais, dans ces cas, les autres symptômes et l'état général des malades ne permettent pas de se tromper. — On a aussi pu prendre pour une roséole syphilitique les *érythèmes* et l'*urticaire (urticaire* *balsamique)* provoqués par l'ingestion des balsamiques ; ordinairement ces éruptions s'accompagnent de démangeaisons très vives et d'habitude présentent une tuméfaction plus forte.

La roséole présente souvent certaines analogies avec deux affections cutanées d'origine parasitaire, l'*herpes tonsurans* dans sa forme disséminée et le *pytiriasis versicolor*. Dans l'herpès tonsurant disséminé, comme dans la roséole, le corps tout entier est parsemé de taches rouges ; mais, au bout de peu de temps, ces macules deviennent le siège d'une desquammation qui fait défaut dans la roséole syphilitique. De plus on trouve ordinairement à certains endroits, des foyers plus anciens présentant la forme circinée, desquammative, caractéristique de l'herpès tonsurant. — Enfin, l'herpès tonsurant est toujours prurigineux, contrairement à l'exanthème syphilitique. — Le pytiriasis versicolor affecte parfois aussi la forme de foyers circonscrits, arrondis, disséminés sur le corps ; il présente alors une certaine analogie avec la roséole syphilitique ; mais ces taches subissent soit spontanément, soit par grattage, une desquammation des couches superficielles de l'épiderme ; on peut dans ces pellicules démontrer sans peine la présence du parasite, ce qui, soit dit en passant, est beaucoup plus difficile dans la forme d'herpès tonsurant dont nous venons de parler.

Il nous reste à citer un dernier exanthème, les taches bleues, *(maculæ cœruleæ)* produites par les morpions. Dans cet exanthème, les taches violacées, bleu-mat sont toujours localisées aux endroits où siègent les morpions ou dans les intervalles qui séparent ces foyers ; c'est-à-dire au mont de Vénus, à la face interne des cuisses, aux bourses, à la paroi latérale du thorax, au pourtour de l'aisselle ; du reste, on réussit toujours à découvrir le phtyrius, cause de l'exanthème. Il faut naturellement mettre une certaine réserve à poser un diagnostic définitif ; car il peut très bien y avoir coëxistence des deux affections.

Il va de soi que, dans les cas difficiles, les *autres manifestations de la syphilis* prennent une importance capitale pour le diagnostic ; c'est précisément pour la roséole que les conditions sont les plus favorables ; presque toujours le chancre primitif existe encore et le diagnostic ne pourra s'égarer devant des lésions aussi constantes que l'adénopathie multiple, l'impétigo du cuir chevelu, les manifestations aux muqueuses ainsi qu'en présence des autres symptômes de la période éruptive, la céphalée, l'insomnie, les transpirations nocturnes, etc.

Nous avons dit plus haut qu'après la roséole et les exanthèmes papuleux, on voit assez souvent persister une altération pigmentaire spéciale, la **leucodermie syphilitique** qu'on a souvent décrite sous le nom moins heureux de *syphilis pigmentaire*. Quand cette lésion est bien constituée, la peau présente des plaques claires, assez bien délimitées, arrondies ou ovalaires, disséminées sur un fond sombre dont la pigmentation est exagérée.

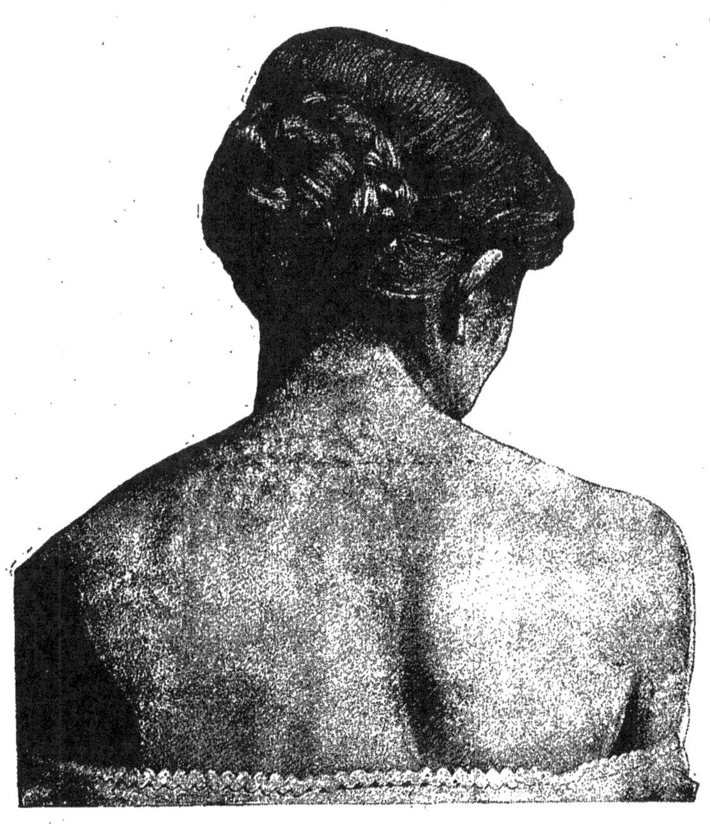

Fig. 4
Leucodermie syphilitique

L'affection a naturellement un aspect très variable d'après les dimensions et le nombre des taches claires ; parfois il n'y a que quelques plaques rares, distantes les unes des autres, d'autres fois elles sont si nombreuses, si rapprochées les unes des autres qu'il n'existe entre elles qu'un réseau délicat de lignes brunes ; l'aspect de la peau fait songer à celui d'un filet à larges mailles dont les taches claires représentent les trous, le réseau brun les fils. En dehors de cette augmentation du pigment à certaines places et de sa diminution à d'autres, on ne constate aucune autre altération, ni desquammation, ni infiltration, ni phénomènes subjectifs.

La leucodermie syphilitique montre une *prédilection* très accusée pour certaines parties du corps, surtout pour le cou sur ses parties postérieures et latérales ; ces endroits sont, dans la grande majorité des cas, les seuls atteints. Ce sont, comme on le voit déjà par cet énoncé, les parties du tégument les plus pigmentées à l'état normal, sur lesquelles se rencontre le plus souvent cette altération ; il faut toutefois qu'elles aient été le siège d'une éruption syphilitique. Une autre particularité encore inexpliquée, c'est que la leucodermie atteint presque toujours les *femmes*, (dans les 9/10 des cas) et, tandis que chez elles la leucodermie occupe presque exclusivement le cou, chez l'homme elle atteint assez souvent d'autres parties. C'est chez l'homme seulement que nous avons jusqu'ici observé une leucodermie généralisée, couvrant tout le tégument ; dans ces cas la disposition des taches blanches répond rigoureusement à celle des plaques de roséole qui ont disparu.

Cette dernière circonstance nous permet de conclure que la leucodermie reconnaît pour cause la résorption de la roséole entraînant une diminution du pigment aux endroits où siégeait la macule érythémateuse ; en même temps le pigment augmente à la périphérie de la tache absolument comme on l'observe pendant la résorption du psoriasis après un traitement par la chrysarobine. Cette opinion s'appuie sur l'observation du développement de la leucodermie après une éruption papuleuse ; on peut suivre très exactement comment, à un certain stade, la partie périphérique de la papule se résorbe en laissant un anneau blanc qui dépasse les limites de l'élément éruptif et circonscrit le centre de la papule qui ne s'est pas encore résorbé.

L'*époque d'apparition* de la leucodermie syphilique concorde tout-à-fait avec cette théorie pathogénique. En général elle se montre dans le troisième ou le quatrième mois qui suit l'infection, c'est-à-dire juste à l'époque où d'habitude disparaissent les premiers exanthèmes.

La leucodermie, quand elle a acquis son plein développement, conserve l'aspect que nous venons de décrire sans subir de changements, pendant longtemps, plusieurs mois et parfois davantage ; alors son aspect commence à se modifier : les taches claires s'agrandissent et cet élargissement amène, quand elles sont nombreuses, la confluence des plaques isolées et la disparition des lignes brunes qui les séparaient ; ces foyers confluents trahissent encore leur origine par leurs bords polycycliques, convexes en dehors. Lorsqu'il existe un grand nombre de plaques leucodermiques, il ne persiste plus après leur réunion que des îlots pigmentés, de forme irrégulière, disséminés çà et là. Grâce à l'augmentation des dimensions des plaques claires, les contours, d'abord bien marqués, se fondent ; le contraste que présente les taches blanches avec les endroits hyperpigmentés diminue ; c'est l'état transitoire qui précède la disparition totale de l'affection. Les endroits clairs s'assombrissent ; la différence de coloration entre les endroits clairs et foncés devient de moins en moins sensible et la leucodermie disparaît. Pour que la disparition soit complète, il faut ordinairement longtemps, six mois, un ou deux ans ; parfois même, on a retrouvé la leucodermie quatre années après l'infection.

Cette ténacité donne à cette affection insignifiante en elle-même une importance énorme pour le *diagnostic ;* les autres symptômes de la syphilis secondaire disparaissent ordinairement en un temps assez court, sans laisser de traces certaines de leur existence. Bien que des atrophies pigmentaires en foyers arrondis avec hyperpigmentation de leur pourtour ne soient pas spéciales à la syphilis et qu'on puisse les rencontrer aussi dans le *vitiligo*, le *psoriasis* et d'autres dermatoses, la disposition et la localisation des endroits apigmentés sont dans la leucodermie syphilitique, si caractéristiques et si typiques qu'il est impossible de la confondre avec tout autre atrophie pigmentaire. Dans l'état actuel de nos connaissances, nous devons regarder la leucodermie, telle que nous l'avons décrite, comme appartenant exclusivement à la syphilis et nous sommes autorisés, lorsque nous la rencontrons, à poser le diagnostic de syphilis et de syphilis à la deuxième période. Mais cette signification, la leucodermie ne la possède que dans un sens positif, car on ne l'observe que dans environ la moitié des cas de syphilis secondaire et, avons-nous dit, neuf fois plus fréquemment chez la femme que chez l'homme ; aussi l'absence de leucodermie ne démontre-t-elle en rien l'absence de syphilis. L'importance pratique de ce précieux signe diagnostic est encore accrue par la prédilection qu'il montre pour le cou, si facilement accessible à l'investigation.

2. — SYPHILIDE PAPULEUSE SECONDAIRE

La **syphilide à grosses papules** *(exanthema papulosum lenticulare)* se présente sous forme d'infiltrations de la dimension d'un pois ou d'une pièce de cinquante centimes, aplaties, dures, et faisant une saillie légère, de quelques millimètres au plus. Les papules typiques atteignent rarement de plus grandes dimensions ; toutefois, dans certaines formes graves, on observe par exception des infiltrats plus étendus, aplatis, faisant une forte saillie et qui peuvent atteindre la largeur d'une pièce de cinq francs et même davantage. Ces larges infiltrations se rencontrent surtout au visage, mais on peut les observer sur n'importe quelle autre partie du corps ; longtemps encore après leur résorption, on trouve à la place qu'elles occupaient une pigmentation accentuée du tégument. La *coloration* des papules, au début de leur apparition, est rouge ou rouge-brunâtre ; elles présentent souvent une teinte cuivrée qu'on a comparée à celle du jambon rassis, et qu'on a considérée comme caractéristique des efflorescences syphilitiques ; plus tard cette nuance tourne ordinairement au brun. La papule a une *forme* arrondie ou légèrement ovale ; en général, l'élément éruptif prédominant est une papule arrondie à contours réguliers, comme s'ils avaient été tracés au compas. Parfois le centre de la papule est légèrement humide et se recouvre d'une croutelle ; l'efflorescence se rapproche alors, comme aspect, des syphilides pustuleuses.

La syphilis à grosses papules envahit souvent tout le tégument ; mais parfois elle se groupe en îlots, surtout quand l'éruption est mixte, polymorphe. Les papules ont une prédilection toute spéciale pour certains points : la ligne qui sépare la nuque du cuir chevelu, puis les articulations du coude et du poignet, le sillon naso-labial, le pli mentonnier et, d'une façon générale, tout le visage. Toutefois nous n'admettons pas comme on l'a si souvent répété qu'elles montrent une prédilection toute spéciale, pour la ligne qui sépare le front du cuir chevelu ; la « couronne de Vénus » est un signe diagnostique très trompeur : le psoriasis vulgaire atteint au moins aussi souvent le front que le fait la syphilis. — Nous n'insisterons pas maintenant sur la tendance qu'ont les papules à se développer aux points de contact de deux surfaces cutanées, tels que le pourtour des organes génitaux et de l'anus ; là, les conditions spéciales du milieu impriment aux éléments éruptifs une forme particulière, celle de *papules humides* (plaques muqueuses) ; on trouvera plus loin la description détaillée de cette variété morbide. — La syphilide papuleuse ne donne lieu à aucun *symptôme subjectif*, sauf quand elle siège au pourtour des organes génitaux ; il faut aussi excepter les papules localisées à la paume de la main et à la plante du pied.

Évolution. — La syphilis à grosses papules apparaît soit comme premier exanthème de généralisation, soit comme récidive ; dans le premier cas, (les exanthèmes mixtes exceptés), les papules recouvrent tout le tégument cutané ; dans le second, elles affectent plus souvent une disposition en foyers isolés, circonscrits, localisées aux endroits de prédilection que nous avons signalés. — Dans tous les cas, il existe une *symétrie* plus ou moins nette. Après un certain temps les papules commencent à présenter des signes de *régression* ; ceux-ci consistent surtout en une desquammation légère *(syphilide papulo-squammeuse)* ; assez souvent la papule présente à son pourtour un liséré arrondi, formé d'écailles épidermiques adhérentes à l'épiderme normal ; à la paume de la main et à la plante du pied cette espèce de collerette ne fait presque jamais défaut. — En même temps la papule s'affaisse, elle perd sa consistance et finit par disparaître complètement en laissant une tache brune dont la coloration s'efface très lentement. Dans certaines circonstances spéciales seulement (voir leucodermie syphilitique) l'évolution est toute différente : la peau, à l'endroit des papules, perd son pigment et le pourtour s'assombrit. La résorption des papules secondaires ne donne jamais lieu à une cicatrice ; quand le dernier reste du pigment s'est effacé, l'éruption a terminé son évolution.

Diagnostic.— Signalons tout d'abord la ressemblance qu'offre la maladie qui nous occupe avec certaines formes de *psoriasis*, surtout avec les formes jeunes de psoriasis généralisé. Les différences qui séparent ces deux affections sont cependant si grandes qu'on peut, en général, trancher le diagnostic sans même attendre l'évolution ultérieure : dans la syphilis à grosses papules, toutes les efflorescences ont, à peu de chose près, les mêmes dimensions ou, tout au moins, elles n'offrent guère d'écarts aussi marqués que les efflorescences psoriasiques ; dans les cas de psoriasis qui permettent l'hésitation, on trouve toujours tous les degrés de transition entre les foyers récents punctiformes et les placards anciens, naturellement plus larges. La cause de ces différences réside dans la modalité éruptive des deux dermatoses : dans la syphilis, l'éruption a plus d'uniformité et se termine en quelques semaines ; dans le psoriasis, au contraire, longtemps après la première éruption, on voit encore se faire de nouvelles poussées. Enfin la papule syphilitique ne desquamme jamais autant que la plaque psoriasique ; l'épiderme qui recouvre celui-ci se détache d'ordinaire par lambeaux épidermiques cohérents. Il ne faut toutefois pas oublier que ces lamelles épidermiques peuvent aussi manquer dans le psoriasis soit qu'elles aient été enlevées par des lavages, par des bains, soit qu'elles aient été entraînées par une transpiration profuse. Il faut accorder moins de valeur à un autre signe différentiel souvent invoqué ; le psoriasis saignerait au grattage, la papule syphilitique ne présenterait pas ce symptôme. — Il ne faut pas trop faire fond sur le chatouillement que l'on trouve dans le psoriasis et qui manque dans la syphilis ; le psoriasis est parfois très peu prurigineux et peut même ne pas l'être du tout. — La localisation a, par contre, une importance plus grande : le psoriasis siège très souvent au coude et au genou, du côté de l'extension ; c'est là qu'on trouve les foyers les plus anciens et partant, les plus étendus ; la papule syphilitique préfère au contraire le côté de la flexion, surtout au coude et au poignet. — Déjà, en parlant de la « couronne de Vénus », nous avons dit que la valeur diagnostique de ce signe était minime et que parfois, même elle favorisait plutôt l'erreur. Un signe plus sûr est l'immunité constante de la paume de la main et de la plante du pied pour les éruptions récentes de psoriasis, qui seules peuvent ressembler à la syphilis papuleuse; cette dernière atteint au contraire ces parties avec une remarquable fréquence.

L'*examen microscopique* d'une papule montre qu'elle est constituée par une infiltration de petites cellules ; cette infiltration débute autour des vaisseaux du derme et des réseaux vasculaires qui entourent les glandes sudoripares et les follicules pileux ; puis elle envahit toute l'épaisseur du chorion et pénètre jusque dans le réseau muqueux de Malpighi, de telle sorte que la limite entre ces deux parties finit par disparaître complètement. D'après les recherches les plus récentes, on a retrouvé dans les papules, le même bacille que celui qu'on a signalé dans les autres lésions syphilitiques.

Les syphilides papuleuses de la *paume de la main* et de la *plante du pied* méritent une description spéciale : quand elles affectent cette localisation on leur donne le nom de **psoriasis palmaire et plantaire syphilitique**; on devrait à la rigueur ajouter à cette dénomination le mot **secondaire**, car, pendant la période tertiaire, ces mêmes régions peuvent devenir le siège de manifestations spéciales désignées aussi du nom psoriasis. Voyons quelles sont les différences essentielles qui séparent ces papules de celles qui siègent sur d'autres parties du tégument : d'abord elles ne font pas saillie au dessus de la peau normale, ou du moins, la saillie est peu marquée ; le toucher seul permet de les percevoir : elles forment des infiltrations consistantes, encastrées dans la peau. Ce caractère résulte de l'adhérence solide de la peau aux tissus sous-jacents, et de l'épaisseur beaucoup plus grande que présente l'épiderme à ces endroits. Aussi les papules ne sont-elles à ces régions que de simples taches rouges, passant au rouge-brun, sans saillie sensible et de la dimension d'une lentille ; parfois elles sont plus étendues ; leur forme est généralement arrondie. Plus tard on trouve d'ordinaire sur chaque efflorescence une écaille épidermique blanche, nacrée; si cette écaille ne recouvre que la partie centrale de la papule, celle-ci prend l'aspect d'une cocarde délicate à centre blanc, à pourtour rouge. Quand ces écailles se sont détachées, les papules paraissent rouge-vif, luisantes; les plis normaux de la peau ont disparu et, au pourtour de la papule, les débris épidermiques forment une mince collerette, régulièrement circulaire. Quand elles occupent un des sillons principaux de la main, elles donnent naissance à des rhagades souvent profondes et douloureuses. Contrairement à ce qui se passe pour les autres exanthèmes syphilitiques, le psoriasis plantaire et palmaire produit parfois un prurit plus ou moins accentué.

Le psoriasis palmaire et plantaire secondaire fait très souvent partie de la syphilis papuleuse généralisée et, comme nous l'avons dit, peut quelquefois même apparaître en même temps que la roséole syphilitique. Plus tard on l'observe assez souvent comme récidive, soit seul soit en même temps que d'autres éruptions. En général, l'abondance des éléments éruptifs à la main et au pied correspond à la richesse de l'éruption sur le reste du tégument; mais il peut cependant se faire qu'à la main et au pied (surtout à la main), l'exanthème soit très abondant, bien qu'on ne découvre sur le reste du corps que quelques rares manifestations.

Le psoriasis palmaire et plantaire secondaire a une importance très grande pour le *diagnostic :* la paume de la main et la plante du pied n'ont en propre aucun exanthème qu'on puisse confondre avec l'affection qui nous occupe; cette éruption est donc presque pathognomonique de la syphilis. Les plaques rouges qu'on rencontre quelquefois aux mains et aux pieds dans l'*urticaire* et dans l'*érythème exsudatif* ne desquamment pas ou presque pas; en outre, les caractères des efflorescences à d'autres régions ne permettent pas l'erreur. Le *psoriasis vulgaire* ne se localise qu'exceptionnellement aux pieds et aux mains et ne le fait que lorsque l'éruption est très généralisée; mais alors la confusion n'est plus possible. — En outre les foyers psoriasiques des pieds et des mains ont une forme toute différente; ils se présentent sous l'aspect d'épaississements calleux de l'épiderme. — Le *Lichen ruber* s'observe assez souvent aussi à la paume de la main et à la plante du pied; cependant, même sans tenir compte des autres manifestations, il sera facile de les distinguer par la forme que prennent les papules de lichen, qui, elles aussi ont plus que le psoriasis syphilitique, l'aspect d'épaississements calleux.

Nous étudierons encore dans ce chapitre quelques exanthèmes spéciaux qui, dans leur ensemble, par leurs symptômes et l'époque de leur apparition, se rattachent plutôt à la syphilis papuleuse qu'à toute autre éruption secondaire : ce sont la *syphilide papuleuse circinée*, la *syphilide papillaire*, la *syphilide à forme d'érythème exsudatif multiforme ou d'érythème noueux*. Pour cette dernière affection cependant, les symptômes ressemblent très peu à ceux de la forme papuleuse simple.

Dans la **syphilide circinée**, le centre de la papule subit très rapidement une régression qui laisse persister une pigmentation plus ou moins marquée ; il ne se produit pas de cicatrice et l'efflorescence forme un anneau délicat, arrondi, très peu surélevé, à centre plus sombre. L'anneau périphérique a l'aspect et la coloration d'une papule et comme cette dernière, finit par desquammer ; parfois elle se recouvre de petites croûtes. Les *dimensions* de cet anneau sont aussi celles d'une papule ordinaire ; il a, en moyenne, le diamètre d'une lentille ou d'une pièce de cinquante centimes ; il est rare qu'il atteigne de plus grandes dimensions. Lorsque ces anneaux sont nombreux et rapprochés les uns des autres, ils donnent naissance, par confluence, à des figures festonnées, polycycliques, suivant les lois connues de la fusion des efflorescences circinées.

La syphilide circinée a une prédilection très marquée pour certains endroits ; on l'observe de préférence au pourtour de la *bouche* et du *nez*, puis aux autres parties du *visage*, au *cou*, au *scrotum* ; il est rare qu'on la rencontre ailleurs.

Cette forme éruptive, d'ailleurs rare, est très caractéristique ; il n'existe en effet qu'une seule dermatose avec laquelle on puisse la confondre : c'est la forme circinée de l'*herpès tonsurant*. Mais dans cette dernière maladie nous ne constatons pas la même prédilection pour les endroits que nous venons de citer ; d'ordinaire les foyers mycotiques atteignent en peu de temps des dimensions beaucoup plus fortes que celles qu'on observe dans les syphilides circinées ; enfin la démonstration du parasite lèvera tous les doutes.

Les papules qui siègent ou *sillon naso-labial* (beaucoup moins souvent celles qui se trouvent au *menton* et au *sillon auriculaire*) présentent parfois une modification très rare, pour ainsi dire pathognomonique de la syphilis; ces papules perdent leur aspect lisse; elles se couvrent de petites excroissances papillaires et se transforment en petites élevures jaunâtres ou gris-jaunâtres, mamelonnées et qui rappellent la forme de certaines verrues. Cette affection qu'on désigne sous le nom de **syphilide papillaire** (*syphilide granulée* de FOURNIER) ne doit pas être confondue avec les excroissances papillaires qu'on rencontre parfois dans la syphilis pustuleuse ou sur des ulcérations tertiaires et auxquelles on a donné le nom de Frambœsia syphilitica. Comme cette forme ne peut se développer que sur quelques régions bien limitées, il en résulte que les éléments éruptifs sont très peu nombreux et que parfois on n'en trouve qu'un seul ; néanmoins, il suffit de voir une seule de ces papules pour pouvoir affirmer l'existence de syphilis; à ces endroits, en effet, aucune autre maladie ne produit des symptômes analogues.

Dans certains cas très rares, on peut observer, au cours de la période secondaire, des éruptions qui ressemblent absolument à l'*érythème exsudatif multiforme vulgaire* ou à l'*érythème noueux*. Dans le premier cas, ce sont des éruptions étendues, rouges, surélevées, qui plus tard s'accroissent par la périphérie et atteignent les dimensions d'une pièce de deux francs et même plus ; quand elles confluent, elles arrivent à des dimensions plus grandes encore. — Dans le second cas, on constate comme dans l'érythème noueux non syphilitique, des nodosités de volume variable ; la peau qui les recouvre leur est adhérente ; au début de l'affection elle présente une coloration rouge vif qui plus tard se fonce et devient rouge violacé. — On pourrait conclure de cette similitude que dans ces cas, il n'y a qu'une simple coexistence de la syphilis avec ces deux affections ; cette idée trouverait même une confirmation dans le fait que, même lorsqu'ils sont d'origine syphilitique, ces exanthèmes conservent leur localisation caractéristique, qu'ils apparaissent, pour l'érythème multiforme, au côté de la flexion des membres, pour l'érythème noueux, aux jambes principalement. Mais quand aucune médication spécifique n'intervient, l'évolution est beaucoup plus lente que dans les érythèmes non syphilitiques; d'autre part l'influence considérable du traitement antisyphilitique sur l'éruption, démontre qu'elle dépend bien de la syphilis et qu'elle n'a de commun avec les exanthèmes multiformes et noueux non syphilitiques que l'aspect extérieur. Ce qui le prouve encore, c'est que, dans le cas de syphilis, on trouve parfois l'érythème multiforme et l'érythème noueux combinés : aux bras et à la figure, les efflorescences prennent, par exemple, les caractères de l'érythème multiforme, aux jambes celui de nodules d'érythème noueux; or, cette combinaison ne s'observe jamais dans les érythèmes noueux et multiforme vulgaires qui sont toujours bien distincts l'un de l'autre.

La **syphilide à petites papules** *(Exanthème papuleux miliaire, Lichen syphilitique)* se distingue de la forme à grosses papules par deux caractères : les éléments éruptifs sont beaucoup plus petits; leurs dimensions sont celles d'une tête d'épingle ou d'un grain de chenevis; en second lieu ils affectent constamment une disposition en *groupes* ou en *cercles*. Ces foyers ont une étendue très variable, sont parfois grands comme une pièce de cinq francs; le nombre des éléments éruptifs qui les constituent, varie avec l'étendue qu'ils ont acquise. D'autres fois les petites papules s'ordonnent en cercles délicats, à extension centrifuge, dont le centre paraît normal ou légèrement pigmenté. Quand ces cercles arrivent à se toucher, ils forment les figures que nous connaissons déjà et que donnent, en confluant, toutes les éruptions circinées, de quelque nature qu'elles soient. — La *coloration* de ces papules est brune ou rouge-brunâtre. — Il est plus rare de rencontrer des papules punctiformes; elles forment alors des foyers plus vastes qui donnent à la peau l'aspect de la chair de poule *(syphilide papuleuse ponctuée;* Fournier). Cette forme s'observe surtout au dos, sur les faces latérales du thorax, aux membres; elle n'envahit jamais le visage. Les papules siègent alors à l'orifice des follicules pileux, absolument comme dans certaines formes de lichen scrophulosorum et de lichen ruber; c'est ce qui explique comment la peau, à part la couleur des élevures, prend l'aspect de chair de poule. Cette forme éruptive, contrairement aux autres éruptions spécifiques, donne parfois naissance à du prurit. — On rencontre exceptionnellement une disposition singulière : au centre du groupe éruptif une grosse papule, puis tout autour une série de papules plus petites entourant la première « comme les planètes entourent leur soleil » (FOURNIER).

Ces diverses variétés de syphilides à petites papules sont très souvent combinées : à certains endroits, les papules sont disposées en groupe, à d'autres elles forment des cercles, à d'autres encore elles présentent la forme ponctuée. Dans certains cas, elle se combine à une éruption de grosses papules : la figure par exemple, est couverte de papules volumineuses, le reste du corps présente une éruption miliaire. En thèse générale, le lichen syphilitique prend moins souvent une extension aussi grande que celle de la syphilide à grosses papules ; du reste, on sait qu'il est rare comme exanthème de début ; il apparaît plus souvent comme récidive, vers la fin de la première année ou même plus longtemps encore après l'infection.

L'évolution de cette variété éruptive ressemble beaucoup à celle des syphilides à grosses papules ; la seule différence c'est que dans le lichen syphilitique la desquammation est ordinairement plus forte, au moment où la résorption des papules commence.

Le **Diagnostic** est souvent assez difficile ; l'analogie avec le *lichen ruber plan* ou le *lichen scrophulosorum* peut être très grande. — Dans le lichen ruber, la pigmentation du centre des îlots est ordinairement plus intense ; les efflorescences, dès qu'elles ont un certain volume, sont toujours ombiliquées, les nodules sont plus rouges et donnent lieu à du prurit. Il ne faut cependant pas attacher trop d'importance à ce dernier symptôme. — Dans le lichen scrophulosorum, l'exanthème, considéré en lui-même, est souvent difficile à différencier du lichen syphilitique ; peut-être dans cette dernière affection, les papules ont-elles une coloration plus franche. L'âge du malade pourra fournir quelques indications : le lichen scrophulosorum s'observe presque toujours chez des enfants ou des adolescents, chez lesquels la syphilis est beaucoup plus rare. Mais, en dernier examen, le diagnostic se fera surtout en se basant sur l'état général du malade, qui révèlera ou bien les symptômes ordinaires de la syphilis ou ceux de la scrofulose.

Lorsque les papules siègent à des points où *deux surfaces cutanées se touchent*, elles subissent des modifications spéciales dues à la sueur et aux autres sécrétions qui s'accumulent à ces endroits; l'épiderme macère et les caractères de la papule se modifient.

Tout d'abord, les couches superficielles de l'épiderme se soulèvent; les papules excoriées ne sont plus sèches, elles laissent suinter un peu de sécrétion aqueuse et se transforment en **papules humides** *(papulæ madidantes* ou *condylômes aplatis)* (1). Plus tard la surface prend une coloration grise, d'apparence croupale et la papule sécrète en abondance un liquide peu épais, d'aspect légèrement purulent — D'ordinaire, les dimensions de la papule s'accroissent tant en hauteur qu'en largeur; elles confluent et forment de larges *plaques, véritables placards* bourgeonnants qui atteignent parfois de vastes dimensions, les bords de ces placards sont polycycliques, comme il arrive chaque fois que des efflorescences arrondies arrivent à confluer. Quand la maladie est très négligée, ces papules prennent d'énormes dimensions, atteignent jusqu'à un centimètre de hauteur et leur surface se recouvre d'excroissances papillaires. D'autres fois elles subissent une modification toute opposée, due encore au manque de soins et à la malpropreté: leur partie centrale se gangrène, on voit s'y former une *ulcération* profonde, recouverte de pus, qui finit par détruire toute la papule en ne laissant subsister qu'un rebord étroit, surélevé.

Les papules humides ont, à maints égard, beaucoup *d'analogie avec les manifestations syphilitiques des muqueuses ;* du reste, là où la peau se continue directement avec une muqueuse, on rencontre parfois une transition directe entre ces deux formes d'éruption; elle s'observe surtout au gland et au feuillet interne du prépuce, à la face interne de la vulve; à ces endroits, les éruptions prennent ordinairement l'aspect de véritables syphilides

(1) C'est l'ancienne dénomination qu'il vaut mieux laisser tomber en désuétude.

muqueuses. Bien que les papules humides établissent le passage des efflorescences cutanées aux manifestations des muqueuses, il n'est cependant pas rationnel de les décrire en même temps que ces dernières comme on le fait si souvent : leur véritable siège n'est pas sur les muqueuses, mais sur le tégument externe.

Localisation. — Il est clair, d'après ces prémisses, que les papules humides doivent se produire de préférence aux *organes génitaux* et au *pourtour de ceux-ci*; elles se rencontrent surtout chez la *femme*, chez laquelle les surfaces de contact sont plus étendues et chez laquelle les sécrétions normales et pathologiques des organes génitaux sont de si puissants agents de macération. Les parties le plus souvent atteintes sont les *petites* et les *grandes lèvres*, la *surface interne des cuisses* et le *sillon de l'anus*. Quand l'affection est très négligée, ces parties sont souvent le siège d'une éruption confluente qui peut s'étendre jusqu'au pli de l'aine.

Aux organes génitaux de l'*homme*, moins souvent atteints que ceux de la femme, elles se localisent de préférence au *scrotum*, à la *face interne des cuisses*, à la *face postérieure du pénis*. Le *sillon de l'anus* est aussi moins souvent envahi que chez la femme; cette immunité relative est peut-être due au revêtement pileux qui le recouvre et empêche les contacts trop directs entre les surfaces cutanées; chez la femme cette région est dépourvue de poils et, de plus, exposée au contact des sécrétions vaginales.

Aux autres régions, les papules humides prennent naissance dans des circonstances identiques; leur fréquence y est moins grande qu'aux organes génitaux; on les a rencontrées entre les *doigts* et les *orteils*, au *nombril*, à l'*aisselle*, au *pli mentonnier*, au *conduit auditif externe*, au *sillon auriculaire postérieur*, sous les *seins* et chez les individus obèses, dans tous les *replis* de la peau. — Faisons remarquer que souvent lorsque deux surfaces cutanées se touchent, les papules humides se trouvent en regard l'une de l'autre. Ce symptôme est très facile à expliquer : la sécrétion qu'émet la papule exerce sur la partie correspondante de la peau, une macération, une irritation et c'est à cet endroit irrité que prend naissance la nouvelle papule humide.

Lorsque le nombre des papules humides est assez restreint, elles ne produisent guère de *symptômes subjectifs :* un peu de cuisson ou de douleur au contact des urines ou des vêtements.

Mais lorsqu'elles sont exubérantes, elles deviennent très sensibles au moindre contact et lorsqu'elles siègent aux organes génitaux ou à l'anus, les douleurs qu'elles occasionnent sont des plus vives. La sécrétion, très adondante, émet une *odeur* repoussante, fétide, perceptible à distance ; certes, cette fétidité n'est pas caractéristique de la syphilis ; mais, comme c'est dans cette maladie qu'on la perçoit le plus souvent, elle doit dès l'abord éveiller les soupçons.

Les papules humides constituent une des *manifestations les plus fréquentes* de la syphilis secondaire, surtout chez les femmes ; celles-ci n'y échappent presque jamais et bien souvent chez elles, les récidives sont très fréquentes ; dans la première année, ces papules réapparaissent cinq, dix, vingt fois même, soit comme manifestation isolée, soit en même temps que d'autres symptômes secondaires. Comme ces récidives sont surtout fréquentes chez les prostituées, nous nous croyons autorisés à voir dans les traumatismes nombreux auxquels sont soumises leurs parties génitales, la cause occasionnelle de ces récidives ; c'est absolument de la même manière que le tabac amène chez l'homme la fréquente réapparition des syphilides buccales.

La fréquence des récidives et la grande *contagiosité* des papules humides en montrent assez le *danger* ; aussi nous rallions-nous à l'opinion de Fournier, pour qui ces papules représentent le principal agent de propagation de la syphilis ; cette transmission se fait beaucoup moins souvent par le chancre qui n'atteint l'individu qu'une seule fois et dont la durée est relativement courte.

L'évolution des papules humides, plus encore que celle des autres lésions spécifiques, dépend des soins qu'on leur donne, du traitement qu'on leur oppose. On rencontre des malades qui ne prennent aucun soin de propreté, qui montrent pour leur affection une négligence absolument incroyable, « bestiale » pourrait-on dire ; chez ceux-là, les papules prennent une extension, un développement excessifs ; au contraire il suffit souvent, pour arrêter leur croissance, pour les faire complètement disparaître, de quelques soins de propreté combinés à un traitement indifférent, qui consiste essentiellement à isoler les parties malades. Sous l'influence d'un traitement spécifique, le temps nécessaire à la disparition de très larges éruptions papuleuses est souvent des plus courts. Après leur guérison, il persiste à l'endroit qu'elles ont occupé, soit une pigmentation cutanée, soit, au contraire, une achromie; mais, d'habitude, après un certain temps, tout vestige de papule a disparu. Il ne peut subsister de cicatrice que si la papule était primitivement ulcérée.

Il est rare que le **diagnostic** des papules humides présente des difficultés; leur localisation, leurs caractères permettent difficilement de les confondre avec toute autre affection. Leur aspect ne rappelle celui des *papillômes (condylômes acuminés)* que dans une circonstance: lorsque l'exubérance de la papule humide a donné lieu à la formation d'excroissances papillaires de sa surface. Cependant, un papillôme qui aurait acquis un développement semblable et qui seul pourrait prêter à confusion, aurait plus que la papule hypertrophiée, l'aspect d'une tumeur bien isolée. Dans les deux cas, du reste, aussi bien dans la papule humide que dans le papillôme, ce développement exagéré ne s'observe qu'à certains endroits, ceux qui sont soumis à des irritations excessives; aux autres endroits, mieux protégés, on retrouve nettement la lésion élémentaire avec ses caractères habituels. — Les papules humides ulcérées peuvent ressembler beaucoup au *chancre mou*; quand la fonte ulcéreuse est complète, l'analogie peut être telle que le diagnostic devienne presque impossible, si l'on s'en tient aux caractères de la lésion. Dans ces cas, l'inoculation au malade pourrait donner la solution du problème; le chancre mou donnerait naissance à un nouveau chancre, tandis que l'inoculation de la papule humide aboutirait tout au plus à la formation d'une petite pustule, à guérison rapide. — Il est plus facile de méconnaître les papules humides lorsqu'elles siègent à d'autres régions qu'aux organes génitaux; ici c'est l'anomalie de la localisation qui favorise la confusion. On peut, par exemple, prendre une papule située entre les orteils pour une *érosion* simple, due à la macération par la sueur. Pour arriver au diagnostic il faut se baser surtout sur la délimitation bien précise de l'élément papuleux d'avec la peau normale; les érosions simples ne sont pas aussi nettement circonscrites.

3. — SYPHILIDE PUSTULEUSE

Les **syphilides pustuleuses** se distinguent des exanthèmes dont nous nous sommes occupés jusqu'ici (les papules humides exceptées) par un caractère essentiel : elles sécrètent un liquide purulent dont l'accumulation donne lieu au soulèvement de l'épiderme et à la formation d'une pustule. Toutefois, cette première période n'est que de courte durée; quand on observe une syphilide pustuleuse, c'est beaucoup plus souvent à la période suivante, quand la pustule s'est rompue, que son contenu s'est desséché et a formé une croûte; cette croûte prend une coloration qui varie suivant les éléments que contient le pus; elle est jaune ou jaune-brunâtre; lorsqu'il y a eu du sang épanché, la coloration est plus foncée. Tout autour s'étend, à une certaine distance, une zône hyperémique, plus ou moins infiltrée. — En enlevant cette croûte, on met au jour soit une *érosion superficielle*, soit une perte de substance plus profonde, un *véritable ulcère cutané*. Si cette ulcération reste à découvert, le liquide qu'elle émet se dessèche rapidement et forme une nouvelle croûte. Ce symptôme est tellement constant que beaucoup d'auteurs donnent à l'éruption le nom de *syphilide pustulo-croûteuse*. — Parfois, sur le fond de l'ulcère bourgeonnent des granulations très saillantes *(Frambœsia syphilitique)* absolument semblables à celles qui recouvrent certaines ulcérations tertiaires. — Dans les formes superficielles la guérison amène la « restitutio ad integrum », dans les formes profondes il persiste toujours une cicatrice.

La syphilis pustuleuse se présente sous des formes très différentes qui ont donné lieu à la création d'une foule de variétés; d'une façon générale, il suffit cependant de la diviser en deux groupes : la *syphilide pustuleuse superficielle* et la *syphilide pustuleuse profonde*. Les caractères cliniques de l'éruption correspondent, du moins dans leurs grandes lignes, à cette classification; les formes superficielles constituent des manifestations légères et précoces de la syphilis; les formes profondes ont, règle générale, une signification plus sérieuse.

Au groupe des syphilides pustuleuses superficielles

(impétigo syphilitique) appartiennent les éruptions pustuleuses qui surviennent sur les parties recouvertes de poils, au cuir chevelu, à la barbe ; ces pustules, dont nous avons déjà parlé, coexistent très souvent avec les premiers exanthèmes généralisés ; ce sont évidemment les conditions anatomiques du tissu qui leur donnent ce caractère pustuleux, puisque sur les autres parties du tégument les efflorescences sont sèches : c'est, du reste, ce qu'on observe aussi dans l'eczéma aigu des régions pileuses, qui, presque toujours, devient très suintant dès son début. D'autres régions encore deviennent parfois le siège d'éruptions pustuleuses, alors que le reste du tégument est recouvert de papules sèches : ce sont la nuque, la limite nucale du cuir chevelu, certaines parties du visage, le front et le sillon naso-labial, enfin, la poitrine. — Dans tous ces cas, l'apparition de pustules n'a de signification fâcheuse ni pour le degré de gravité du mal, ni pour l'état général du malade. — Il en est tout autrement quand l'éruption pustuleuse prend une grande extension, en présentant parfois un caractère serpigineux ; ces symptômes assez rares sont l'indice d'une syphilis grave par elle-même et par le peu de résistance que le malade oppose à l'infection.

Ces éruptions forment une transition directe avec les **syphilides pustuleuses profondes** qu'on désigne généralement du nom d'*ecthyma syphilitique*. Dans ces syphilides le pourtour de la pustule primitive présente une forte infiltration ; sous la croûte qui la remplace plus tard on trouve plus qu'une simple érosion, mais bien un véritable ulcère, plus ou moins excavé, et dont la guérison se fait toujours par cicatrice.

Ces pustules s'observent souvent aux jambes, le reste du corps étant recouvert soit de macules ou de papules ; dans ces conditions, l'apparition de pustules n'a pas un pronostic défavorable. Certes, il s'agit d'ordinaire d'éruptions très fortes ; mais il n'est pas nécessaire pour cela que les malades soient cachectiques et leur syphilis n'en prend pas une marche plus grave. Toutefois les efflorescences pustuleuses demandent pour se guérir plus longtemps que les macules et les pustules. — Dans ces cas, c'est évidemment à des circonstances locales et surtout aux mauvaises conditions circulatoires des membres inférieurs, qu'il faut attribuer l'intensité plus grande qu'y prennent les manifestations morbides.

La situation est beaucoup plus sérieuse quand les syphilides pustuleuses profondes envahissent le tégument tout entier ; ou bien c'est à la faiblesse du sujet qu'il faut les rapporter, ou bien elles sont l'indice d'une forme de syphilis grave en elle-même, la syphilis galopante, sur laquelle nous reviendrons dans un chapitre ultérieur. On peut s'assurer que ces pustules sont bien des formes de transition vers les syphilides tertiaires proprement dites, car on les voit se transformer en ulcérations tertiaires typiques *(syphilis pustulo-ulcéreuse)*.

La syphilis pustuleuse s'observe, comme nous l'avons déjà dit, à des *époques très variables* : certaines formes sont contemporaines des premiers exanthèmes ; d'autres constituent des manifestations tardives de la période secondaire ou forment les transitions entre les syphilides secondaires et tertiaires, auxquelles elles aboutissent directement.

Le **pronostic** est, comme on peut le prévoir, favorable dans certaines formes ; il est plus mauvais dans d'autres, quand l'apparition des pustules décèle soit une gravité particulière de l'infection, soit l'existence d'un état cachectique.

Le **diagnostic** de la syphilis pustuleuse est, sauf dans les formes serpigineuses, assez difficile si l'on s'en tient aux seuls caractères de l'éruption ; car les pustules ne présentent aucune particularité caractéristique de la syphilis. On peut la confondre avec certaines formes d'*acné*, l'*acné médicamenteuse* entre autres ; puis avec l'*impétigo contagieux* et même dans certaines conditions, avec l'*eczéma humide*. Lorsque l'efflorescence pustuleuse n'a pas un caractère spécifique nettement marqué, il faut s'appuyer surtout sur la coexistence d'autres éruptions spécifiques et rechercher d'autres symptômes de syphilis.

A la syphilis pustuleuse se rattache intimement la *syphilis bulleuse (Pemphigus syphilitique)* : cette forme est exceptionnelle dans la syphilis acquise ; par contre elle est très fréquente dans la syphilis héréditaire ; aussi nous en remettrons la description au chapitre dans lequel nous parlerons de cette forme de syphilis.

4. — SYPHILIDE PAPULEUSE TERTIAIRE.

La **syphilis papuleuse tertiaire** se distingue de la syphilis papuleuse secondaire, moins par la forme des éléments éruptifs envisagés isolément que par la *disposition* qu'ils affectent et par l'*évolution* qu'ils prennent. La papule tertiaire présente en effet, comme la papule secondaire, l'aspect d'une nodosité brune ou rouge-brun, résistante, un peu surélevée, du volume d'une lentille; au moment où elle apparaît, elle présente une surface unie, brillante. Mais ces nodosités ne sont jamais isolées; elles forment soit un groupe unique composé de nombreux éléments, soit plusieurs groupes plus petits; en général, il est facile de constater que cette éruption s'irradie à partir de certains points où se rencontrent les papules les plus anciennes, qui parfois ont déjà subi une résorption complète; autour de ces papules, d'autres plus jeunes se développent, et se propagent dans toutes les directions ou en suivant une ligne déterminée. Cette disposition rappelle celle du lichen syphilitique secondaire; seulement, dans l'exanthème tertiaire, les papules sont d'ordinaire plus volumineuses; ensuite, et c'est là le caractère différentiel le plus important, après leur guérison, elles laissent toujours une cicatrice. Parfois ces papules deviennent confluentes et forment un rebord, un cordon d'infiltration; l'efflorescence prend alors une forme circinée ou en demi-cercle, avec cicatrice centrale. Si les anneaux ainsi formés se réunissent, ils donnent naissance à un cordon de tissu infiltré composé de segments circulaires; cette infiltration gagne dans une direction donnée en laissant derrière elle un tissu cicatriciel; ce rebord présente, du reste, tous les caractères de la papule isolée. Ces figures circinées peuvent provenir aussi de la transformation d'une papule unique; celle-ci s'accroît alors à sa périphérie tout en guérissant au centre *(syphilide papulo-serpigineuse)*.

La papule tertiaire peut présenter deux **évolutions** distinctes: tantôt il ne s'y fait aucune destruction; elle se *résorbe* en laissant comme résidu une cicatrice d'ordinaire superficielle; au début cette cicatrice est rouge et entourée d'une zone brun-foncé; plus tard elle blanchit et la coloration du pourtour finit aussi par se perdre. Ces cicatrices sont parfois si superficielles qu'après un certain temps, c'est à peine si on parvient à les retrouver. La seconde terminaison de la papule tertiaire est l'*ulcération*; il se produit un *ulcère cutané syphilitique* dont nous décrirons plus loin les caractères.

Dans cette forme d'exanthème, plus que dans toute autre éruption tertiaire, se manifeste dans toute son évidence la *tendance à l'extension serpigineuse*; il n'est pas rare de rencontrer des placards grands comme la main, plus grands même, couvrant parfois tout un membre, tout le dos; le liséré d'infiltration est simplement composé de quelques segments circulaires qui envahit la peau normale au milieu de laquelle il siège, en laissant sur son passage un tissu de cicatrice. Parfois, aux endroits déjà cicatrisés, réapparaît un nodule d'infiltration qui devient un centre d'irradiation pour de nouvelles efflorescences serpigineuses. D'ordinaire l'envahissement n'est pas tout-à-fait régulier; le rebord d'infiltration n'est pas absolument continu; il est brisé par places; aussi ne se produit-il pas une cicatrice bien continue; au milieu de celle ci on rencontre, disséminés çà et là, de petits îlots irréguliers de peau normale. Il est exceptionnel que cet exanthème donne lieu à une cicatrice couvrant sans discontinuité les segments cutanés étendus; dans ces cas, ce qui attire l'attention c'est surtout l'atrophie étendue de la peau; le liséré d'infiltration, contigu à la peau normale est ordinairement peu visible et échappe à l'observation. Ce sont ces formes qu'on a décrites sous le nom de *Liodermie syphilitique* (Finger).

Généralement, quand la syphilis papulo-serpigineuse a une grande extension, elle s'ulcère sur une étendue variable et l'exanthème qu'on a sous les yeux est par places papuleux, par places ulcéreux.

Cette forme éruptive appartient aux manifestations *les plus précoces* de la période tertiaire; elle survient peu d'années après l'infection, bien qu'elle puisse être plus tardive; il est rare de l'observer dans les périodes plus avancées de la syphilis.

Le **Diagnostic** est loin d'être toujours facile; il existe toute une série de dermatoses avec lesquelles la confusion est possible. Quand il n'y a qu'un groupe isolé ou quelques groupes de papules, quand la syphilide est serpigineuse, on peut la confondre avec le *lupus*, dont les éléments éruptifs présentent une grande analogie avec la papule tertiaire. Le lupus débute d'ordinaire

dans l'enfance ; il se distingue de la syphilis par sa tendance
excessive à repulluler aux endroits déjà cicatrisés ; dans la syphilis
ce qui prédomine surtout c'est la tendance à l'accroissement
périphérique ; la récidive aux endroits déjà guéris est plus rare
que dans le lupus. En outre, le temps nécessaire à l'évolution
est différent dans les deux cas ; le lupus met beaucoup plus de
temps que la syphilis à atteindre une dimension déterminée. — Les
papules secondaires, contrairement à celles de la période tertiaire,
sont généralisées à tout le corps ou tout au moins, couvrent
des segments cutanés assez vastes ; leur disposition est ordinairement symétrique ; les papules ne forment pas de groupes
(syphilis à grosses papules) ; ou si elles en forment (lichen syphilitique), le diagnostic peut ordinairement se faire d'après le
moindre volume des papules du lichen secondaire. Enfin, les
papules secondaires ne laissent jamais de cicatrices.

Quand les syphilides papuleuses tertiaires se présentent sous
forme d'anneaux circulaires ou semi-circulaires, elles peuvent
présenter une certaine analogie avec la *forme circinée de l'herpès
tonsurant*, avec le *psoriasis gyrata* ou avec la *forme discoïde du
lupus érythémateux*. Quant à cette dernière affection le diagnostic
n'est mis en question qu'au cas de localisation au visage ; en fait,
il peut être très difficile à faire au premier abord. Ce qui
caractérise le lupus érythémateux c'est sa disposition si caractéristique à certaines parties du visage (v. ch. lupus érythémateux), c'est l'accumulation des lamelles épidermiques, ce sont des
télangiectasies qu'on rencontre ordinairement en abondance dans
les cicatrices qu'il laisse ; mais la différence essentielle réside
dans le temps nécessaire à leur évolution ; en moyenne le lupus
érythémateux met pour envahir une certaine surface autant
d'années que la syphilis met de mois. — Le diagnostic différentiel
d'avec les psoriasis et l'herpès tonsurant est beaucoup plus
facile ; dans ces maladies il n'y a jamais formation de cicatrices ;
dans l'herpès tonsurant la démonstration du champignon lèvera
tous les doutes.

Les papules tertiaires de *la paume des mains* et de *la plante
des pieds* méritent une description spéciale. Les caractères cliniques de l'affection qu'on désigne sous le nom de **Psoriasis
palmaire et plantaire tertiaire**, diffèrent par plusieurs points

de ceux que présente la syphilis papuleuse tertiaire dans sa forme commune. Comme dans la papule secondaire, il est pendant longtemps moins facile de percevoir l'infiltration à ces régions qu'aux autres parties du tégument. Ce qu'on aperçoit d'abord c'est un épaississement diffus, bien marqué de l'épiderme ; cet épaississement, assez étendu, est limité par un bord convexe et se compose de lamelles épidermiques épaisses, brillantes, qui plus tard se détachent pour se reproduire ensuite *(S. palmaire et plantaire cornée)*. On peut souvent apercevoir la zône d'infiltration, mais seulement à la limite de ces amas épidermiques ; cette zône prend une extension serpigineuse, à direction centrifuge. Cette forme de syphilis papuleuse peut s'observer dans les premiers temps de la période tertiaire ; mais contrairement aux papules tertiaires ordinaires, on la voit encore survenir des dizaines d'années après l'infection, en même temps que les manifestations les plus tardives. — L'affection n'a pas une disposition aussi régulièrement symétrique que le psoriasis secondaire ; souvent même elle est unilatérale. Le diagnostic n'est pas facile : le *psoriasis vulgaire* est facile à éliminer ; il est rare qu'il ait cette localisation et lorsqu'on le rencontre à la paume de la main et à la plante du pied, on trouve toujours sur d'autres régions des efflorescences caractéristiques. — C'est surtout avec l'*eczéma sec, desquammatif* que l'affection qui nous occupe peut présenter de grandes analogies. Ce qui permet de les distinguer c'est encore une fois l'existence d'un rebord infiltré à marche serpigineuse qui n'existe pas dans l'eczéma chronique.

5. — SYPHILIDE ULCÉREUSE.

La papule tertiaire passe souvent à l'*ulcération ;* il en est de même de la gomme syphilitique dont nous aurons bientôt à nous occuper ; ces deux manifestations donnent ainsi naissance à des **ulcères syphilitiques cutanés**, à la **syphilis ulcéreuse.** Ces ulcérations ne forment donc pas une entité distincte, mais sont la résultante des lésions primitives que nous venons de citer ; elles sont en réalité le stade ultime d'évolution de ces dernières ; néanmoins, il nous paraît utile, en raison des caractères cliniques bien tranchés que ces ulcérations présentent, d'en faire l'objet d'une description spéciale.

Les *ulcères syphilitiques de la peau* sont caractérisés par leur rebord nettement découpé, tombant à pic, par leur fond excavé, toujours couvert de pus ; parfois ce pus se concrète, forme une croûte qui comble la perte de substance et dépasse même la peau normale. Ils ont une forme particulière dont nous allons nous occuper. Comme ces ulcérations dérivent toujours d'infiltrats, papules ou gommes, grâce à un processus destructif qui a débuté au centre de la nodosité, on les trouve séparés de la peau normale par un rebord rouge, surélevé qui représente la partie la plus jeune de l'infiltration, celle qui n'est pas encore détruite. Parfois cependant le processus ulcératif a une marche tellement rapide qu'il est impossible de retrouver aucun vestige de l'infiltration ; l'ulcération paraît alors être creusée au milieu de la peau saine. Cette particularité se rencontre surtout dans la syphilis à marche rapide, dans la syphilis « galopante ».

La *forme* de l'ulcère dépend évidemment de celle de l'infiltration qui lui a donné naissance ; dans la syphilis papuleuse principalement, l'ulcération prend une forme semi-circulaire ou festonnée. Le second élément qui détermine la forme qu'aura l'ulcère, est la tendance qu'il présente à *s'étendre à la périphérie* tout en se cicatrisant au centre. Il est rare de rencontrer des ulcères en forme d'anneaux réguliers : car l'extension du processus ulcératif n'est ordinairement pas uniforme, égale dans toutes les directions ; ordinairement l'activité destructive s'épuise en un point tout en continuant à progresser dans les autres directions. C'est ainsi que se produisent les ulcérations si caractéristiques en *forme de fer à cheval* ou de *rein*, dont le hyle indique l'endroit où l'extension de l'ulcère s'est arrêtée. Quand ces demi-cercles se réunissent, il se forme des ulcères festonnés, à liséré d'ulcération, à envahissement graduel, ordinairement rompu par places comme les infiltrations correspondantes de la papule tertiaire et qui atteignent souvent des dimensions considérables.

Le *fond de l'ulcère* sécrète un pus abondant qui le recouvre d'un enduit épais. La sécrétion ne diminue d'abondance que lorsque la guérison commence ; il se forme des granulations rouges et le liséré cicatriciel s'avance des bords vers le centre. Ce pus aussitôt sécrété se dessèche ; aussi les ulcères syphilitiques sont-ils en général recouverts d'une croûte ; ces croûtes, leur forme exceptée, n'ont, en elles-mêmes, rien de caractéristique ; de sorte que pour faire le diagnostic, il est nécessaire de les enlever. Citons cependant une variété spéciale dont l'aspect résulte du mode d'extension de l'ulcère : ce sont des croûtes concentriques qu'on a comparées à une écaille d'huître et dont les diverses couches s'empilent les unes sur les autres. Il est facile de comprendre par quel mécanisme elles arrivent à prendre cette forme : l'ulcère, en s'agrandissant, forme des croûtes de plus en plus grandes, celles-ci prennent naissance sous les croûtes préexistantes et les soulèvent; c'est le même mécanisme qui, dans le favus, donne naissance aux couches concentriques du scutulum. Quand il existe un grand nombre d'ulcérations recouvertes de ces croûtes on donne à. l'exanthème le nom de *Rhypia* ou *rupia syphilitique*.

Dans certaines formes rares, le fond de l'ulcère se recouvre d'excroissances papillaires, qui non seulement arrivent à combler la perte de substance, mais dépassent même notablement le niveau de la peau normale *(frambœsia syphilitica)*. D'ordinaire ces excroissances s'observent aux régions pileuses, au cuir chevelu et à la barbe. Ces productions ressemblent beaucoup à une affection contagieuse qu'on rencontre sous les tropiques *(Yaws, Piawns, polypapillôme des Tropiques,* Charlouis); beaucoup d'auteurs ont même identifié les deux affections; mais d'après les observations précises de Charlouis, ces deux maladies sont bien distinctes, le même individu pouvant être atteint successivement par chacune d'elles.

La syphilis ulcéreuse n'a, en général, aucune tendance à gagner en profondeur ; il est rare qu'elle atteigne des organes profonds et les détruise; nous ne parlons évidemment pas des cas dans lesquels, en même temps que l'ulcère cutané, existent des lésions spécifiques des tissus profonds, tels que les muscles et les os ; seuls, les organes constitués par une simple duplicature de la peau, les ailes du nez, les paupières par exemple, peuvent subir de grandes pertes de substance.

Les cicatrices du visage peuvent, il est vrai, entraîner de graves déformations, telles l'ectropion et le symblépharon; mais comme le pronostic de la syphilis ulcéreuse convenablement traitée, est tout-à-fait favorable, ces conséquences fâcheuses ne s'observent que lorsqu'on est intervenu trop tard. Les ulcérations consécutives à la destruction des gommes ont d'ordinaire plus de profondeur, en raison même de la localisation moins superficielle de la tumeur gommeuse ; aussi, dans la gomme ulcérée, les organes profonds, les os par exemple, sont-ils plus souvent envahis que dans les autres processus ulcératifs. Il est exceptionnel d'observer des destructions étendues, comme conséquence d'un *processus gangréneux* entraînant la nécrose et l'élimination de vastes portions de tissus.

Les ulcères syphilitiques ne peuvent guérir qu'en laissant une *cicatrice*, le derme étant toujours détruit. Plus tard la cicatrice devient assez souvent hypertrophique *(kéloïdes)*. Parfois, quand le travail ulcératif dure très longtemps, le tissu sous-cutané, surtout aux jambes, s'hypertrophie et donne lieu à un *éléphantiasis*. Celui-ci n'est que la conséquence du processus inflammatoire chronique et la nature syphilitique de l'ulcération n'a rien à voir dans sa pathogénie.

La *répartition* des ulcères est très variable suivant les cas ; souvent il n'y a que quelques-uns ; d'autres fois ils couvrent de vastes territoires cutanés ; quelquefois encore tout le tégument en paraît criblé. Quand la syphilis ulcéreuse prend une assez vaste extension, on distingue en général, deux types morbides : dans le premier, la maladie prend une allure chronique ; l'ulcération part d'un point, envahit, en rongeant graduellement les tissus, de grands segments de peau et met plusieurs années à atteindre une extension considérable. Dans l'autre type, les ulcères apparaissent rapidement ; ils sont nombreux, disséminés sur tout le corps. Cette dernière forme est surtout propre à la syphilis galopante : cette forme ulcérative succède assez vite à l'infection et s'établit déjà dès la première année ; au contraire, la forme chronique, vraiment serpigineuse appartient aux accidents tardifs et apparaît parfois dix ou vingt ans après l'infection.

Quand l'affection est négligée, son **évolution** peut être très lente ; il peut se passer de longues années avant qu'il survienne une guérison spontanée : l'affection s'étend en rongeant à la phériphérie et laisse derrière elle une cicatrice ; çà et là le processus s'épuise ; par contre, à d'autres endroits, de nouvelles ulcérations se forment, jusque sur les cicatrices anciennes, qui deviennent de nouveaux centres d'irradiation.

La lésion peut ainsi prendre une grande étendue; l'ulcère est en majeure partie cicatrisé, les bords seuls de cette cicatrice sont encore ulcérés et conservent leur tendance à s'étendre.

Le **Pronostic** n'en reste pas moins favorable ; comme nous l'avons dit, il est rare que le processus entraîne de grandes pertes de substance ; il faut pour cela des circonstances spéciales. C'est surtout au visage que ces ulcérations ont des conséquences fâcheuses ; les déformations dues à la cicatrice y ont beaucoup plus d'importance qu'à toute autre région du corps. Le pronostic est d'autant plus favorable, qu'abstraction faite des cas de syphilis galopante, souvent si difficiles à traiter, les syphilides ulcéreuses sont des lésions syphilitiques qu'un traitement bien dirigé parvient rapidement à guérir.

Pour le **diagnostic** de la syphilis ulcéreuse, il faut, comme pour la papule tertiaire, songer au *lupus;* comme dans le lupus, on trouve très souvent à tel endroit, des papules, à tel autre, l'ulcération qui en dérive. Toutefois l'ulcération lupeuse a des caractères tout différents de ceux de l'ulcération syphilitique ; pour faire ressortir ces caractères il faut évidemment commencer par enlever les croûtes. Dans l'ulcère lupeux le fond est recouvert de granulations sans enduit purulent ; il a peu de profondeur, parfois même il est surélevé ; dans l'ulcère syphilitique le fond est excavé, recouvert de pus et les bords sont taillés à pic. L'aspect réniforme que présente souvent l'ulcère syphilitique est très rare dans le lupus ; du reste l'ulcération est ordinairement beaucoup mieux formée et plus régulière dans la syphilis. En outre, la syphilis ulcéreuse a une évolution beaucoup plus rapide que le lupus ; la syphilis atteint en quelques mois des dimensions que le lupus met des années à acquérir ; ce dernier débute d'ordinaire dès l'enfance ; la syphilis ulcéreuse est une maladie de l'âge adulte. Enfin, un criterium diagnostique très précieux est fourni par le traitement ; lorsqu'il y a syphilis, les effets favorables du traitement — iodur. kali à l'intérieur ; emplastr. hydrargy. à l'extérieur — sont déjà des plus nets au bout de 8 à 15 jours ; dans le lupus, ce traitement n'a aucune influence appréciable, du moins en un temps aussi court. Quant à trancher le diagnostic par la recherche du bacille, il n'y faut pas songer, au moins en pratique, tant cette recherche présente de difficultés.

Quand l'ulcère syphilitique siège aux jambes, il peut être difficile de le distinguer de l'*ulcère simple*, ordinairement d'origine *variqueuse*. Encore ici, il faut tenir compte de la forme nette, souvent caractéristique de l'ulcération syphilitique ; cependant on rencontrera des cas dans lesquels il deviendra nécessaire d'appuyer le diagnostic en instituant un traitement antisyphilitique d'essai. L'ulcère syphilitique peut avoir une grande ressemblance avec le *chancre mou serpigineux ;* nous avons déjà parlé du diagnostic différentiel de ces deux affections (v. deuxième partie). — Si un ulcère syphilitique bien circonscrit se localise aux organes génitaux, au prépuce, au gland, sur la peau du pénis, par exemple, on peut très bien le confondre avec un *chancre mou vulgaire* ou avec un *chancre syphilitique ;* c'est surtout au début, lorsque l'ulcère tertiaire n'a que de faibles dimensions, qu'il est facile de s'y tromper. Nous avons observé dans quelques cas un caractère spécial à l'ulcère syphilitique : le fond de l'ulcération a un aspect vitreux, qu'on ne trouve jamais dans le chancre mou. Quand l'ulcération est plus étendue, son rebord polycyclique, serpigineux la différencie suffisamment du chancre mou. Un signe distinctif important est l'absence d'adénopathie inguinale dans l'ulcère tertiaire des organes génitaux. — La destruction des infiltrations cutanées de la *lèpre* peut donner lieu à un aspect clinique analogue à celui de la syphilis ; il suffira, pour distinguer ces deux maladies, de tenir compte des symptômes si caractéristiques de la lèpre ; du reste, dans nos contrées, ce diagnostic ne peut être mis en question que s'il s'agit d'individus venant de pays où règne cette dernière affection. — On peut confondre la frambœsia syphilicata avec le *pemphigus végétant,* affection exceptionnelle, du reste. Cette dernière maladie n'a pas, comme la frambœsia syphilitica, une prédilection particulière pour les régions recouvertes de poils ; en outre, dans le pemphigus, les excroissances papillaires ont une extension beaucoup plus rapide et elles envahissent de plus grandes surfaces.

6. — SYPHILIDE GOMMEUSE.

La **gomme syphilitique** *(Knotensyphilid)* n'est au fond qu'une exagération de la papule tertiaire ; la gomme cutanée *(syphilôme)* ne s'en distingue que par ses dimensions plus fortes.

La gomme cutanée est une infiltration de forme hémisphérique, du volume d'un pois à celui d'une noix ; tantôt elle prend naissance dans le derme et présente au début une coloration rouge ou brun-rougeâtre ; tantôt elle a son point de départ dans le tissu cellulaire sous-cutané. Dans ce dernier cas, elle atteint d'ordinaire de plus grandes dimensions que dans le premier ; au début la peau qui la recouvre ne présente aucune modification ; elle est mobile sur la tumeur ; plus tard, quand l'infiltration a progressé, elle devient adhérente et prend une coloration rouge ou rouge-violacé. Aux endroits où le tissu sous-cutané est lâche, aux paupières par exemple, la peau voisine du néoplasme devient le siège d'une tuméfaction œdémateuse. L'**évolution** de la gomme est très lente ; le centre de la tumeur se *ramollit* et devient fluctuant ; si, à ce moment, on incise une gomme, il s'en échappe un liquide qui n'est pas du pus, mais bien une sérosité visqueuse, gélatineuse, ayant l'aspect d'un mucilage de gomme ; c'est à cette particularité que la tumeur doit son nom. Lorsqu'on laisse aller les choses, la gomme finit par s'ouvrir spontanément et il se forme un *ulcère* dont nous avons déjà décrit les caractères ; d'ordinaire cet ulcère se distingue par sa profondeur et ses bords élevés, taillés à pic. Les gommes volumineuses ou les infiltrations plus vastes dues à la confluence de plusieurs nodules gommeux s'ouvrent souvent à plusieurs endroits à la fois de sorte qu'on voit plusieurs ulcères séparés par d'étroites brides de peau. Mais bientôt, ces ponts cutanés se détruisent et l'ulcère offre la même dimension que l'infiltration dont il dérive. Dans les cas négligés ils gagnent en surface et en profondeur, et entraînent de vastes pertes de substance. La guérison ne peut jamais se faire que par la formation d'une cicatrice. Ces cicatrices, dont la profondeur correspond à celle de l'ulcère primitif, sont souvent cause de déformations considérables et de troubles fonctionnels dont la cause principale est la rétraction ultérieure.

Les gommes cutanées sont d'ordinaire peu douloureuses ; toutefois, lorsqu'elles siègent au niveau d'une surface osseuse immédiatement sous-jacente à la peau ou bien au voisinage d'une articulation, elles deviennent parfois le siège de douleurs très vives.

Il est exceptionnel que les gommes syphilitiques recouvrent tout le tégument ; ordinairement il n'existe que quelques nodosités, situées les unes près des autres, en formant un seul groupe ou quelques groupes isolés. Souvent plusieurs nodules gommeux deviennent confluents et forment des tumeurs plus volumineuses, à surface bosselée. La syphilis gommeuse a une prédilection spéciale pour certaines régions : en première ligne pour le visage et surtout pour le front, le nez, et les lèvres ; puis viennent les membres inférieurs, où la gomme siège de préférence dans la peau qui recouvre la face antérieure du tibia.

La gomme cutanée est un des accidents *les plus tardifs* de la syphilis ; on l'a observée vingt ans et même plus longtemps encore après l'infection, souvent en même temps que des lésions graves des organes internes.

La gomme cutanée ne comporte pas, par elle-même un **pronostic** défavorable : même dans les cas où s'est déjà produit un ramollissement étendu, il est souvent possible, en instituant un traitement convenable, d'amener la résorption de la tumeur sans destruction ulcérative ; nous ne nous trouvons pas moins en présence d'une lésion profonde, très grave qui peut envahir un viscère aussi bien que la peau et devenir cause des plus graves accidents.

Anatomie pathologique. — Les gommes récentes de la peau et des autres organes présentent, sur la coupe, une coloration grise ou gris-rougeâtre et ont un aspect légèrement translucide ; au microscope on voit qu'elles sont essentiellement constituées par une *infiltration compacte de petites cellules.* Plus tard se produit la *dégénérescence graisseuse* ou *nécrotique* de ces cellules ; un facteur important de cette dégénérescence réside dans les altérations vasculaires si fréquentes qui entraînent le rétrécissement et même l'oblitération complète des vaisseaux *(endartérite syphilitique)* : les amas cellulaires de nouvelle formation se trouvent alors privés de leurs éléments de nutrition. A la périphérie des gommes anciennes se forment souvent des tractus conjonctifs fasciculés, cicatriciels; aussi quand les détritus dégénérés se sont résorbés, il persiste souvent une induration cicatricielle, surtout aux viscères.

Diagnostic. — Dans certains cas, surtout lorsque la gomme siège aux jambes, on pourrait peut-être, au premier abord, penser à l'*érythème noueux;* il est clair que la lenteur du développement et l'évolution de la gomme ne laisseront subsister aucun doute. Il est beaucoup plus facile de confondre la gomme avec toute une série de *tumeurs cutanées.* Quand elle siège au nez, ce qui est assez fréquent, il faut songer au *rhinosclérôme;* cette dernière tumeur a une consistance plus dure, plus cartilagineuse et ne subit presque jamais de dégénérescence. De plus le développement du rhinosclérôme est beaucoup plus lent. Vient ensuite le *carcinôme* qui peut présenter une grande analogie avec les nodules gommeux, aussi bien avant qu'après l'ulcération. D'ordinaire la syphilis évolue plus rapidement que le carcinôme; dans ce dernier, même quand l'ulcération est étendue, on trouve toujours à la périphérie une partie indurée qui représente la tumeur carcinomateuse, au milieu du tissu normal; au bout d'un certain temps les ganglions voisins s'entreprennent; dans la gomme, la tuméfaction ganglionnaire fait défaut et lorsque la gomme est tout-à-fait ulcérée, l'ulcère paraît creusé au sein d'un tissu normal. — Enfin, il peut être difficile de distinguer la gomme du *sarcôme cutané multiple* et surtout du *granulôme fongoïde* (Mycosis fungoïde). La gomme a rarement une distribution aussi générale que ces tumeurs; les sarcômes multiples — il s'agit toujours du sarcôme mélanique — se différencient des gommes par la coloration bleue noirâtre des néoplasmes les plus volumineux, par leur pullulation et leur accroissement rapides, enfin par la cachexie précoce qu'elles entraînent; le mycosis fongoïde se distingue de la syphilis par sa tendance peu marquée à la suppuration et par les érosions et le suintement que présente la surface des tumeurs. Ici encore, le traitement antisyphilitique (Iod. kali) est un critérium diagnostique précieux: il ne faut pas longtemps — une ou deux semaines suffisent — pour que la gomme syphilitique en subisse l'influence d'une façon manifeste, ce qui permet d'établir le diagnostic. Dans tous les cas douteux et surtout dans ceux pour lesquels il est question d'intervention chirurgicale, le médecin a pour devoir d'essayer d'abord un trai-

tement antisyphilitique; sinon il court risque d'entreprendre
en pure perte une opération peut-être grave, dans un cas où
quelques potions à l'iodure auraient rapidement amené un complet
rétablissement.

<div style="text-align:center">~~~~~~</div>

CHAPITRE VIII

LES AFFECTIONS SYPHILITIQUES DES POILS ET DES ONGLES

Les annexes de la peau, les *poils* et les *ongles*. subissent souvent, du fait de la syphilis, des altérations qui ressemblent en
partie à celles qu'elles présentent dans les autres maladies infectieuses.

Un symptôme très fréquent au début de la période secondaire,
est, la *chûte des cheveux (defluvium capillorum)*, dont la cause
réside sans aucun doute dans une altération nutritive du cuir
chevelu. La chûte des poils peut se faire à n'importe quelle région
pileuse, mais on comprend que c'est au *cuir chevelu* qu'elle est
la plus manifeste ; *l'alopécie syphilitique* se distingue des autres
alopécies en ce que la chevelure s'éclaircit d'une manière assez
uniforme et que la calvitie n'atteint pas seulement le milieu du
crâne comme dans l'alopécie prématurée ou l'alopécie pityria-
sique. Le degré d'alopécie est très variable; d'ordinaire les cheveux s'éclaircissent simplement; d'autres fois la chûte des cheveux
est plus forte, mais il est exceptionnel que la calvitie soit complète ou presque complète. Le cuir chevelu lui-même paraît
normal et le malade n'accuse aucun symptôme subjectif. —
Il est plus rare de voir tomber les sourcils, la barbe se dégarnir
et la chûte des poils se faire à d'autres régions du corps.

L'alopécie syphilitique est loin d'être constante ; souvent des
malades conservent toute leur chevelure pendant la durée de leur
syphilis. — Le **pronostic** est en général favorable; chez les
individus jeunes surtout, les cheveux repoussent bientôt, surtout

sous l'influence d'une médication antisyphilitique. Le **diagnostic** est facile ; la diffusion de l'alopécie sur toute l'étendue du cuir chevelu est caractéristique.

Il est clair que les choses se passent tout différemment quand, après un processus ulcératif du cuir chevelu, il persiste une cicatrice et par suite une alopécie circonscrite; de plus, la syphilis peut n'entraîner la chûte des cheveux que d'une façon indirecte quand l'alopécie se lie à une *séborrhée du cuir chevelu*, consécutive elle-même à la syphilis.

Parmi les maladies qui frappent l'**ongle**, signalons en premier lieu une lésion du *repli unguéal*, propre à la période secondaire; cette affection atteint tout spécialement les replis latéraux et se traduit par un épaississement et une légère rougeur de ces parties *(paronychia sicca)*. En même temps l'épiderme s'épaissit fortement, de sorte qu'il se forme, au repli, une sorte de callosité dont la surface paraît d'ordinaire écaillée, par suite du grattage auquel la soumettent les malades. Plus tard, l'ongle se *soulève*, et l'air qui s'introduit sous la partie soulevée donne à cette portion de l'ongle une coloration blanchâtre au lieu de la couleur rose normale. D'ordinaire ce soulèvement se fait d'abord près du bord antérieur de l'ongle et de là s'avance vers la matrice unguéale en décrivant une ligne convexe et finit parfois par soulever et par détacher l'ongle tout entier. Cette affection n'atteint pas toujours tous les ongles; mais elle frappe toujours plusieurs d'entre eux, non pas en même temps mais les uns après les autres; elle s'observe aussi bien aux ongles des doigts qu'à ceux des orteils. Les *symptômes subjectifs* sont très peu marqués, sauf quand l'ongle est tombé et que le lit est privé de son recouvrement protecteur.

A un degré plus avancé de la périonyxis syphilitique l'infiltration inflammatoire passe à la *suppuration*; il se forme aux parties postérieures et latérales du repli de l'ongle, sous l'épiderme, une petite collection purulente, analogue à un panaris superficiel. Mais plus tard se produit une ulcération qui envahit le lit de l'ongle et finit par faire tomber celui-ci. En même temps, l'intensité de l'inflammation fait gonfler considérablement toute la phalange unguéale. Ces périonyxis ulcérées s'observent surtout aux ongles des orteils, souvent à un seul, parfois à plusieurs d'entre eux; il est hors de doute que la pression de la chaussure a une certaine influence sur leur développement. Comme on le suppose bien, cette lésion est douloureuse, elle apporte de grands obstacles à la marche et rend impossible l'usage de bottines.

La périonyxis sèche appartient aux premiers symptômes de généralisation et apparaît bientôt après les premiers exanthèmes, ou même en même temps que ceux-ci ; les périonyxis ulcérées au contraire n'apparaissent que plus tard ; si elles peuvent s'observer à la fin de la période secondaire, d'ordinaire elles font partie des manifestations plus tardives de la syphilis. — Après la périonyxis sèche, même si l'ongle est tombé, les choses rentrent en état ; il faut, il est vrai, assez longtemps pour arriver à ce résultat. Après les péronyxis ulcérées il persiste souvent des altérations définitives ; l'ongle nouveau est rapetissé, souvent tout-à-fait rudimentaire ; les déviations que subit sa ligne de croissance aggravent encore cette déformation.

Outre ces maladies de l'ongle, on voit parfois survenir, sans qu'on observe de modifications aux parties molles voisines, des altérations de la substance unguéale elle-même ; telles que des *taches blanches* ou des *élevures longitudinales* ou *transversales ;* seulement ces modifications n'ont aucun caractère spécifique car on les observe encore dans d'autres maladies — dans certaines maladies infectieuses, par exemple.

CHAPITRE IX

LES AFFECTIONS SYPHILITIQUES DES MUQUEUSES

I. — MANIFESTATIONS SECONDAIRES DES MUQUEUSES

Les **syphilides secondaires des muqueuses** correspondent absolument aux manifestations cutanées de la même période ; seulement il est clair que la différence de structure du tissu sur lequel elles se développent, entraînent des différences sensibles dans la forme et l'aspect de ces syphilides.

On en distingue essentiellement trois types :

1° La syphilide érythémato-érosive ;

2° La syphilide papuleuse ;

3° La syphilide ulcéreuse.

Le premier de ces types correspond à la roséole ; les deux derniers, à la papule syphilitique.

Les syphilides *érythémato-érosives* des muqueuses comprennent elles-mêmes deux variétés, comme l'indique leur dénomination ; tantôt elles ne sont représentées que par une simple hypérémie de la muqueuse, sans perte de substance de l'épithélium, tantôt à l'hypérémie s'ajoutent des érosions épithéliales. Ce dernier fait est presque la règle et résulte simplement de la délicatesse de la membrane muqueuse ; c'est ce que légitime la fusion de ces deux variétés en un seul type.

Les syphilides *érythémateuses* sont constituées par des macules rouges, arrondies ou par une rougeur plus étendue, et dont les limites tranchent toujours nettement sur le tissu voisin. Souvent les macules arrondies confluent et la ligne de démarcation devient policyclique, à convexité dirigée en dehors. L'épithélium qui recouvre ces taches peut n'avoir subi aucune altération ; d'autres fois il a un aspect un peu grisâtre, comme s'il avait été légèrement touché au nitrate d'argent, ce qui indique qu'il est sur le point de se détacher. Quand cette desquammation s'est produite, l'efflorescence est devenue *érosive* ; on voit alors, conservant la forme décrite plus haut, des plaques rouge-vif, paraissant légèrement excavées par suite de la chûte de l'épithélium ; ces excoriations sont un peu plus sensibles aux contacts que les plaques érythémateuses ; quand elles siègent à des régions spécialement exposées aux frottements, elles peuvent devenir douloureuses.

Les syphilides *papuleuses* sont constituées tantôt par une infiltration arrondie, circonscrite tantôt par une élevure plus étalée, aplatie ; elles ne font jamais une saillie aussi forte que celle qu'on observe souvent aux papules cutanées. Leur *coloration* est grise, opalescente (d'où la dénomination française de *plaques opalines*), elles ont tout-à-fait la couleur des syphilides érythémateuses en imminence d'érosion. Souvent aussi elles présentent des érosions superficielles ; quand la destruction est plus profonde, l'efflorescence passe au troisième type, le type ulcératif.

Dans les syphilides *ulcéreuses*, les pertes de substance, plus ou moins profondes, prennent souvent des formes particulières, qui sont le fait de leur localisation comme nous le verrons bientôt. Les *rhagades* en sont une variété très fréquente ; elles se forment aux endroits où les mouvements produisent des tractions et des distensions répétées. Le fond de l'ulcération est recouvert de pus et présente une coloration jaunâtre ou gris sâle. Ces ulcérations sont toujours *très douloureuses* ; la raison de cette sensibilité, c'est qu'en général elles se développent sur des régions soumises à des irritations continuelles, qui sont, du reste, le point de départ de leur formation.

De toutes les muqueuses, ce sont celles de la *bouche* et des *organes génitaux externes de la femme* qui, à beaucoup près, sont le plus fréquemment atteintes ; viennent ensuite les muqueuses du nez et du larynx ; par contre, la muqueuse de l'anus, les parties des organes génitaux externes de l'homme dont la structure se rapproche de celle de la peau sont plus rarement malades ; les syphilides muqueuses de la conjonctive ne s'observent qu'à titre d'exception. Il est hors de doute qu'il survient aussi des syphilides secondaires aux *muqueuses viscérales* telles que les muqueuses trachéale, bronchique, intestinale ; si ces syphilides ne trahissent que rarement leur présence, n'oublions pas qu'une altération légère de ces parties inaccessibles à l'investigation peut facilement évoluer sans qu'on s'en aperçoive ; d'où la conclusion que les affections secondaires de ces muqueuses sont peut-être plus fréquentes qu'elles ne le paraissent.

De toutes les parties de la **cavité buccale**, les *lèvres* sont le plus souvent atteintes ; tous les types décrits plus haut peuvent s'y rencontrer. La forme ulcéreuse a une prédilection des plus manifestes pour les *commissures* ; il s'y développe fréquemment une rhagade profonde séparant la lèvre inférieure de la lèvre supérieure et qui souvent se continue encore loin sur la muqueuse de la joue ; ces rhagades deviennent des plus douloureuses au moindre mouvement de la bouche, soit que le malade parle ou qu'il mange. C'est aux tiraillements continuels de la muqueuse qu'il faut faire remonter l'origine de ces fissures. — Une autre localisation de choix des syphilides secondaires est la muqueuse *de la langue* ; à la pointe et sur la surface, ce sont surtout les formes érosives et papuleuses qu'on observe ; sur la ligne médiane, ce sont parfois des rhagades. — Le bord de la langue est aussi très souvent atteint, ce qui est manifestement dû au frottement exercé par les dents, surtout quand celles-ci sont cariées et qu'elles présentent des aspérités aiguës. On y rencontre souvent aussi des ulcérations; quand ces pertes de substance deviennent confluentes, elles finissent par former de véritables ulcères qui envahissent presque toute la surface de l'organe et qui, au contact des dents, déterminent les plus vives douleurs. La situation du malade devient alors réellement pénible; il lui est impossible de mâcher aucun aliment solide; la parole devient extrêmement douloureuse; en outre il s'établit d'ordinaire de la *salivation*, comme dans presque toutes les inflammations de la langue et des gencives; cette salivation est d'autant plus gênante que le malade, pour éviter la compression des dents sur la langue tuméfiée, ne peut fermer complètement la bouche.

Les dernières des localisations préférées des syphilides de la bouche, sont les parties qui délimitent l'isthme du gosier, le *bord postérieur du voile du palais*, la *luette*, les *piliers du voile* et les *amygdales*; ici encore, c'est l'irritation que provoque le passage des aliments qui donne la raison de cette localisation. Au bord postérieur du voile, à la luette, aux piliers, la forme érythémateuse est fréquente; elle se présente sous forme d'une bande rouge, qui s'étend en avant depuis le bord postérieur du voile jusqu'à 1/2 à un centimètre de distance; la ligne de démarcation de cette zône hypérémique tranche nettement sur la muqueuse normale. A la gorge, le type papuleux, ordinairement en foyers circonscrits, est tout aussi fréquent; on voit moins souvent les papules y devenir confluentes et former un lit d'infiltration, envahissant tout l'isthme du gosier et qui peut s'étendre en avant et recouvrir tout le voile du palais.

Aux *amygdales* on observe encore un autre symptôme: ces organes se tuméfient et acquièrent un volume considérable. Pour le reste, leur surface paraît simplement hyperémiée ou recouverte de l'enduit grisâtre si caractéristique des syphilides muqueuses; d'autres fois encore — et le fait est très fréquent aux amygdales, — il se produit des ulcérations. Celles-ci n'ont parfois que peu d'étendue, mais on en rencontre qui envahissent l'amygdale toute entière, et qui peuvent atteindre une grande profondeur et entraîner parfois une destruction plus ou moins complète de l'organe.

Le complexus symptomatique que nous venons de décrire constitue l'*angine syphilitique*; cette angine se traduit par des douleurs plus ou moins intenses qui s'exaspèrent au contact des aliments secs, de pain par exemple, des boissons chaudes, mais qui peuvent aussi survenir spontanément ou pendant l'émission de la voix. Quelques malades présentent exceptionnellement une indolence tout-à-fait remarquable et, malgré les altérations profondes dont leur gorge est le siège, ils ne se plaignent d'aucune sensation anormale.

Les syphilides secondaires s'observent encore, mais moins fréquemment, aux autres parties de la muqueuse buccale, à la partie postérieure des joues, aux gencives, à la voûte palatine; ces localisations sont cependant plus rares que les précédentes.

Ces syphilides constituent un des symptômes *les plus fréquents de la période secondaire;* presque toujours elles apparaissent déjà avec les premiers exanthèmes et repullulent souvent, soit comme récidive isolée, soit en même temps que d'autres accidents. Chez les *hommes*, les manifestations buccales repullulent presque sans interruption et souvent pendant très longtemps ; on peut affirmer sans crainte de se tromper, que la cause occasionnelle prépondérante de ces récidives réside dans l'usage du tabac.

Ces syphilides ont toujours une **évolution** favorable, car la guérison se fait en un temps relativement court, du moins quand on leur oppose un traitement approprié. Dans les formes ulcéreuses la durée du traitement est évidemment un peu plus longue que dans les formes superficielles et après leur guérison, il persiste parfois une cicatrice. — Sans parler des douleurs qu'elles occasionnent, les syphilides de la bouche prennent une importance considérable du fait de leur localisation ; elles peuvent aisément devenir *des agents de transmission* de la syphilis surtout quand elles siègent à la langue et aux lèvres.

Diagnostic. — On peut en premier lieu confondre les syphilides muqueuses avec les « *ulcérations folliculaires* »; celles-ci sont de petites pertes de substance qui apparaissent surtout sur la muqueuse des lèvres et sur les bords de la langue ; ce sont des lésions aiguës ayant les dimensions d'une lentille et qui se

distinguent des éruptions syphilitiques par la zône fortement
hypérémique qui les entoure ; de plus, elles guérissent rapidement par un simple attouchement au nitrate d'argent. — L'*herpès* des muqueuses s'accompagne ordinairement de poussées
analogues à la peau ; de plus, chacune des érosions circulaires
de l'herpès, considérée isolément, est plus petite qu'une érosion
syphilitique. — Il est plus facile de confondre les syphilides des
muqueuses avec une affection de la langue qu'on a désignée du
nom de « *plaques bénignes* » ou d'*exfoliation en aires de la langue ;* cette affection se présente sous forme de foyers arrondis,
souvent confluents, au centre desquels la muqueuse a une coloration rouge et paraît dépourvue d'épithélium ; leur périphérie
est entourée d'un anneau blanc-jaunâtre formé par un épaississement de l'épithélium. Les signes différentiels les plus importants
sont : la grande fugacité de chacune des efflorescences : en quelques jours elles changent de place en s'accroissant par leur
périphérie, disparaissent souvent à un endroit pour apparaître
brusquement à un autre ; en outre l'exfoliation en aires est
extrêmement tenace ; elle subsiste de longues années, et souvent
débute dès l'enfance ; enfin elle ne montre aucune réaction vis-à-
vis de la médication antisyphilitique. — Il faut aussi songer à
la possibilité d'une confusion avec le *lichen ruber* de la
muqueuse buccale, confusion d'autant plus facile à faire que les
efflorescences cutanées du lichen présentent de grandes analogies
avec les papules syphilitiques. Dans le lichen ruber des muqueuses, les épaississements épithéliaux sont moins étendus ; les plaques, dues à la confluence des éléments éruptifs, ont des bords
plus irréguliers ; enfin il ne présente qu'à un degré beaucoup
plus faible la tendance à l'ulcération, si marquée dans les syphilides des muqueuses.

Nous avons encore à examiner, pour le diagnostic, une autre
maladie de la muqueuse de la bouche, le *psoriasis buccal* et
lingual (Ichthyosis linguæ, Leucoplakia) ; cette affection se
caractérise par l'apparition d'épaississements blancs ou blancs
bleuâtres, brillants, d'aspect nacré, qui sont souvent divisés
par des crevasses en une délicate mosaïque ; ces épaississements
siègent à la muqueuse des lèvres, à celle des joues dans le voisinage de la commissure buccale et sur la langue ; il est moins
fréquent de les observer autre part. Ces dépôts qui souvent

paraissent indurés, sont essentiellement constitués par un épaississement épithélial avec développement souvent énorme de la
couche cornée de l'épiderme (Schuchart). Cette affection qui ne
cause en somme que peu d'inconvénients, se caractérise par sa
chronicité; elle dure des dizaines d'années, parfois cependant
elle perd son caractère de bénignité et donne lieu au développement d'un *carcinôme*. Cette affection atteint presque exclusivement le sexe masculin; aussi beaucoup d'auteurs ont-ils accusé
le tabac d'en être le facteur étiologique. D'autres auteurs ont,
au contraire, considéré la leucoplasie buccale comme une manifestation de la syphilis. Émise de cette façon, cette théorie n'est
pas justifiée; il est cependant probable que la syphilis joue un
rôle important comme cause prédisposante; le rapport de
causalité serait le même que pour certaines affections (dégénérescence amyloïde, par exemple) qui, elles aussi, reconnaissent
pour cause la syphilis, sans cependant constituer de véritables
manifestations syphilitiques. Comme dans ce dernier processus, la
leucoplasie peut probablement avoir d'autres causes que la syphilis. — D'après nos observations, il est possible, dans la majorité
des cas de psoriasis buccal, de découvrir, soit par les commémoratifs seulement, soit par la constatation de manifestations
tertiaires, une infection syphilitique qui souvent remonte à dix
ans et même à plus loin encore. Cette manière de voir n'est pas
en opposition avec l'inefficacité du traitement antisyphilitique
dans la leucoplasie. — Revenons maintenant au diagnostic différentiel de la leucoplasie avec les syphilides secondaires de la
bouche; le caractère distinctif essentiel est la grande chronicité de la leucoplasie; dans cette dernière affection, il faut très
longtemps pour observer un accroissement sensible des plaques,
la forme des épaississements est irrégulière, elle n'est pas arrondie; enfin dernier caractère, elles ne bénéficient pas du traitement antisyphilitique, si prompt à agir sur les syphilides
secondaires.

Il est souvent difficile de distinguer la *stomatite mercurielle*
des manifestations secondaires de la muqueuse buccale; cette
stomatite s'observe soit à la suite d'un traitement mercuriel,
soit dans l'hydrargyrisme professionnel. Les symptômes ressemblent beaucoup à ceux des syphilides buccales; la différence
essentielle réside dans la localisation de ces deux affections :

l'inflammation due au mercure se produit ordinairement aux gencives, à la partie la plus reculée de la muqueuse des joues, au niveau de l'angle que forment la mâchoire inférieure et la mâchoire supérieure; ces endroits sont plus rarement le siège de syphilides secondaires.

La différence principale qui sépare l'*angine syphilitique* de l'*angine vulgaire*, aiguë ou chronique, réside dans la netteté de la ligne de démarcation entre la zône hyperémique et la muqueuse normale, non loin du bord postérieur du voile; dans l'angine simple, l'hyperémie se prolonge d'ordinaire plus avant et se confond insensiblement avec la muqueuse normale; un autre symptôme propre à la syphilis est l'enduit grisâtre qui fait rarement défaut mais qui parfois ne se voit qu'à certaines places. — Il serait presque impossible de confondre l'angine syphilitique avec l'*angine diphtéritique* dont les fausses membranes sont épaisses, consistantes, d'une coloration blanc-jaunâtre et sont entourées d'une zône tuméfiée présentant les signes d'une vive inflammation. — La *tuberculose*, peu fréquente au *pharynx* et au *voile du palais*, se distingue aisément par l'étendue plus considérable de ses lésions, par l'aspect granuleux et fendillé que prend la muqueuse et par les points et les stries blanches qu'on aperçoit par places; en outre, on peut sans difficulté démontrer la présence du bacille dans le tissu ramolli, facile à enlever par grattage; enfin presque toujours il existe une tuberculose pulmonaire concomitante qui éclaire le diagnostic.

Dans les *syphilides ulcéreuses*, les ulcérations recouvertes de pus, sont toujours plus grandes que les grumeaux purulents de l'*angine pultacée* avec laquelle on pourrait peut-être les confondre. — Dans certaines circonstances il peut être très difficile de distinguer les ulcérations secondaires des *ulcères tertiaires;* ce point n'a du reste qu'une importance relative, le même traitement étant indiqué dans les deux cas.

A la paroi *postérieure du pharynx* les éruptions secondaires sont rares; celles de l'œsophage, de l'estomac et de l'intestin sont peu connues; il faut toutefois excepter celles du *rectum* où on a maintes fois pu démontrer la présence de papules (RICORD, LANG); notre ignorance sur ce point résulte de ce que ces parties sont presque complètement inaccessibles à nos investigations et que, jusqu'à ce jour, les autopsies font défaut. Il est cependant hors de doute que ces parties sont, comme les autres, le siège d'altérations pendant la période secondaire. La preuve nous en est fournie par certains faits cliniques tels que l'apparition d'un *ictère* ou de *troubles fonctionnels de l'estomac et de l'intestin* au cours des premiers exanthèmes ou peu de temps après. Certaines observations prouvent que, dans ces cas, il ne s'agissait pas d'un ictère catarrhal vulgaire qui serait accidentellement venu compliquer la syphilis : tant que chez les malades le caractère spécifique de l'affection était méconnu, l'ictère persistait avec ténacité pendant de longues semaines et disparaissait avec rapidité dès que l'on instituait un traitement antisyphilitique.

Les manifestations secondaires de la *muqueuse nasale* sont assez fréquentes. Ce sont le plus souvent des rhagades avec croûtes ou des érosions localisées à l'angle postérieur des narines ; dès qu'on arrache ces croûtes, ce qui est l'habitude des malades, ces rhagades se mettent aussitôt à saigner. L'extension de l'inflammation aux parties profondes du nez, jusqu'à la *muqueuse tubaire*, détermine parfois un peu de surdité.

La *muqueuse du larynx* est plus fréquemment atteinte; les syphilides siègent surtout sur les *cordes vocales* et sur l'*épiglotte*, moins souvent sur les autres portions de la muqueuse. Il est certain que la fréquence des localisations spécifiques aux cordes vocales s'explique par les irritations répétées auxquelles est soumise la muqueuse de ces parties : mouvements et tension pendant l'émission de la voix, — passage de la colonne d'air respiratoire. — Cette idée trouve sa confirmation dans le fait que c'est chez les personnes qui doivent faire l'usage le plus large de la voix, les officiers et les professeurs, par exemple, qu'on observe de préférence cette localisation.

Les syphilides de la muqueuse des cordes vocales répondent aussi assez exactement aux trois types décrits plus haut : tantôt c'est une simple hypérémie de la muqueuse, tantôt on y trouve un enduit grisâtre ou bien des ulcérations superficielles. Parfois, à la suite de l'affection syphilitique se produit une tuméfaction notable et persistante de certaines parties, l'épiglotte, les replis arythéno-épiglottiques. Les ulcérations secondaires ont une prédilection toute spéciale pour le bord libre des cordes vocales, sur lesquelles elles se développent en un temps excessivement court, soit d'un seul côté ou des deux côtés à la fois. Les *symptômes* sont analogues à ceux de la laryngite vulgaire; le signe principal est l'*enrouement* qui peut aller jusqu'à l'aphonie complète; par contre les signes *subjectifs*, douleurs et toux, sont beaucoup moins marqués et font souvent tout-à-fait défaut.

L'**évolution** de la laryngite syphilitique est toujours traînante, La principale cause de cette persistance est qu'il est ordinairement impossible au malade d'observer longtemps les précautions qu'on lui impose. Néanmoins le **pronostic** en est favorable; ordinairement la guérison est complète sans aucun résidu morbide.

Le **diagnostic** de la laryngite syphilitique n'est pas facile, si l'on ne considère que la lésion même : les symptômes ne présentent aucune différence essentielle avec ceux de la laryngite vulgaire; c'est la forme papuleuse qu'on peut diagnostiquer avec le plus de certitude, mais c'est précisément celle qui est de beaucoup la moins fréquente. Au fond le diagnostic devra donc toujours s'appuyer sur les signes concomitants de la syphilis.

Pour les segments plus profonds de l'appareil respiratoire, *trachée* et *bronches*, ce que nous avons dit du tube digestif trouve aussi son application; bien que nous ne possédions pas d'observations d'altérations secondaires localisées à ces parties, nous devons cependant en admettre l'existence. Un argument vient, ici encore, renforcer cette opinion : on a parfois, au cours de la syphilis, observé des *catarrhes bronchiques opiniâtres*, qui cédaient avec rapidité sous l'influence d'un traitement antisyphilitique.

Aux organes génitaux de l'homme, les parties dont la structure est analogue à celle des muqueuses et qui forment la transition entre la peau et le revêtement muqueux, c'est-à-dire le *feuillet interne du prépuce* et la *muqueuse du gland*, deviennent le siège de syphilides qui ont absolument les mêmes caractères que les syphilides des muqueuses. Il se forme, à ces endroits, soit en même temps que les premiers exanthèmes ou que les premières récidives, des érosions arrondies, semi-circulaires, en forme de rein, ou prenant, par confluence, l'allure serpigineuse.

En général ces exanthèmes s'accompagnent de balanite ordinaire. Pour le diagnostic d'avec le *chancre mou*, remarquons que les érosions syphilitiques ne sont pas recouvertes de l'enduit purulent épais du chancre. Mais ce qui les caractérise surtout, c'est leur forme typique en demi-cercle, en forme de rein, qu'on finit presque toujours par retrouver à l'une ou l'autre place. On peut encore utiliser ce signe différentiel pour distinguer ces syphilides d'autres érosions, telles que celles de la *balanite simple* qui n'affectent jamais la même forme.

Les syphilides secondaires sont beaucoup plus fréquentes aux *organes génitaux de la femme* qu'à ceux de l'homme et là aussi s'observent surtout aux parties qui tiennent le milieu entre les revêtements cutanés et le revêtement muqueux, c'est-à-dire à la *face interne des grandes lèvres*, aux *petites lèvres*, et aux *replis cutanés* qui en partent; on en trouve encore sur la muqueuse proprement dite de la *vulve* et du *vagin* jusqu'à l'orifice du col utérin.

Comme nous l'avons dit dans un autre chapitre, les efflorescences qui naissent sur ce revêtement de transition, se rapprochent beaucoup des papules humides, à tel point que souvent elles leur ressemblent complètement tant leur énergie de croissance les distingue de la vraie syphilide muqueuse. — D'autre part on trouve aussi, sur ces parties, principalement à la face interne des petites lèvres, des efflorescences qui, elles, répondent absolument aux caractères de la syphilide muqueuse typique. Cette transition insensible entre ces deux formes morbides démontre à nouveau qu'en réalité elles ne constituent qu'un même processus pathologique dont les symptômes ne sont dissemblables qu'en raison des particularités de structure du terrain sur lequel il prend naissance ou grâce à certaines influences accidentelles.

Tandis que la vulve offre avec une fréquence excessive des manifestations secondaires, les parties situées plus profondément que le vestibule du vagin ne sont que très rarement atteintes; parmi elles, le vagin même, l'est le moins souvent; à la *portion vaginale du col*, leur fréquence est un peu plus grande. Les syphilides qu'on rencontre sur ces régions ne présentent rien de particulier et répondent complètement aux types précédemment décrits. Malgré leur rareté relative, elles ont cependant une importance énorme; elles expliquent la possibilité d'une contamination dans des cas où l'examen le plus minutieux des organes génitaux externes n'a fait découvrir aucune trace de syphilis; ce fait impose au médecin qui soigne une syphilitique le devoir de toujours pratiquer l'examen méthodique au spéculum. Ces syphilides des parties profondes du tractus génital se guérissent *avec une remarquable facilité.*

Le **caractère différentiel** le plus important est, ici encore, la forme arrondie, cerclée des efflorescences, qui permet de les distinguer surtout des *érosions* provoquées par des agents mécaniques.

2. — SYPHILIDES TERTIAIRES DES MUQUEUSES

Les syphilides tertiaires des muqueuses correspondent, par certains points, aux manifestations analogues du tégument cutané. Comme à la peau, on observe aux muqueuses deux types principaux de lésions; d'abord des *infiltrations* — gommes — puis, après destruction de celles-ci, des *ulcères.* Mais, sur les muqueuses, les processus ulcéreux occupent le premier plan : les infiltrations gommeuses ne prennent ordinairement pas un développement aussi fort qu'à la peau et, de plus, leur destruction est plus rapide; il en résulte qu'au moment où la lésion est soumise à l'examen, elle est arrivée déjà à la période ulcéreuse; c'est, du reste, grâce à cette rapidité de destruction, que les infiltrations gommeuses n'ont pas le temps d'atteindre de grandes dimensions.

Les rapports anatomiques qu'affectent les muqueuses et l'importance vitale plus grande des organes qu'elles revêtent, expliquent la gravité des lésions tertiaires de ce tissu; les *pertes de substance,* les *altérations fonctionnelles* qu'elles occasionnent ont des conséquences beaucoup plus sérieuses que lorsque la manifestation tertiaire a envahi la peau. D'abord, la minceur plus grande de la muqueuse elle-même et des tissus qui la séparent des organes sous-jacents permet très souvent au processus destructif d'envahir les tissus profonds; cette complication s'observe surtout au périchondre et au périoste dont la destruction entraîne la nécrose du cartilage et des os qu'ils recouvrent.

Ensuite, là où des duplicatures de la muqueuse, séparées par une faible épaisseur de tissu, ne forment qu'une cloison mince entre deux cavités voisines (palais, cloison nasale) le travail ulcératif amène très souvent une *perforation* et une *communication anormale* entre les deux cavités. Enfin, grâce à la délicatesse de la muqueuse, il se produit beaucoup plus souvent qu'à la peau, après la guérison de l'ulcère, des troubles graves, pouvant mettre en danger la vie du malade; ces troubles sont la conséquence de la *rétraction cicatricielle* et du *rétrécissement* ou de l'*oblitération de communications importantes* entre divers organes.

Il est difficile au point de vue clinique, de séparer les affections tertiaires *primitives* de la muqueuse, de celles *consécutives* à l'envahissement de cette muqueuse par un syphilôme des tissus profonds (tissu sous-muqueux, périchondre, périoste) : les symptômes qui en résultent sont essentiellement les mêmes et seul un examen anatomique précis, fait tout au début (condition presque impossible à réaliser) pourrait établir une démarcation nette entre ces deux modalités morbides. La description que nous allons faire, s'applique donc à une série de cas, que, pour être strict, nous devrions traiter dans d'autres chapitres, tels que celui qui traite de la syphilis des os.

Les muqueuses du *nez*, de la *bouche* et du *pharynx* sont, à beaucoup près, le siège le plus fréquent des accidents tertiaires ; ensuite vient le larynx ; les affections de la *trachée* sont déjà beaucoup plus rares ; plus rares encore sont les manifestations tertiaires des autres muqueuses, de la conjonctive, du tractus uro-génital et des parties profondes de l'appareil digestif. Seule la portion terminale de l'intestin, le rectum, fait exception : les syphilides tertiaires y sont plus fréquentes qu'à tout autre partie du tube intestinal.

Dans la *cavité buccale* on les rencontre de préférence au *palais* et aux *piliers du voile*. Dans le premier stade, qu'on n'a pas souvent l'occasion d'observer, il s'est fait une infiltration dans l'épaisseur de la muqueuse; celle-ci est hypérémiée, rigide, ce qui, au voile du palais, se traduit par le manque de mobilité de cette membrane pendant l'émission de la voix et la déglutition. Parfois il n'existe qu'un seul nodule de cette espèce, parfois on en trouve plusieurs. Les *symptômes subjectifs* sont très peu accentués: c'est ce qui explique que la maladie est souvent méconnue à son début et qu'on n'y attache aucune importance. Cette erreur est surtout facile à commettre quand l'infiltration gommeuse s'est localisée à la face supérieure du voile; dans ces conditions l'examen rhinoscopique permet seul de la découvrir.

Ce qui d'ordinaire attire en premier lieu l'attention sur la maladie, c'est la *fonte destructive*, l'*ulcération* de la nodosité. Il se forme un ulcère profond, à bords taillés à pic, à fond recouvert de pus; tantôt on le trouve encore entouré d'un rebord infiltré, résidu de la gomme; d'autres fois, lorsque la destruction a été rapide, l'ulcère paraît creusé directement au milieu de la muqueuse normale et ne présente qu'un rebord mince, hypérémié et légèrement gonflé.

L'ulcération s'étend en général avec rapidité et grâce à la minceur de la muqueuse envahie, entraîne bientôt de graves pertes de substance. Au voile du palais l'ulcération donne très

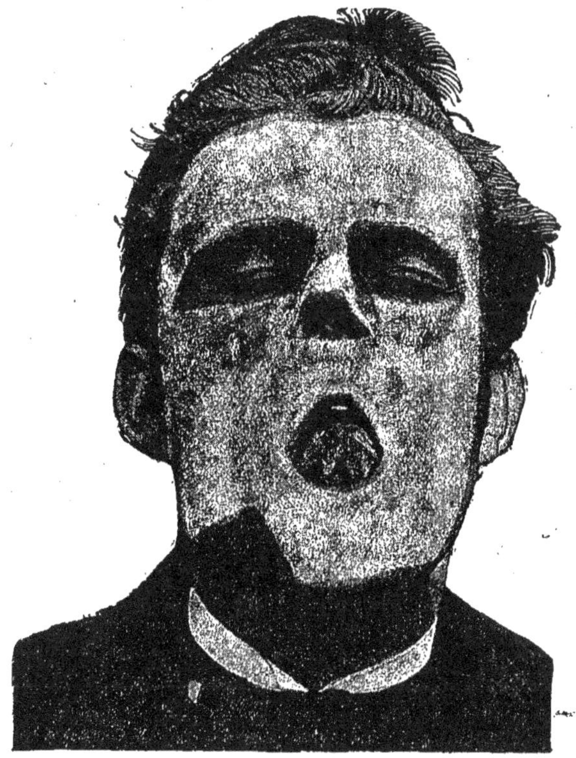

Fig. 5
Perforation du voile du palais

vite naissance à une *perforation* et établit ainsi une communication anormale entre les cavités buccale et nasale. On réussit souvent, en instituant de suite un traitement approprié, à produire une guérison complète : l'ouverture s'oblitère et il ne persiste plus à la place de l'ulcère, qu'un léger enfoncement cicatriciel; en même temps que l'ouverture se ferme, tous les symptômes de communication anormale disparaissent aussitôt. Lorsque l'ulcération a déjà produit plus de ravages, on n'arrive pas à un résultat aussi satisfaisant; on parvient à arrêter le travail d'ulcération, sans réussir à oblitérer l'ouverture et les malades conservent pour toujours les symptômes de communication anormale entre la bouche et le nez : la voix prend une résonnance nasonnée et quand le malade boit, une partie du liquide reflue par le nez. L'intensité de ces symptômes dépend évidemment de l'étendue de la perforation; elle dépend aussi d'une sorte d'éducation que se font les malades, qui arrivent, au moins quand les perforations sont peu étendues, à obturer l'orifice en combinant certains mouvements du voile du palais et de la langue.

Mais, si le processus ulcératif n'est pas arrêté dans son envahissement par un traitement approprié, il se propage souvent avec une rapidité surprenante et produit de profondes dévastations. Dans les ulcères perforants du voile du palais les deux ponts de muqueuses, qui, de chaque côté, retenaient encore la luette peuvent se détruire et entraîner ainsi la perte de cet organe; la luette se détruit aussi quand c'est au bord postérieur du voile que se trouve le point de départ du processus ulcératif. De ce dernier point, le travail de destruction peut prendre une marche envahissante, s'étendre jusqu'à l'épiglotte, au larynx, à la paroi postérieure du pharynx, et se réunir là à un ulcère déjà existant; quand l'ulcère a pris cette extension, il se produit parfois après guérison des rétractions cicatricielles dont nous parlerons plus loin.

A la *voûte palatine*, la perforation a une marche moins rapide. L'ulcération périostée peut être primitive ou consécutive à la propagation d'une ulcération de la muqueuse; dans les deux cas, le résultat est le même; l'os sous-jacent s'exfolie, mais, dans les cas favorables, la nécrose reste superficielle et ne va pas jusque la perforation. Il arrive aussi que la voûte osseuse soit détruite sur une étendue variable.

Dans les cas les plus négligés, le processus destructif s'irradie sans que rien puisse l'arrêter; le voile du palais, certaines parties de la voûte palatine disparaissent; le squelette osseux du nez se perd; enfin la bouche, le nez, la cavité pharyngienne ne forment plus qu'un vaste cloaque, dont les parois sont recouvertes d'un enduit purulent. La nécrose peut aussi gagner vers le haut, jusque la base du crâne et entraîner l'exfoliation de certaines parties de la boîte crânienne. Il est à peine besoin de montrer à quelles hideuses déformations aboutit cet envahissement, d'insister sur la gravité des troubles fonctionnels dont il est cause et qui peuvent, surtout si la base du crâne participe au processus, mettre en danger immédiat l'existence du malade.

Même après la guérison, les syphilides de la partie profonde de la bouche peuvent encore donner naissance à des troubles graves; la *rétraction cicatricielle* du voile et des piliers peut entraîner ces organes vers la paroi postérieure du pharynx avec laquelle ils contractent des adhérences; il s'établit ainsi une déformation opposée à celle que nous avons décrite jusque maintenant, c'est-à-dire le *rétrécissement* d'une voie normale de communication. Ordinairement, ce rétrécissement siège au point de jonction du pharynx nasal avec le pharynx buccal; la membrane cicatricielle prolonge directement le voile du palais jusqu'à la paroi postérieure du pharynx et la communication entre la cavité nasale et la bouche, ainsi qu'avec le reste de l'appareil respiratoire ne se fait plus que par une étroite ouverture. L'oblitération peut même être *complète*; la *respiration* est profondément gênée et ne peut évidemment plus se faire que par la bouche. La *voix*, par suite du changement des conditions de résonnance, prend une intonation spéciale. — Dans certains cas heureusement plus rares, la membrane cicatricielle sépare l'œsophage et le larynx d'une part, de la cavité buccale d'autre part; elle est alors tendue entre la base de la langue et la paroi postérieure du pharynx. Dans ces conditions les symptômes de sténose deviennent beaucoup plus sérieux. Même lorsque l'ouverture est encore relativement grande, on voit déjà s'établir des *troubles profonds de la déglutition et de la respiration;* lorsque le rétrécissement devient plus étroit, la nutrition du malade est sérieusement compromise; il se trouve dans l'impossibilité absolue de déglutir tout aliment solide, à cause de l'étroitesse du passage et des accès de suffocation qui accompagnent la déglutition de ces aliments. Un traitement radical dirigé contre l'altération peut seul empêcher une issue funeste.

Les accidents tertiaires de la *langue* sont plus rares. Les ulcérations de la muqueuse même s'observent aussi bien au dos que sur les bords. Dans un grand nombre de cas, la lésion prend plutôt l'aspect d'un néoplasme ; il se forme une ou plusieurs nodosités dures dont la destruction ne se fait qu'assez tard. Mais quand la lésion prend cet aspect c'est dans la musculature de la langue et non dans la muqueuse qu'elle a son point de départ ; il s'agit donc d'une véritable gomme musculaire, et la muqueuse n'est envahie que secondairement.

Les syphilides tertiaires de la *muqueuse nasale* présentent des symptômes analogues à celles de la voûte palatine. Ici aussi il est difficile de déterminer cliniquement si la maladie a son point de départ dans la muqueuse même ou dans les parties sous-jacentes, cartilage ou os. De plus, il est souvent très difficile de découvrir la lésion en raison de la situation profonde qu'elle occupe. Comme symptôme initial on constate souvent un *obstacle au passage de l'air* ; le nez est « bouché », puis il s'en écoule une sécrétion purulente souvent mélangée de sang. La sécrétion se dessèche et forme des croûtes que le malade expulse en se mouchant. Si les os prennent part à l'altération, la sécrétion acquiert une odeur repoussante *(cacosmia objectiva, ozène, stink-nase)* symptôme des plus pénibles pour le malade et pour son entourage.— En éclairant la cavité nasale, on peut, quand le cas s'y prête, apercevoir l'ulcération soit sur les parties latérales soit — ce qui est à beaucoup près le plus fréquent — sur le septum ; il est rare qu'elle siège aux parties tout-à-fait antérieures du septum, mais plutôt au voisinage de l'ouverture osseuse des cavités nasales. Si le périoste est détruit, le stylet vient butter contre la surface rugueuse de l'os dénudé. La conséquence la plus grave qu'entraîne cette affection c'est encore une fois la *perforation* qui ne peut évidemment se faire, sur la cloison osseuse, qu'après exfoliation d'une partie de l'os. En général, l'obturation du nez, la secrétion purulente fétide, attirent, dès le début, l'attention du malade sur une affection des cavités nasales ; par contre, il en est chez lesquels les symptômes sont tout-à-fait nuls ; ils ne se doutent pas de l'existence de leur mal, jusqu'à ce qu'un beau jour, à leur grande frayeur, ils expulsent un fragment d'os au milieu d'un accès d'éternuement. Comme nous l'avons déjà signalé, les perforations n'intéressent ordinairement pas les parties antérieures de la cloison nasale, et lorsqu'elles n'ont que de faibles dimensions — celle d'une lentille à celle d'une pièce de cinquante centimes — elles ne donnent naissance à aucun trouble fonctionnel. Mais, si le processus ulcératif ne s'arrête pas, le septum se détruit sur une grande étendue, le squelette du nez perd son principal point d'appui, le nez s'affaisse; la dépression se fait en haut, à la racine, tandis que la pointe se relève; c'est le *nez à ensellure*. Si la nécrose n'a pas seulement détruit le septum mais encore les autres parties du squelette du nez, celui-ci s'affaisse tout-à-fait, tout en conservant intactes la peau et la cloison cutanée des narines. Dans les cas les plus funestes, ces dernières parties sont aussi détruites, et à la place du nez, s'ouvre comme sur un crâne préparé, une vaste ouverture par laquelle on peut explorer les cavités nasales, la bouche et le pharynx, réunis en un cloaque unique par suite de la destruction de la voûte palatine, habituelle dans ces cas. Enfin, lorsque l'*ethmoïde* est détruit, la cavité cranienne peut être perforée, ce qui entraîne une *méningite* mortelle.

Les lésions tertiaires du *larynx*, deviennent en raison de l'importance fonctionnelle de cet organe, l'origine d'accidents graves, qui mettent parfois en question l'existence du malade. Les syphilômes de l'*épiglotte* sont les moins dangereux; elles ulcèrent le cartilage, le dénudent, le nécrosent et en amènent la perforation ou la destruction plus ou moins complète. Mais, même lorsque l'épiglotte a disparu dans sa totalité, il ne se produit en somme, aucun trouble fonctionnel important; les malades apprennent à obturer le larynx pendant la déglutition, même sans le secours de l'épiglotte.

Lorsque les parties plus profondes, l'*appareil vocal proprement dit*, est envahi, les symptômes prennent un caractère beaucoup plus sérieux. Quand un infiltrat gommeux a pris naissance dans les *cartilages arythénoïdes, les cordes vocales inférieures et supérieures*, le symptôme initial est la *raucité* de la voix, qui peut aller jusqu'à l'aphonie complète. La mobilité de l'organe est compromise comme on peut facilement s'en convaincre à l'examen laryngoscopique; cette diminution de mobilité et la tuméfaction des parties malades se traduisent parfois très tôt par des symptômes de *sténose*, de *dyspnée laryngée*.

Plus tard, ces infiltrations se détruisent et comme dans les autres organes, l'ulcération peut, en s'étendant, amener de vastes pertes de substance. Les cartilages se nécrosent en entier ou en partie et sont expulsés par les efforts de toux; on a vu des cas où l'enclavement de cartilages nécrosés dans la fente vocale avait déterminé l'asphyxie. Les *cordes vocales* sont plus ou moins détruites et l'étendue de la perte de substance régit naturellement le degré d'altération de la voix. *Subjectivement* les malades accusent des douleurs qui se réveillent surtout pendant la déglutition; la masse déglutie exerce une compression sur le larynx, et celui-ci fait de plus, pendant la déglutition des mouvements étendus. Ces douleurs peuvent être tellement vives que la nutrition du malade soit gravement compromise. — Même après guérison, les syphilides tertiaires du larynx conservent presque toujours une haute gravité. En premier lieu, s'il s'est produit une cicatrice ou une ankylose définitive du cartilage arythénoïde, l'*altération vocale* devient persistante; de plus, les dangers d'un rétrécissement sont encore beaucoup plus grands que dans les ulcérations du pharynx. Si les cordes vocales viennent à contracter des adhérences partielles, qu'il se forme entre elles des ponts cicatriciels, la lumière du larynx subit une sténose considérable; la voix s'altère profondément et il se produit des symptômes de dyspnée assez graves pour menacer la vie du malade.

Il nous reste à signaler une maladie particulière du larynx, qui n'est pas spéciale à la syphilis et peut résulter de toute une série d'autres affections : c'est l'hypertrophie de la muqueuse située au-dessous de la fente vocale : cette hypertrophie se révèle au laryngoscope comme une tumeur volumineuse et, quand elle a acquis un grand développement, provoque aussi une dyspnée intense *(Laryngitis hypoglottica hypertrophica)*.

La *trachée* et les *grosses bronches* peuvent aussi devenir le siège d'accidents tertiaires; ici encore l'infiltration spécifique détruit les tissus, exfolie les cartilages et amène, entre les organes voisins, des communications anormales (œsophage, gros vaisseaux). Mais les conséquences les plus graves de ces lésions sont les *rétrécissements cicatriciels* que subit la lumière du tube respiratoire, ainsi que les troubles de la respiration qui en résultent. Il est possible parfois d'apercevoir la lésion au laryngoscope; mais, d'ordinaire, on n'arrive au diagnostic qu'en se basant sur les symptômes de sténose trachéale.

Tandis que la partie supérieure de l'*appareil digestif* est si souvent atteinte de syphilis tertiaire, les organes situés au dessous du pharynx ne le sont que très rarement. Du moins ne possède-t-on qu'un nombre très restreint d'observations de syphilis tertiaire de l'*œsophage*, de l'*estomac* et de l'*intestin :* ce sont des infiltrations gommeuses, des ulcérations, des rétrécissements cicatriciels. L'extrémité terminale du tube digestif, le *rectum* fait seul exception ; on y observe assez souvent des gommes, et les ulcérations caractéristiques qui en dérivent ont pour conséquence le *rétrécissement du gros intestin*. Il ne faut pas confondre ces ulcérations avec d'autres ulcères qu'on rencontre plus fréquemment sur la muqueuse du rectum : ces ulcères — presque spéciaux à la femme — n'ont pas de caractère typique ; souvent aussi ils donnent naissance à un rétrécissement du rectum ; mais il est certain qu'ils reconnaissent une autre cause que la syphilis et que selon toute vraisemblance, ils sont dus soit à une infection blennorrhagique, soit à des traumatismes (cf. le chap. sur la blennorrhagie rectale).

La syphilis tertiaire est très rare sur la *muqueuse uro-génitale*. On ne possède que quelques observations de gommes, d'ulcérations ou de cicatrices du canal de l'urèthre, de la vessie ou de la muqueuse des organes génitaux de la femme.

Les syphilômes des muqueuses peuvent apparaître à *toutes les époques* de la période tertiaire ; parfois ils sont très précoces et débutent peu d'années après l'infection ; par contre ils ne se développent parfois que dix, vingt ans après l'infection.

Diagnostic. — Pour commencer, nous ne nous occuperons que des lésions tertiaires les plus fréquentes, c'est-à-dire de celles du nez, de la bouche, du pharynx et du larynx ; nous avons à les distinguer : 1° du groupe naturel des lésions *tuberculeuses, scrofuleuses, lupeuses* et de la *lèpre ;* 2° du *carcinome*. — Les *ulcérations tuberculeuses* et *scrofuleuses* des muqueuses n'ont pas, comme les syphilides, les bords taillés à pic ; ils paraissent rongés, et souvent sinueux. Au pourtour de l'ulcération tuberculeuse on trouve souvent, disséminés dans la muqueuse, des nodules gris ou jaunâtres qui sont des granulations tuberculeuses miliaires. Dans la syphilis comme dans la tuberculose, il existe du reste toujours d'autres symptômes de l'affection : ainsi, la tuberculose des muqueuses ne s'observe qu'à une période avancée de la tuberculose d'un autre organe, ordinairement des poumons ; les ulcérations scrofuleuses s'accompagnent d'ulcères scrofuleux à la peau, de tuméfactions et de suppuration des ganglions lymphatiques. Le *lupus des muqueuses*, au stade où on peut le confondre avec la syphilis, coexiste presque toujours avec un lupus de la peau, ce qui facilite beaucoup le diagnostic. Ces trois affections atteignent beaucoup plus rarement les os que ne le fait la syphilis et produisent donc beaucoup moins souvent des perforations osseuses. Le critérium le plus certain est la démonstration des bacilles de la tuberculose; cette recherche, très difficile à faire pour le lupus, est très simple dans la tuberculose proprement dite des muqueuses.

Une autre maladie infectieuse, la *lèpre,* a parfois la même action destructive que la syphilis sur les muqueuses et les organes qu'elles recouvrent; toutefois le diagnostic est facilité par la coexistence de lésions caractéristiques qui ne font jamais défaut sur d'autres parties du corps.

Le *carcinôme* présente beaucoup plus de tendance que la syphilis à constituer de véritables tumeurs; les gommes des muqueuses n'atteignent que rarement un volume considérable et il est encore plus rare qu'elles conservent longtemps l'aspect d'une tumeur, grâce à l'ulcération qui l'envahit bientôt. C'est à la *langue* que le diagnostic présente le plus de difficultés ; comme nous l'avons déjà dit, la gomme de la langue, dont le point de départ se trouve dans la musculature, peut atteindre un notable volume et subit moins facilement la fonte ulcérative.

Dans les cas qui laissent le moindre doute, si l'analyse microscopique d'un débris excisé ne permet pas d'établir un diagnostic certain (tuberculose, carcinôme), le devoir du médecin est, *avant d'employer tout autre traitement,* de prescrire pendant un certain temps l'*iodure de potassium* à dose suffisante; l'action puissante que ce médicament exerce sur les syphilides tertiaires des muqueuses, se manifeste déjà très nettement au bout d'une ou deux semaines; cette expérience permet d'éviter des erreurs de diagnostic et de traitement, dont les conséquences pourraient être très sérieuses pour le malade.

Le **Pronostic** des affections tertiaires des muqueuses est intimement lié à la période à laquelle on commence le traitement. En lui-même, ce pronostic n'est pas fâcheux : lorsque l'affection est reconnue à temps et énergiquement traitée, la guérison se produit toujours rapidement, sous l'influence de l'iodure de potassium, dont l'action, sur ces gommes, est peut-être plus éclatante encore que sur les gommes cutanées. Même dans les cas avancés, ce médicament répond toujours à l'attente et active la cicatrisation de l'ulcère; quant aux ravages déjà produits, il est évident qu'il ne saurait les réparer; il en est de même pour les rétractions cicatricielles : l'iodure n'a, évidemment aucune prise sur ces accidents. Malheureusement, ce sont ces dévastations, ces troubles fonctionnels qui, dans certains cas, donnent précisément à la maladie toute sa gravité et mettent parfois en péril la vie du malade.

CHAPITRE X

LES AFFECTIONS SYPHILITIQUES DES ORGANES DE MOUVEMENT

I. — AFFECTIONS SYPHILITIQUES DES OS

De tous les organes du mouvement, ce sont les os que la syphilis attaque de préférence. — En faisant l'étude des **affections syphilitiques des os** nous ne nous occuperons pas des altérations osseuses dans lesquelles le processus spécifique, parti d'un organe voisin, envahit secondairement le périoste, le détruit et provoque la nécrose de l'os; ces lésions de la substance osseuse ne sont pas primitives, la nécrose ne se produisant que par arrêt de circulation. Nous avons déjà étudié ces accidents, qui frappent surtout les os simplement recouverts d'une muqueuse, tels que le palais, les os du nez.

Les affections proprement dites du système osseux se divisent en deux groupes : dans le premier, la maladie débute dans le *périoste*; dans le second, dans la *substance osseuse* elle-même. Cette division n'est pas absolue, car pendant l'évolution du mal, la partie primitivement saine finit par participer, elle aussi, à l'altération morbide : ceci s'applique surtout aux affections primitives du périoste qui, presque toujours, entraînent à leur suite une lésion de la substance osseuse.

La périostite syphilitique se traduit par la formation de tuméfactions plus ou moins étendues, de consistance élastique; elles sont constituées par une substance d'apparence gélatineuse ou lardacée qui se dépose ordinairement à la surface interne du périoste, entre celui-ci et l'os. L'examen microscopique de la tumeur démontre qu'elle a essentiellement la même structure que les gommes ordinaires. Parfois ces dépôts émettent des prolongements coniques qui s'enfoncent dans les canalicules osseux élargis. Ces périostoses ont trois terminaisons différentes. Dans certains cas, il se produit sous l'infiltrat, une *résorption* du tissu osseux, une usure; l'os se creuse d'une excavation affectant un peu la forme d'un entonnoir, sans que jamais il ne se forme de pus et qu'il y ait élimination d'un séquestre *(carie sèche, Virchow)*. Dans une autre série de cas, la périostite aboutit à un résultat tout différent : il se fait une *néoformation de tissu osseux*, un dépôt d'ostéophytes sur l'os qui s'épaissit *(Périostite ossifiante)*. Dans ces deux formes, l'infiltration spécifique finit donc par se résorber, sans formation de pus. Dans une dernière série de cas, la néoplasie syphilitique passe à la *suppuration;* le périoste se détruit sur une étendue égale à celle de la tumeur. Cette destruction du périoste entraîne ses conséquences ordinaires, c'est-à-dire la *nécrose* de l'os sous-jacent, dans toutes les parties privées de l'apport nutritif *(Périostite suppurée)*. Le pus se crée presque toujours une issue à l'extérieur; la peau ou la muqueuse se détruisent et il se forme un ulcère syphilitique dont les caractères sont les mêmes que ceux des ulcérations qui partent de la peau ou de la muqueuse pour envahir secondairement le périoste et l'os.

On rencontre très souvent chez le même malade, ces différentes formes combinées; les deux premières surtout, les périostites raréfiante et ossifiante, s'observent souvent côte à côte : au centre de l'infiltrat périostique on trouve une usure, une excavation, tandis qu'à la périphérie l'os s'est épaissi, par apposition de nouvelles couches osseuses.

Les processus morbides sont tout-à-fait analogues quand la syphilis atteint la **substance de l'os lui-même**; seulement, la structure plus compliquée de l'os, le siège plus profond de la lésion empêchent les symptômes d'être aussi nets que dans les affections périostées. Comme dans la périostite, on observe une simple résorption de l'os qui se traduit soit par une *raréfaction* de la substance osseuse *(ostéoporose)* qui peut rendre les os tellement friables qu'ils se brisent au moindre effort *(fractures spontanées)* soit par une *hyperplasie de l'os*, c'est-à-dire par la transformation du tissus pongieux en tissu compact; cette *éburnation* se rencontre aussi dans les hyperplasies osseuses consécutives à une périostite. D'autres fois le développement d'infiltrations syphilitiques dans le tissu osseux *(ostéite gommeuse)* provoque la nécrose d'une portion plus ou moins étendue de celui-ci : c'est la *carie syphilitique* proprement dite. Les séquestres éliminés se distinguent des séquestres dus à d'autres processus, en ce qu'ils paraissent toujours hyperémiés et sillonnés de canaux élargis, résultat du travail d'ostéoporose qui a précédé la nécrose. Enfin, il se produit parfois, dans la substance médullaire, surtout des os longs, des *gommes* typiques, qui, sous tous les rapports, ressemblent à celles des autres organes *(ostéomyélite gommeuse)*.

Comme dans les affections du périoste, on voit ces divers processus présenter des combinaisons multiples; dans la cavité médullaire, on trouve, par exemple, une séquestre ou une gomme, et dans le tissu osseux voisin, du tissu éburné; est-il nécessaire de répéter que souvent, les altérations du périoste et de l'os se rencontrent l'une à côté de l'autre?

Si, après avoir fait l'esquisse générale des ostéopathies spécifiques, nous passons à la description de leurs symptômes cliniques, nous avons d'abord à nous élever contre l'opinion courante que les affections des os seraient toujours des lésions tardives, appartenant à la période tertiaire : certaines d'entre elles apparaissent en effet dans les premières périodes de la syphilis, parfois en même temps que les symptômes les plus précoces de la généralisation; d'autres, au contraire, constituent de véritables manifestations tertiaires et, sauf les cas de syphilis galopante à marche extrêmement rapide, n'apparaissent jamais que dans les périodes tardives de la syphilis.

Parmi les lésions osseuses précoces signalons surtout les *périostites*; comme nous l'avons déjà dit, très souvent elles accompagnent les éruptions du début, parfois même elles les précèdent de quelques jours. Elles atteignent de préférence les os situés immédiatement sous la peau, ceux du *crâne* surtout, puis le *tibia*, les *os de l'avant-bras*, le *sternum*; il s'y forme une ou plusieurs tuméfactions, rarement en grand nombre, qui d'ordinaire n'atteignent qu'un faible volume; on en a cependant rencontré qui avaient le diamètre d'une pièce de cinq francs. Les plus petites ne sont appréciables qu'au toucher; pour les découvrir le guide le plus certain est la douleur qu'on provoque en les recherchant, car elles sont extrêmement sensibles à la moindre pression. Les périostites plus étendues sont, au contraire, facilement appréciables, d'autant plus que d'habitude la peau qui les recouvre est rouge et offre une tuméfaction œdémateuse. Les douleurs sont spontanées et deviennent souvent insupportables à la moindre pression, et même au moindre contact. — La périostite secondaire ne passe jamais à la suppuration, ne produit jamais dans l'os des néoformations osseuses tel que le fait la périostite ossifiante de la période tertiaire et ne provoque jamais de carie proprement dite. Toutefois, les périostites précoces peuvent parfaitement détruire la substance osseuse dans les couches superficielles (carie sèche) (1) ou donner naissance à de petits ostéophytes. Dans ce dernier cas, il est possible, après la disparition des symptômes inflammatoires du début, de percevoir nettement sous la peau le dépôt de tissu néoformé. Mais ces néoplasies n'atteignent jamais un gros volume, elles se résorbent plus tard surtout sous l'influence d'un traitement spécifique et finissent ordinairement par disparaître tout-à-fait.

Par contre, les *affections périostiques et osseuses de la période tertiaire* produisent des troubles beaucoup plus profonds. Chez certains malades, le symptôme capital est une néoformation du

____

(1) Chez une jeune fille, ayant succombé par suite d'une intoxication par l'acide carbonique, peu de temps après avoir contracté la syphilis (éruption généralisée de grosses papules), nous avons trouvé le crâne parsemé d'un grand nombre de ces petites dépressions.

tissu osseux *(périostite ossifiante)*, la formation d'une tumeur osseuse, d'un *tophus* ; ce symptôme avait déjà été constaté par les premiers observateurs dans la grande épidémie de la fin du moyen-âge. Ces tophus se développent surtout aux os du crâne, à la clavicule, au sternum, aux os de l'avant-bras et à la face interne du tibia ; ils se présentent sous forme de protubérances irrégulièrement bosselées, de volume variable, souvent très nombreuses ; au tibia par exemple, elles donnent à la face interne de cet os, lisse à l'état normal, un aspect irrégulier. Souvent à la clavicule et aux os de l'avant-bras, ces tuméfactions ressemblent à s'y méprendre au cal d'une fracture. Dans les cas sérieux, l'os est atteint sur une grande surface, parfois dans sa totalité ; il est considérablement tuméfié, jusqu'à atteindre le double de son volume normal ; d'ordinaire il se produit une éburnation qui peut atteindre aussi bien le tissu néoformé que l'os primitif. Si, dans les cas légers, il n'existe en dehors des vives douleurs du début, aucun autre symptôme, on constate, lorsque la tuméfaction de l'os est excessive, des altérations fonctionnelles graves et durables, du moins lorsqu'il s'agit des os des extrémités. Déjà la seule augmentation du poids de l'os compromet la motilité et l'usage du membre ; mais ce qui en entrave encore beaucoup plus le fonctionnement, c'est la participation des extrémités articulaires ; le changement de forme qu'a subi l'os suffit à lui seul à entraver ou même à abolir complètement la mobilité de la jointure sans que celle-ci participe elle-même à l'altération pathologique : il se forme ainsi une *ankylose* plus ou moins mobile ; cette complication survient surtout à l'articulation du coude. — Au crâne, ces épaississements diffus, avec éburnation, peuvent entraîner la disparition complète du diploë, ce qu'on ne peut évidemment démontrer qu'à l'autopsie.

Ces néoplasies osseuses sont, il est vrai, susceptibles d'une certaine résorption ; mais, même par un traitement énergique, celle-ci n'est jamais complète ; aussi ces protubérances osseuses constituent-elles un signe durable d'infection syphilitique, dont l'importance diagnostique est considérable. — Au début, ces périostites ossifiantes sont souvent le siège de vives douleurs ; par contre, à leur période d'état, elles ne sont que légèrement douloureuses, parfois elles sont seulement un peu sensibles, à la pression. Dans certaines formes, le processus prend dès son début, une allure très chronique et n'éveille que peu ou pas de douleurs.

Les affections plus profondes de l'os, l'*ostéite* ou l'*ostéomyélite gommeuse* ont des symptômes tout différents. La douleur, souvent excessive, térébrante ou conquassante constitue au début le seul symptôme; dans l'ostéomyélite il ne s'en produit souvent aucun autre pendant tout le cours de la maladie, de telle sorte que le diagnostic précis ne se fait qu'à l'autopsie. Il peut même se faire que dans de pareils cas, on n'ait pas, pendant la maladie, pensé à une affection osseuse; ce fait paraît donner raison à ceux qui prétendent que les gommes de la moelle osseuse sont plus fréquentes qu'on ne l'admet d'habitude, en ne tenant compte que des quelques observations que nous possédons; d'autant plus qu'aux autopsies, on n'a pas l'habitude de fendre l'os et d'en faire l'examen méthodique à moins d'avoir pour cela un motif spécial.

Mais, si l'infiltration gommeuse est plus rapprochée de la surface de l'os, elle se révèle, après un certain temps, par une tuméfaction appréciable sous la peau; cette tuméfaction est constituée en partie par la tumeur gommeuse elle-même, en partie par la néoformation osseuse qui, presque toujours se développe à la périphérie des foyers morbides. Si, à cette période on institue un traitement convenable, on arrive à faire complètement résorber la tumeur; cependant, il persiste d'ordinaire un dépression à la surface de l'os, dont le tissu a été détruit sur une étendue correspondant à celle de la gomme. Si le mal est abandonné à lui-même, il finit par aboutir à une nécrose étendue de l'os; le liquide formé se fait jour à travers les parties molles; dans la grande majorité des cas, c'est à la peau que l'ouverture se fait et il se produit une *fistule osseuse*. Après oblitération de cette fistule, la cicatrice adhère à l'os.

Au *crâne*, le processus morbide a souvent pour conséquence une exfoliation étendue à la surface osseuse; ces exfoliations restent parfois superficielles; d'autres fois elles sont plus profondes et peuvent même intéresser toute l'épaisseur de l'os, produire une *perforation de la boîte crânienne*, mettre à nu la dûre-mère et même la détruire par ulcération. Le séquestre reste souvent enclavé dans l'épaississement osseux qui s'est formé à la périphérie et ne peut être enlevé que par des moyens chirurgicaux. Il arrive que le séquestre soit repoussé vers l'intérieur du crâne, et comprime la masse cérébrale en donnant lieu à de graves symptômes. Quand il s'est fait une perforation du crâne, l'ouverture ne s'obture jamais par formation de tissu osseux; c'est une membrane cicatricielle qui réunit les bords de l'ouverture; quand la perforation est vaste, la rétraction de cette cicatrice peut amener un rétrécissement réel de la cavité du crâne.

On a désigné du nom de *dactylite syphilitique*, les manifestations syphilitiques des os des mains et spécialement des *métacarpiens* et des *os des phalanges*. D'ordinaire il s'agit de processus complexes, d'altérations des os, d'infiltration gommeuse des parties molles, souvent aussi de lésions articulaires; une maladie qui a pris naissance dans les parties molles peut même avoir tout l'aspect clinique de la dactylite syphilitique typique. La main ou le doigt malades sont fortement tuméfiés et atteignent jusqu'au double de leur volume normal et davantage; après avoir persisté longtemps, la tuméfaction s'ulcère, l'os exfolie et certains doigts diminuent de longueur; souvent des ankyloses se forment et compromettent sérieusement le fonctionnement de l'organe. On a beaucoup moins souvent l'occasion d'observer ces symptômes aux pieds; il est rare (ce fait ne se présente que dans les cas tout-à-fait négligés) que cette affection entraîne des mutilations graves — comme on en observe fréquemment dans la *lèpre;* dans cette dernière affection, les doigts et les orteils sont parfois complètement détruits, au point qu'il n'en persiste plus qu'un petit moignon. Dans la dactylite syphilitique, la phalange unguéale reste, en général, intacte, l'ongle qu'elle porte est étiolé et dévié de sa direction normale *(syphilis léproïde).*

Des autres parties du squelette, ce sont le *sternum*, la *clavicule* et le *tibia* qui présentent le plus souvent des altérations syphilitiques; les autres os en sont moins fréquemment le siège. Les symptômes sont les mêmes que ceux que nous venons de décrire. La peau se perfore, s'ulcère sur une vaste surface; d'autres fois il ne se forme qu'une simple fistule; par l'ouverture produite s'éliminent des séquestres plus ou moins volumineux et la guérison se fait en laissant d'ordinaire à la périphérie une hyperplasie de substance osseuse et, à la place qu'a occupée l'ulcère, une cicatrice très déprimée et adhérente à l'os. Les syphilômes des os [du nez et de la voûte palatine ont été décrits en même temps que les syphilides des muqueuses. — Il arrive, assez rarement, il est vrai, quand ces affections osseuses ont persisté pendant des années aux extrémités, surtout aux jambes, que le tissu conjonctif s'hyperplasie et qu'un *éléphantiasis* se développe. — Parmi les complications qu'entraîne la syphilis osseuse, nous avons déjà cité la dénudation de la dûre-mère qui aboutit facilement à la production d'une *méningite*. En outre les tumeurs spécifiques des os du crâne déterminent souvent la *compression du cerveau* et de *certains nerfs crâniens*; nous y reviendrons plus tard ; lorsque les vertèbres sont le siège du mal, les conséquences varient suivant la localisation qu'affecte le foyer morbide; si c'est en avant de la colonne, les organes voisins sont envahis; si c'est dans le canal osseux, la moelle est comprimée et de graves affections médullaires prennent naissance. De plus, la nécrose de segments étendus d'une vertèbre donne lieu, dans certaines circonstances, à des symptômes très sérieux : si, par exemple, la partie intérieure du canal cervical a été détruite, la moelle est mise à nu et peut être aperçue par le pharynx.

Les ostéopathies dont nous venons de faire la description peuvent, à vrai dire, survenir à toutes les époques de la période tertiaire; néanmoins, elles appartiennent surtout aux périodes tardives et n'apparaissent habituellement que dix, quinze et vingt ans après l'infection, parfois plus tard encore. — La prédilection que montrent ces altérations pour les os sous-jacents à la peau rend très vraisemblable l'idée que les *traumatismes* jouent un certain rôle comme cause occasionnelle de leur développement. Par contre l'opinion, défendue surtout autrefois, que *l'emploi du mercure* favoriserait leur production, qu'il en serait même l'unique cause, doit être complètement abandonnée. En effet, ces altérations osseuses ne s'observent jamais dans l'hydrargyrisme chronique; d'autre part, on les trouve chez des syphilitiques qui n'ont jamais pris un atome de mercure; bien au contraire, elles surviennent de préférence chez ceux qui n'ont suivi aucun traitement ou dont la cure a été insuffisante; aussi, contrairement à l'opinion des antimercurialistes, devons-nous considérer une énergique médication mercurielle comme la meilleure sauvegarde contre l'apparition de ces accidents tertiaires graves. Ce qui confirme absolument cette opinion, c'est que les affections profondes des os sont devenues beaucoup plus rares qu'elles ne l'étaient auparavant, fait sur lequel Virchow et d'autres auteurs ont depuis longtemps attiré l'attention; cela provient de ce qu'aujourd'hui, il est plus facile de se soumettre au traitement, de ce que les malades se soignent plus régulièrement, de ce qu'enfin les méthodes thérapeutiques se sont perfectionnées.

L'**évolution** de la syphilis osseuse est toujours très lente quand on ne lui oppose aucun traitement et le **pronostic** est toujours sérieux en raison des troubles fonctionnels et des déformations souvent irréparables qu'elle entraîne, ainsi que des complications graves qui en résultent parfois.

Le **Diagnostic** est des plus faciles pour les périostites, aussi bien pour celles du début que pour celles des périodes tardives; dans ces cas, la localisation et les symptômes sont d'ordinaire tellement caractéristiques qu'on peut, sans difficulté, reconnaître leur origine syphilitique. Le diagnostic est plus difficile pour les altérations profondes, telles la carie syphilitique proprement dite. Ici les symptômes ressemblent beaucoup à ceux d'autres affections des os, surtout à ceux de la *tuberculose osseuse*. Mais en général, on finit par découvrir d'autres signes qui permettent d'assigner à la lésion sa véritable origine: ce sont surtout les manifestations cutanées, sur lesquelles il est difficile de se tromper; de plus, l'âge du malade mettra sur la voie, les affections tuberculeuses se rencontrant de préférence chez les individus jeunes, les affections syphilitiques chez les adultes ou chez les individus âgés, la syphilis héréditaire étant évidemment hors de cause.

2. — AFFECTIONS SYPHILITIQUES DES ARTICULATIONS
ET DES GAINES TENDINEUSES

Bien que depuis longtemps ont eût déjà signalé des **affections articulaires** consécutives de la syphilis, l'étude approfondie de ce sujet ne date que de ces dernières années; aussi ce chapitre de la syphiligraphie présente-t-il encore maintes lacunes. Les arthropathies syphilitiques, tout en n'étant pas très fréquentes, paraissent cependant n'être pas aussi rares qu'on l'avait admis jusqu'aujourd'hui; combien en effet passent inaperçues, combien sont mal interprétées! Nous ne parlerons dans ce

chapitre que les affections articulaires de la *syphilis acquise,*
nous réservant d'étudier celles qui dépendent de la syphilis héréditaire dans le chapitre que nous consacrerons à cette forme de
syphilis.

Nous avons déjà parlé des **douleurs articulaires** de la
période éruptive, qui s'accompagnent parfois d'un épanchement appréciable. Signalons encore la fréquence relative de
l'arthrite *sterno-claviculaire,* si rare en tout autre cas. Dans
certaines formes rares, les symptômes articulaires ont une telle
prédominance que le tableau symptomatique de la syphilis
ressemble au rhumatisme articulaire aigu ou subaigu. Dans ces
formes, la fièvre présente un type rémittent ou intermittent ;
en même temps se produit dans un grand nombre d'articulations,
un épanchement qui atteint successivement plusieurs d'entre
elles ; la peau qui recouvre l'articulation tuméfiée est rouge ; la
pression et les mouvements exaspèrent la douleur ; celle-ci, du
reste, s'éveille spontanément, et présente, en somme, moins
d'intensité que celle que cause le rhumatisme articulaire aigu. En
même temps on voit assez souvent apparaître des *épanchements
dans les gaines tendineuses.* — Le **diagnostic** n'est possible qu'en
tenant compte des autres signes de syphilis et de l'amélioration
constante que produit le traitement spécifique ; l'iodure de
potassium a surtout un effet rapide et combat en peu de temps
la fièvre et les symptômes douloureux. — Le **pronostic** est
favorable : sous l'influence d'une médication appropriée la guérison se produit rapide et complète.

Les **affections articulaires de la période tertiaire** sont
incomparablement plus tenaces et sont beaucoup plus sérieuses
dans leurs conséquences. Nous devons, pour commencer, distinguer les *affections propres, primitives des articulations, des
arthropathies* « *deutéropathiques* », c'est-à-dire de celles qui
sont liées à la propagation d'une affection osseuse aux tissus
qui constituent la jointure. Cliniquement, il n'est pas toujours
possible de maintenir cette division dans toute sa rigueur ;
dans bien des affections qui paraissent être purement articulaires, l'examen anatomique seul pourrait faire voir si l'os
n'est pas le point de départ de la lésion.

Le *symptôme* capital est l'*épanchement articulaire ;* celui-ci
a d'ordinaire un début aigu ou subaigu ; cet épanchement peut

être considérable et détermine des altérations dans la forme et le fonctionnement de l'articulation malade, en rapport avec l'importance qu'il a prise *(hydropisie articulaire)*. Tandis que certains observateurs ont trouvé l'arthrite syphilitique relativement indolente, d'autres, au contraire, insistent précisément sur l'acuité des phénomènes douloureux qui contraste avec la lenteur de l'épanchement. En réalité, il paraît y avoir sur ce point de notables différences dans chaque cas particulier. La fièvre fait défaut dans la majorité des cas. Dans les affections articulaires pures, l'*examen anatomique* permet de démontrer un épaississement considérable de la synoviale, parfois aussi la présence d'excroissances papillaires sur la surface libre de cette membrane et l'usure du cartilage articulaire. Quelquefois aussi on a rencontré dans la synoviale des gommes typiques.

Bien que la *marche* de l'affection soit toujours traînante, on peut cependant, par une médication générale énergique et un traitement local approprié, obtenir la guérison complète avec rétablissement des fonctions normales de l'articulation. — Toutefois, si la capsule est épaissie *(synovite hyperplasique)*, si le cartilage articulaire est altéré, il peut persister des troubles fonctionnels, d'intensité variable.

Cette terminaison fâcheuse s'observe beaucoup plus souvent dans la seconde catégorie de cas, ceux dans lesquels l'affection reconnaît pour cause le développement d'une gomme dans l'extrémité articulaire de l'os. Tantôt, la gomme, sans s'ouvrir dans la jointure, produit une inflammation de la synoviale avec épanchement ; tantôt elle détruit l'os et le cartilage et se fait jour dans la cavité articulaire, ce qui amène naturellement une vive réaction de la membrane synoviale. Il est clair que les ravages produits dans l'os par la gomme n'ont pas toujours la même importance et que les conséquences qui en résultent sont liées à l'étendue des dégâts produits : l'extrémité articulaire peut subir de très grandes altérations qui entraînent des déformations et l'impotence de la jointure, pouvant aller jusque l'ankylose complète. Enfin, la peau peut être perforée, d'où formation d'une fistule articulaire.

Les arthropathies tertiaires, surtout la synovite primitive, atteignent d'ordinaire les *grosses articulations*, le plus souvent celle du genou; elles sont ordinairement mono-articulaires.

Les affections secondaires surviennent aussi aux *petites jointures :* on les a observées le plus souvent aux *articulations des doigts.* Bien qu'il soit impossible dans bien des cas d'assigner une cause occasionnelle à la maladie, dans d'autres, c'est un traumatisme, un effort, un saut, etc. — Les affections articulaires apparaissent à toutes les époques de la période tertiaire ; cependant la synovite primitive semble appartenir aux premières années de cette période.

Le **Pronostic** découle de la description que nous venons de donner : il est favorable dans les formes polyarticulaires précoces, ainsi qu'en général dans les synovites primitives des périodes plus avancées ; mais il devient plus sérieux quand l'os est entrepris ou, pour mieux dire, quand l'affection articulaire dérive d'une lésion osseuse ; il est naturellement d'autant plus alarmant que les altérations de l'extrémité articulaire sont plus profondes.

Le **Diagnostic** n'est pas facile, car les arthropathies dues à la syphilis ne présentent aucun ou presque aucun des signes caractéristiques de cette dernière maladie. Nous devons donc nous baser sur l'existence d'autres symptômes de syphilis, sur l'anamnèse et parfois aussi sur les résultats du traitement. Quand un épanchement résiste avec ténacité à tous les traitements qu'on lui oppose, il faut toujours penser à la syphilis, même quand les commémoratifs sont peu favorables à cette opinion et parfois, un traitement antisyphilitique d'essai viendra confirmer les soupçons. Les affections avec lesquelles on pourrait le plus facilement confondre les arthropathies syphilitiques sont, d'une part la *synovite séreuse simple,* d'autre part les *arthrites fongueuses.* Encore ici, on ne peut souvent arriver au diagnostic qu'en se basant sur l'existence d'autres manifestations morbides ou sur les résultats du traitement.

Dans les *gaînes tendineuses,* il n'est pas bien rare d'observer un épanchement séreux coexistant avec les inflammations polyarticulaires des premières périodes de la syphilis. Ces épanchements se font surtout dans les gaînes des extenseurs des doigts et des orteils. Dans d'autres cas, l'épanchement est minime et, pendant les mouvements, on perçoit et on entend, comme dans la synovite vulgaire, la crépitation neigeuse particulière à cette maladie. Dans les périodes avancées, on a vu des gommes se développer dans les gaînes des tendons. — De même que dans les gaînes tendineuses, la syphilis produit parfois des épanchements de sérosité dans les *bourses séreuses*; pendant les périodes tardives, on a même observé le développement de gommes dans la paroi de ces bourses.

3. — AFFECTIONS SYPHILITIQUES DES MUSCLES

Les **affections syphilitiques des muscles** sont beaucoup moins fréquentes que celles des autres organes de locomotion. Dans les premiers temps de la maladie, déjà tout au début de la période secondaire, on voit parfois apparaître une affection spéciale, dont la pathogénie n'est pas bien élucidée; c'est une *contracture* qui survient sans qu'il soit possible de déceler dans le muscle aucune altération essentielle de structure. Cette contracture atteint presque toujours le *biceps brachial*; elle est beaucoup plus rare au biceps crural, exceptionnelle à d'autres muscles. — Le malade s'aperçoit, sans qu'il ressente la moindre douleur, qu'il se trouve tout d'un coup dans l'impossibilité d'étendre complètement le bras (il s'agit ordinairement de l'extrémité supérieure) ; à un certain point de l'extension, il perçoit une résistance, qui rend même impossibles les mouvements passifs du bras ; la résistance est produite par la tension du muscle, comme on peut très bien s'en rendre compte par la saillie que font les tendons au niveau du pli du coude. Malgré cela, le muscle ne présente absolument aucun signe de contraction ; bien au contraire, il est mou, flasque, indolore à la pression ; les seules parties sensibles à la pression sont la portion voisine de l'insertion tendineuse et le tendon lui-même. L'évolution de cette affection est toujours favorable ; le raccourcissement musculaire disparaît rapidement, surtout sous l'influence de l'iodure de potassium et le muscle reprend son fonctionnement normal.

Dans la forme que nous venons de décrire, on ne peut démontrer aucune altération matérielle du muscle ; au point de vue symptomatique, ces cas donnent l'impression de simples troubles fonctionnels ; mais, dans la véritable *myosite syphilitique*, il en est tout autrement. Dans cette affection le muscle malade est le siège d'une tuméfaction diffuse, douloureuse ; la peau est légèrement hypérémiée et le fonctionnement est fortement entravé. Ces myopathies s'observent parfois comme manifestations précoces ;

mais, plus souvent, elles appartiennent aux périodes avancées
de la syphilis; tantôt elles ont une marche tout-à-fait favorable;
d'autres fois, au contraire, elles provoquent la prolifération du
tissu cellulaire interstitiel avec atrophie concomitante de la
fibre musculaire ; c'est une véritable *induration cicatricielle* du
muscle, dont la rétraction entraîne la formation d'une contracture définitive, souvent très accentuée. Cette myosite peut
atteindre tous les muscles; toutefois ce sont les muscles longs
des extrémités qu'elle semble frapper de préférence.

La troisième variété, qui nous reste à décrire, est constituée
par les *gommes des muscles;* elles appartiennent à la période
tertiaire; elles prennent naissance dans le tissu interstitiel
et atteignent parfois un volume considérable, en détruisant la
substance musculaire. Quand le muscle est relâché on parvient
toujours à les sentir sous la peau; ce sont des tumeurs circonscrites, très mobiles au début, sans adhérence aux téguments;
et qui entravent plus ou moins le fonctionnement musculaire.
Dans les cas heureux, la résorption se produit, en laissant
évidemment comme résidu, une induration; celle-ci n'apporte
d'ordinaire aucun obstacle à la contraction du muscle.
Dans d'autres cas, la tumeur gommeuse se ramollit et son
contenu se crée une issue à l'extérieur. Ces gommes se rencontrent le plus souvent aux membres, ordinairement au voisinage
des insertions osseuses; puis viennent le sternomastoïdien et
la musculature de la langue. Les affections spécifiques du
muscle cardiaque seront décrites dans le chapitre suivant. —
Le *diagnostic* de gommes musculaires non ulcérées avec d'autres
tumeurs, *fibrômes, sarcômes,* peut, quand il n'existe aucun autre
signe d'infection syphilitique, présenter de très grandes difficultés et il devient parfois nécessaire, pour assurer le diagnostic,
d'instituer un traitement antisyphilitique d'essai.

CHAPITRE XI

LES AFFECTIONS SYPHILITIQUES DE L'APPAREIL CIRCULATOIRE

En dehors des altérations des très petits vaisseaux qui se trouvent au centre ou au voisinage immédiat de lésions syphilitiques et que nous avons déjà signalées dans les précédents chapitres, nous ne connaissons rien des altérations vasculaires pendant les premières périodes de la syphilis; les véritables manifestations spécifiques de ce système s'observent dans la syphilis ancienne, dans la syphilis tertiaire.

Parmi les **affections du cœur**, signalons d'abord *l'épaississement scléreux du péricarde et de l'endocarde;* il se présente sous forme de plaques blanches ou jaunâtres qui souvent se trouvent combinées à des lésions plus profondes dont nous allons donner la description. Chez les malades porteurs de manifestations spécifiques, on a trouvé les *valvules* couvertes *d'excroissances papillaires*.

Les *maladies du muscle cardiaque* lui-même sont beaucoup plus importantes. Elles se présentent tantôt sous forme d'une *hyperplasie diffuse du tissu interstitiel* avec destruction de la fibre musculaire, tantôt sous forme de *gommes typiques*, enchâssées dans le tissu. Dans la première forme, le tissu musculaire est remplacé sur une étendue variable, par un tissu dur, fibreux; si cette sclérose envahit les muscles papillaires, comme on l'a plusieurs fois observé, ceux-ci subissent une rétraction très énergique. D'ordinaire les gommes du cœur sont multiples; le volume qu'elles atteignent est des plus variables; tantôt elles n'ont que de faibles dimensions, tantôt elles forment des tumeurs considérables; aussi, quand on sectionne le cœur se montrent-elles sous forme de petits nodules blancs-jaunâtres, rappelant le tubercule, tandis que d'autres fois, leur volume permet avant toute incision, de les voir faire saillie à la surface interne ou externe de l'organe. — Ces deux formes d'altération, la sclérose et la gomme, se combinent fréquemment, mais on peut toutefois les rencontrer isolées. Parfois cette sclérose n'est que le résidu d'une gomme; elle en constitue le dernier stade; il est cependant probable que certaines scléroses sont primitives, comme on l'observe dans d'autres organes. Au cœur, comme dans les autres organes, la gomme peut aussi subir la fonte et s'ouvrir une voie soit vers l'intérieur, soit vers l'extérieur du muscle cardiaque.

Les **symptômes** de la syphilis du cœur, dont jusqu'ici nous ne possédons que peu d'observations, sont, en somme, assez mal définis. Les malades se plaignent de *palpitations*, et au début, d'un peu d'*oppression*; l'*oedème* est moins fréquent, parfois on observe d'autres signes de trouble circulatoire, un peu de *cyanose*, etc. Au cœur même, on ne constate rien d'anormal; d'autres fois les bruits cardiaques sont altérés et la matité est augmentée. Ordinairement, et sans que rien n'ait pu faire prévoir la chose, il se produit une aggravation brusque qui s'accentue rapidement; la dyspnée et la cyanose atteignent en peu de temps leur maximum et au bout de quelques jours ou même de quelques heures, la mort survient par asphyxie. On a assez souvent aussi observé des morts presque foudroyantes : les malades qui auparavant n'avaient jamais présenté de symptômes inquiétants, ont été trouvés morts soit dans leur lit, soit sur les cabinets d'aisance.

Le **diagnostic** de syphilis cardiaque ne peut être admis (même si les commémoratifs sont certains ou s'il existe d'autres signes de syphilis), que lorsque les troubles circulatoires que nous venons de décrire ne peuvent être attribués à aucune autre cause (altérations valvulaires, maladies du poumon ou du rein); même alors, il est clair qu'on ne peut jamais poser qu'un diagnostic de probabilité. Dans la plupart des observations, le diagnostic exact n'a été fait qu'à l'amphithéâtre. Aussi aura-t-on rarement l'occasion de se prononcer sur le **pronostic**; comme on l'a vu, celui-ci est tout-à-fait défavorable.

Tandis que les lésions spécifiques des veines n'ont été signalées qu'à titre d'exception, les **manifestations syphilitiques des**

artères sont des plus fréquentes. Dans certains cas rares, on a trouvé (LANG et d'autres auteurs) dans la paroi même des gros vaisseaux, de véritables gommes, dont le point de départ se trouvait dans l'adventice; il en résultait une tumeur fusiforme, pulsatile, qui, dans un cas a fini par oblitérer complètement le vaisseau (M. v. ZEISSL). Les gommes qui ont pris naissance au voisinage des artères peuvent envahir celles-ci et provoquer les mêmes symptômes. — La lésion la plus fréquente et la mieux connue est une forme spéciale d'artérite, l'*endartérite syphilitique oblitérante;* c'est une altération consistant essentiellement en une prolifération de la couche interne de l'artère et finissant par amener le rétrécissement ou l'oblitération complète du vaisseau; cette affection frappe les artères de moyen et de petit calibre et semble avoir une prédilection toute spéciale pour les artères cérébrales. L'examen microscopique permet déjà de voir que les vaisseaux sont altérés; ils sont rigides, durs, et, tandis qu'à l'état normal les artères du cerveau s'affaissent après la mort, les artères malades conservent, même quand elles sont vides, leur forme cylindrique, grâce à la rigidité de leurs parois. L'examen microscopique montre que l'altération consiste essentiellement dans un épaississement énorme de la tunique interne, dans la prolifération d'un tissu riche en cellules, entre l'endothélium et la membrane élastique; ce dépôt peut rétrécir le vaisseau au point d'en oblitérer complètement la lumière. En outre, on constate encore, dans les tuniques moyenne et externe, des modifications qui consistent surtout dans l'infiltration de ces tuniques par des cellules de petites dimensions.

Plus souvent peut-être que par prolifération simple de l'endothélium, le vaisseau s'oblitère par thrombose; celle-ci finit toujours par se produire, et s'explique par la diminution considérable de calibre qu'a subi le vaisseau, par le ralentissement du courant sanguin que cause l'étroitesse du passage; peut-être aussi les altérations de l'endothélium jouent-elles un certain rôle. HEUBNER a, le premier, établi ces faits par des recherches précises; remarquons toutefois que d'autres causes encore peuvent donner naissance à des altérations artérielles identiques: c'est ainsi, par exemple, qu'on les rencontre, d'une manière presque constante, dans la tuberculose pulmonaire (E. FRIEDLÄNDER). Aussi les caractères anatomo-pathologiques de la lésion ne suffisent-ils pas pour lui assigner une origine syphilitique.

Il est facile de comprendre que ces altérations empruntent surtout leur gravité aux lésions secondaires qu'elles provoquent dans les organes auxquels les artères malades se distribuent : d'abord ce sont des *troubles fonctionnels* dus à l'insuffisance de l'apport nutritif puis, tout à la fin, quand le courant sanguin est complètement interrompu, la *nécrose* des territoires vasculaires correspondants. Il va de soi que dans chaque cas particulier, la gravité de l'affection au point de vue de la santé et de l'existence, dépend de l'organe qui est le siège de l'altération vasculaire ainsi que des dispositions anatomiques de la partie atteinte. Parmi ces dispositions, la plus importante est celle qui permet l'établissement d'une circulation collatérale suffisante. L'étude de l'endartérite la plus fréquente, celle des artères cérébrales, sera faite plus loin, lorsque nous parlerons des affections syphilitiques du système nerveux.

Nous devons admettre que la prolifération spécifique de l'endothélium peut, comme les autres néoformations syphilitiques, subir la régression ; aussi le traitement peut-il amener une amélioration lorsqu'il est possible de l'appliquer à temps. Cependant il ne faut pas songer à rendre à l'artère sa structure tout-à-fait normale : comme après la résorption des autres infiltrations spécifiques, il persiste une cicatrice ou une induration qui donne naissance au rétrécissement définitif de la lumière du vaisseau. Toutefois, s'il existe des voies collatérales suffisantes, un rétrécissement très accentué ou même l'oblitération complète d'un tronc artériel n'entraîne aucune conséquence fâcheuse.

Le **diagnostic** précis de l'endartérite syphilitique ne peut évidemment se faire qu'à l'autopsie ; cependant, surtout dans certaines affections du système nerveux central, on arrive à reconnaître, avec grande probabilité, l'existence d'une affection spécifique des artères.

On n'a pu établir qu'avec beaucoup moins de certitude les rapports qui unissent la syphilis à deux autres altérations vasculaires très voisines, l'*arteriosclérose* et l'*anévrysme*. Ces deux affections, qui, d'ordinaire, ne surviennent qu'à un âge avancé, s'observent chez les syphilitiques, déjà dans la jeunesse, dès l'âge de vingt ans ; ce fait nous permet de conclure que, dans certains cas du moins, la syphilis joue un rôle important dans l'étiologie de ces affections; c'est surtout pour les anévrysmes des artères cérébrales qu'on a démontré l'extrême probabilité de de ces rapports étiologiques. La formation de la dilatation anévrysmale n'est que la conséquence de l'altération vasculaire primitive : quand la tunique moyenne a été détruite par une infiltration syphilitique et remplacée par le tissu conjonctif, la résistance du tube artériel diminue considérablement à cet endroit et la pression artérielle finit peu à peu par faire céder la paroi et produire une dilatation.

CHAPITRE XII

LES AFFECTIONS SYPHILITIQUES DU SYSTÈME NERVEUX

I. — AFFECTIONS DES NERFS PÉRIPHÉRIQUES

Les affections que présentent les troncs nerveux au cours de la syphilis sont ordinairememement dues à la compression qu'exerce sur le nerf, une lésion spécifique d'un organe voisin. Ce sont d'abord les *périostites*, aussi bien celles des périodes précoces que celles des périodes avancées de la syphilis, puis les *gommes*, des centres nerveux et de leurs enveloppes, qui, le plus souvent, sont les agents de cette compression; il en résulte au début des *troubles fonctionnels* et plus tard, des altérations de structure, des modifications régressives, l'*atrophie du nerf*. On a observé des cas, dans lesquels une gomme d'un organe voisin avait envahi le tronc nerveux lui-même et en avait déterminé l'atrophie. Il est facile de comprendre que les tuméfactions périostiques intéressent surtout les nerfs qui parcourent des canaux étroits ou qui sont, sur de longs trajets, en rapport immédiat avec les os; tels sont les *nerfs crâniens*, et un peu aussi les *nerfs inter-*

costaux; parmi les nerfs crâniens, ce sont le *trijumeau*, les *nerfs de l'œil* et le *facial* qui sont atteints de préférence. D'ordinaire les gommes des centres nerveux et de leurs enveloppes, grâce à la prédilection qu'elles ont pour la base du cerveau, donnent aussi naissance à des troubles dans les nerfs crâniens ; si la lésion siège aux méninges spinales, les nerfs médullaires subissent évidemment les mêmes modifications ; quant aux symptômes qui résultent de la compression de la moelle, nous ne nous en occuperons pas ici, puisqu'il est impossible de les distinguer de ceux que produit sur le nerf efférent la compression exercée par la tumeur.

Les **symptômes** dépendant de la fonction du nerf malade ; ils se traduisent tantôt par des *névralgies* auxquelles succède parfois de l'*anesthésie*, tantôt par la *paralysie* des muscles innervés par le nerf. Comme nous l'avons déjà dit, c'est aux branches du trijumeau et aux intercostaux que surviennent de préférence les névralgies ; les paralysies, elles, s'observent surtout aux *muscles de l'œil* et dans le territoire innervé par le *facial*; quand on ne peut assigner à ces paralysies aucune étiologie nettement reconnaissable, on a le droit de penser de suite à la syphilis. C'est à l'*oculo-moteur commun* qu'on les observe le plus souvent ; le premier symptôme de compression se traduit d'ordinaire par la chute de la paupière supérieure *(Ptosis)* ; plus tard seulement survient la paralysie des muscles du globe ; il en résulte une *impuissance à mouvoir le globe* dans certaines directions, du *strabisme* (strabisme divergent), et de la *diplopie*. Nous ne pouvons ici décrire en détail tous ces symptômes et nous renvoyons le lecteur aux traités d'ophtalmologie. — On voit aussi les nerfs de la sensibilité spéciale, présenter des troubles semblables ; ainsi, il est fréquent d'observer de l'*ambliopie* ou de l'*amaurose* par compression ou atrophie du nerf optique.

Les lésions syphilitiques des troncs nerveux appartiennent à *toutes les périodes de la syphilis*; déjà, au chapitre qui traite des symptômes de la période éruptive, nous avons parlé des névralgies qui accompagnent la généralisation du virus ; on a aussi vu des paralysies, surtout du facial, survenir déjà pendant la période d'éruption (FOURNIER). Mais ces paralysies s'observent aussi en même temps que les manifestations osseuses et cérébrales de la syphilis ancienne.

Le **pronostic** est en général favorable ; principalement dans les altérations nerveuses précoces, il est toujours possible d'obteune guérison complète, si l'on institue un traitement convenable, destiné à provoquer la résorption de la tuméfaction périostée, cause de tout le mal. Il n'en est pas de même dans les lésions nerveuses tardives, quand des altérations profondes des organes voisins ont fini par provoquer des lésions définitives du tronc nerveux ; mais même alors, on voit assez souvent le nerf récupérer toute son intégrité fonctionnelle. Dans ce cas, la lésion du nerf présente ordinairement moins d'importance que l'affection cérébrale ou osseuse qui en est la cause.

Il est beaucoup plus rare d'observer des manifestations syphilitiques *primitives* du tronc nerveux, telle que l'infiltration gommeuse du nerf, avec l'atrophie et l'induration qu'elle laisse. — Récemment on a signalé quelques cas de *névrite radiculaire multiple* d'origine syphilitique ; dans cette affection un certain nombre de racines nerveuses présentaient une tuméfaction fusiforme due à une infiltration spécifique dans la substance nerveuse. Les symptômes constatés pendant la vie consistaient en paralysies progressives à marche insidieuse, dans le territoire de divers nerfs crâniens, en névralgies, douleurs en ceinture, hyperesthésie des nerfs spinaux ; quand les racines antérieures sont envahies, on a observé des paralysies dans les muscles correspondants (BUTTERSACK, KAHLER).

2. — AFFECTIONS DU CERVEAU ET DE LA MOELLE ÉPINIÈRE

Parmi les **affections syphilitiques précoces** du **système nerveux central**, nous rencontrons d'abord l'*épilepsie secondaire* (FOURNIER) qui éclate dans les premiers mois de la période secondaire ; elle se caractérise par des accès épileptiformes, souvent graves, qui se succèdent parfois à de courts intervalles ; sauf les accès, il n'existe aucun trouble de fonctionnement cérébral. Cette dernière circonstance démontre que ces accès convulsifs ne reposent sur aucune altération grossière du tissu ; si on fait un rapprochement avec ce qui se passe à d'autres parties du squelette, il devient très probable que ces accès épileptiformes reconnaissent pour cause la compression exercée sur la surface du cerveau par une *tuméfaction du périoste intra-crânien*, c'est-à-dire de la dure-mère *(épilepsie corticale)*. Cette pathogénie explique aussi comment un traitement approprié arrive à faire disparaître complètement ces crises convulsives sans qu'il persiste, après la maladie, le moindre trouble fonctionnel. L'épilepsie secondaire a donc constamment un *pronostic tout-à-fait favorable*. Pour le *diagnostic*, il faut surtout tenir compte de l'apparition des accès convulsifs à un âge où d'habitude l'épilepsie vulgaire, dont le début remonte ordinairement à l'enfance, ne se manifeste jamais pour la première fois. Abstraction faite de ces cas, on a essayé d'expliquer beaucoup d'autres troubles nerveux de la période secondaire par un état congestif et peut-être aussi par une inflammation des méninges *(irritation méningée,* Lang); cette opinion semble avoir trouvé une confirmation dans la constatation de processus analogues observés en même temps dans la rétine et dans la choroïde (Schnabel).

Les affections tertiaires du système nerveux nous sont beaucoup mieux connues; grâce aux recherches de Virchow, dont les travaux ont une importance capitale surtout au point de vue de l'anatomie pathologique de ces lésions. Nous devons établir une distinction entre les *affections des méninges cérébrales et spinales* et celles de la *substance nerveuse elle-même;* mais souvent on ne peut maintenir cette division d'une façon absolue : il arrive fréquemment qu'une lésion d'abord localisée aux méninges ou au cerveau, envahisse la partie primitivement saine au point que souvent il devient impossible, même à l'autopsie, de déterminer quel a été le foyer initial de l'altération morbide.

A la *dure-mère*, les infiltrations tertiaires sont diffuses ou circonscrites : sous cette dernière forme elles ressemblent absolument aux nodules gommeux des autres organes; quand ces infiltrations envahissent la pie-mère elles déterminent des modifications pathologiques tant dans cette membrane que dans la substance cérébrale elle-même ; d'autre part, comme la dure-mère fait l'office de périoste pour la face interne du crâne, les lésions de cette membrane entraînent à la surface interne de la cavité crânienne des modifications identiques à celles que produit la périostite dans les autres os : ce sont des néoformations osseuses, *exostoses* ou, au contraire, la *carie sèche* et la *nécrose.* Ces processus peuvent provoquer des lésions cérébrales très graves, soit directement, soit indirectement en *comprimant les vaisseaux* et en produisant du ramollissement cérébral par privation d'apport nutritif. — A la *pie-mère*, les infiltrations gommeuses sont diffuses ou circonscrites ; dans cette dernière forme elles atteignent de grandes dimensions et donnent lieu à de graves symptômes de *compression cérébrale*. A la surface externe il s'établit d'ordinaire des *adhérences* limitées ou diffuses avec la dure-mère.

Les *maladies syphilitiques du cerveau lui-même* se divisent en deux catégories : d'abord celles qui sont dues au développement des *tumeurs gommeuses*, puis celles dont les symptômes relèvent des *altérations vasculaires* dont nous avons déjà parlé. Les *gommes*, qui souvent ont de grandes dimensions, se développent d'ordinaire à la périphérie, à la convexité du cerveau et sont immédiatement sous-jacentes à la pie-mère; souvent on trouve en même temps une tumeur dans cette membrane. La périphérie de la gomme présente ordinairement des signes d'inflammation. Plus tard, le centre de la tumeur subit la *caséification* ; dans certaines circonstances favorables elle peut même se *résorber* complètement ; mais il est clair que la substance cérébrale au sein de laquelle elle a pris naissance, est irrémédiablement perdue et, même dans ces cas heureux, n'est remplacée que par du tissu conjonctif de nouvelle formation, par un nodule scléreux ou une cicatrice.

Bien différents sont les symptômes auxquels donnent lieu les *maladies syphilitiques des vaisseaux de l'encéphale*. La lésion consiste essentiellement, comme nous l'avons vu dans le précédent chapitre, dans un épaississement de la tunique artérielle avec rétrécissement du calibre du vaisseau. Ce rétrécissement peut aboutir, par épaississement continu de la paroi, à l'oblitération complète de l'artère ; mais cette oblitération peut encore se faire, l'artère étant perméable, par un autre mécanisme : il s'y forme une *thrombose* dont le développement est favorisé par la lenteur du courant sanguin et par les altérations de l'endothélium. Les conséquences de cette oblitération artérielle dépendent évidemment de l'importance qu'avait le tronc malade pour la circulation du territoire auquel il se distribuait : s'il existe de nombreuses voies collatérales, c'est au début seulement que l'oblitération détermine des modifications nutritives et fonctionnelles; la circulation ne tarde pas à se rétablir et les symptômes morbides disparaissent. Mais, si le vaisseau obturé est une *artère terminale* (Cohnheim), le territoire auquel il se distribue, privé de tout apport sanguin, est irrévocablement condamné; il s'y produit de la *dégénérescence graisseuse*, du *ramollissement;* plus tard un *kyste* finit par se former et, quand le tissu dégénéré est entièrement résorbé, il est remplacé par du *tissu scléreux*. Tandis que les artères qui se distribuent à l'écorce cérébrale communiquent entre elles par de nombreuses collatérales, les artères de la tige du cerveau sont de véritables artères terminales : aussi voyons-nous l'oblitération des vaisseaux de l'écorce ne produire que des troubles fonctionnels passagers tandis que les autres parties de l'encéphale subissent le ramollissement, dans la portion irriguée par l'artère malade. Il est évident que les symptômes sont identiques quand une infiltration des méninges comprime les artères qui traversent ces membranes. — Il est probable que les lésions syphilitiques des artères peuvent provoquer d'une façon indirecte, des *hémorrhagies cérébrales :* comme nous l'avons déjà dit, la syphilis peut, dans certains cas, être une des causes de l'artériosclérose et nous savons que c'est à cette dernière lésion qu'on doit attribuer presque toutes les hémorrhagies cérébrales; ces hémorrhagies peuvent aussi provenir de la rupture d'un anévrysme des artères du cerveau parfois consécutifs à une artériosclérose syphilitique.

A la *moelle*, les symptômes sont identiques: ils résultent soit de *compression* par lésion du canal vertébral, soit d'*affection des méninges spinales* ou de la *substance nerveuse même*. Seulement les maladies syphilitiques de la moelle sont extrêmement rares, en comparaison de celles du cerveau.

L'*époque* à laquelle se montrent ces affections spécifiques des centres nerveux, s'étend, d'après Fournier, de la troisième à la dix-huitième année. Les cas rares d'apparition plus précoce appartiennent en général à la syphilis galopante; bien que la syphilis cérébrale puisse encore se rencontrer après vingt ou même trente ans de maladie, elle devient beaucoup plus rare qu'avant cette époque. Dans chaque cas particulier, il est impossible de déterminer la *cause occasionnelle* qui a provoqué le développement de ces accidents nerveux; il est cependant très vraisemblable que les *tares héréditaires*, les *traumatismes à la tête*, le *surmenage* cérébral dû au travail ou aux excès, etc., donnent, aux syphilitiques plus qu'aux autres individus, une certaine prédisposition à contracter ces maladies; en un mot, ici comme ailleurs, le processus syphilitique se localise de préférence aux organes dont la résistance vitale est amoindrie. Quant à la question de savoir si les maladies des centres nerveux sont plus souvent consécutives aux syphilis légères qu'aux syphilis graves, c'est un point que nous étudierons plus loin dans le chapitre qui s'occupe de l'évolution de la syphilis.

Les *symptômes* des maladies tertiaires du cerveau présentent un aspect clinique des plus variés : ce fait est très compréhensible pour plusieurs motifs: d'abord les divers processus morbides que nous venons de décrire, tout en pouvant exister dans leur forme-type, présentent ordinairement les combinaisons les plus variées ; en second lieu, les territoires cérébraux, bien que rapprochés les uns des autres, ont des fonctions tellement différentes qu'un foyer morbide, même circonscrit dans d'étroites limites, peut donner lieu aux symptômes les plus divers. De plus, les syphilômes de la base du cerveau se compliquent encore de troubles dus à la compression des nerfs crâniens ou à l'envahissement de ces nerfs par la lésion qui siège dans leur voisinage.

Il est cependant possible de délimiter, du moins dans leurs grandes lignes, certains *ensembles symptomatiques* qui se retrouvent très souvent (STRUMPELL). Chez certains malades, à côté des signes généraux, constants, d'une affection cérébrale tels que la *céphalalgie*, les *insomnies*, la *dépression psychique*, on voit apparaître des symptômes de *foyer*, surtout des troubles fonctionnels dans certains territoires nerveux. Souvent ces symptômes s'accompagnent d'*accès épileptiformes* qui se distinguent de l'épilepsie secondaire principalement par l'existence de troubles cérébraux graves, de paralysies, etc. Les convulsions sont souvent limitées et n'atteignent que certains groupes musculaires; de plus, on observe fréquemment la persistance de connaissance pendant la crise. Dans d'autres cas -- et ce sont ceux dans lesquels c'est l'altération artérielle qui prédomine — la maladie se caractérise essentiellement par une *attaque apoplectiforme avec hémiplégie consécutive*; cette attaque peut se répéter à plusieurs reprises après une amélioration passagère. — L'ictus apoplectique n'est souvent ni aussi brusque ni aussi grave que dans l'hémorrhagie cérébrale; parfois la perte de connaissance est peu marquée et très passagère. — Enfin, dans d'autres cas, à côté de diverses manifestations paralytiques, on voit les symptômes psychiques occuper l'avant-plan; l'ensemble des symptômes rappelle la *démence paralytique*. — Dans toutes les formes que nous venons de décrire, il est fréquent d'observer des *troubles de la parole* qui vont depuis l'embarras le plus léger, jusqu'à l'aphonie complète; citons encore les troubles dans le domaine des *nerfs des sens*, l'abolition complète de leur fonction surtout au nerf optique et au nerf acoustique, c'est-à-dire la *cécité* et la *surdité*; ce dernier symptôme est ordinairement unilatéral; malheureusement le premier atteint assez souvent les deux yeux. — Dans quelques observations de syphilis cérébrale, on a signalé le *diabète insi-pide* (polyurie et polydipsie); chez un malade nous avons vu se produire une *augmentation énorme de la sécrétion salivaire*. — On a aussi observé le *diabète sucré*, à titre d'exception cependant.

Il est rare que l'**évolution** de la syphilis cérébrale soit rapide; il est exceptionnel que la mort survienne dès la première attaque. Dans la majorité des cas, elle prend une marche *chronique*, seulement, si l'on n'intervient pas, l'aggravation est *progressive*. A la suite de prodrômes ordinairement peu caractérisés, céphalalgie vive, altérations psychiques légères, apparaissent les premiers symptômes bien nets, soit sous forme de paralysie circonscrite ou d'une attaque apoplectiforme avec signes d'excitation ou de dépression psychique; puis, sans qu'il se soit produit grande amélioration, de nouveaux troubles apparaissent; des groupes musculaires, jusqu'alors intacts, sont frappés de paralysie, les accès apoplectiformes se répètent, les phénomènes psychiques s'aggravent, le malade tombe dans un coma profond et finit par succomber. — Assez souvent le tableau morbide de cette période finale se modifie : la maladie qui jusqu'alors avait été lentement progressive, s'aggrave brusquement et emporte le malade en très peu de temps; à l'autopsie de ces cas, on découvre d'ordinaire, à côté d'anciens foyers morbides, une inflammation méningée diffuse, d'origine récente.

Telle est l'évolution spontanée d'un cas abandonné à lui-même; mais, si l'on intervient par un traitement convenable, on arrive à lui faire subir de profondes modifications; toutefois il est clair que le résultat dépendra, chez chaque malade, de conditions multiples, et surtout du temps au bout duquel on a commencé le traitement. En effet, s'il est vrai qu'on puisse obtenir les meilleurs résultats quand l'affection est prise au début et que même en présence de symptômes graves, on puisse provoquer la *guérison*, il n'est pas moins vrai, que dans les cas de syphilis cérébrale qui durent depuis des années, on n'arrive tout au plus qu'à une *amélioration*, une guérison relatives. Certaines parties du cerveau sont déjà anéanties et leur activité est, par conséquent, irrémédiablement perdue : si les malades se rétablissent, ils n'en conservent pas moins des paralysies, des troubles de la parole, des altérations des organes des sens et de l'intelligence. C'est toujours cela de gagné et le résultat n'est pas trop mauvais, car, si l'on ne guérit pas à fond le malade, on lui rend cependant une santé suffisamment bonne et on parvient à maintenir longtemps, si pas toujours, l'amélioration obtenue. Il est vrai que chez d'autres malades, les troubles qui persistent sont tellement grands que la santé en reste fortement compromise et que tout travail corporel ou intellectuel leur est tout-à-fait impossible ; tôt ou tard surviennent les récidives, qui, peu à peu, amènent le dénouement fatal. Enfin, dans certains cas, la médication est impuissante ou à peu près, à enrayer les progrès du mal, et la mort survient à bref délai, parfois même au milieu du traitement.

Le **pronostic** dépend donc, dans chaque cas, d'abord du *temps* qui s'est écoulé depuis le début de l'affection, ensuite de la nature des lésions qu'elle a déjà entraînées. En tout état de cause, il est plus favorable que dans les autres affections du cerveau, et nous pouvons dire avec Fournier, que, pour un malade frappé d'une affection cérébrale, c'est toujours un bonheur quand c'est à la syphilis qu'il la doit. Il ne faut jamais poser, dès le début, un pronostic absolument défavorable : sous l'influence d'un traitement énergique on a vu assez souvent se déclarer les améliorations les plus surprenantes et les plus inattendues. Par contre, il est à peine nécessaire de dire, que, dans toutes circonstances, la lésion cérébrale la plus insignifiante est toujours un symptôme très grave, qui doit imposer au médecin la plus grande réserve et lui faire appliquer un traitement des plus attentifs.

Le **diagnostic** est difficile à faire d'emblée ; il est très rare de trouver, en même temps que l'affection cérébrale, d'autres signes de syphilis ; de plus, les troubles cérébraux n'ont, par eux-mêmes, rien de caractéristique et peuvent être symptomatiques des lésions les plus diverses. Cependant, l'*ensemble* de ces cas a une allure particulière; les symptômes se rapprochent assez de ceux des affections cérébrales vulgaires, mais la ressemblance n'est pas complète: ce qui caractérise la syphilis du cerveau c'est précisément ce manque de netteté du tableau morbide. Ensuite, les combinaisons que forment les divers symptômes, le *polymorphisme* des manifestations morbides ne se présentent pas de la même façon dans l'apoplexie vulgaire, dans les lésions des méninges, etc. Un autre point qui a son importance, c'est *l'âge* des malades; les affections cérébrales non syphilitiques, surtout les apoplexies (sauf celles qui sont le fait d'une embolie suite de maladie de cœur et qu'on reconnaît aisément), ne se produisent qu'à un âge avancé, comme conséquence des altérations vasculaires qui prennent naissance à cette époque de la vie; la syphilis cérébrale, au contraire, est une maladie de l'âge adulte; elle s'observe déjà à la fin de la vingtième année; l'apparition précoce d'une affection cérébrale, alors qu'on peut exclure tout autre facteur étiologique, doit toujours faire soupçonner la syphilis. Dans tout cas douteux ou même dans tout cas dont l'étiologie n'est pas absolument claire, on doit songer à la syphilis et diriger son traitement en conséquence. Enfin, le signe diagnostique le plus important, le seul qui, en somme, soit réellement décisif, est *le résultat qu'on obtient par le traitement antisyphilitique.*

Il nous reste encore à parler dans ce chapitre de deux maladies des centres nerveux : la *paralysie progressive (démence paralytique)* et le *tabès dorsal;* pour cette dernière affection on peut regarder comme démontrée l'existence de certains rapports de dépendance envers la syphilis (ERB, FOURNIER). Néanmoins, il ne faut pas voir dans ces maladies des extériorations directes de la syphilis; tout en dépendant de l'infection, elles n'en sont que des conséquences indirectes comme le prouve l'inefficacité presque absolue du traitement antisyphilitique . Il est probable que si la syphilis ne joue, pour ces maladies, que le rôle d'agent *prédisposant,* son rôle n'en a pas moins une grande importance : car pour le tabès du moins, il est démontré que la grande majorité des malades sont syphilitiques et qu'ils ont été infectés de longues années avant le début de leur affection médullaire.

CHAPITRE XIII

LES AFFECTIONS SYPHILITIQUES DE L'ŒIL
ET DE L'OREILLE

Au cours de cet ouvrage nous avons déjà eu l'occasion d'étudier presque complètement les **affections syphilitiques des appareils de protection et des annexes de l'œil**. Nous rappelons que le *chancre primitif* peut, bien que le fait soit rare, siéger aux paupières et même à la *conjonctive*. Pendant les éruptions secondaires on a exceptionnellement observé des *papules* sur cette dernière muqueuse. On a aussi constaté sur les paupières des *ulcérations tertiaires* ; c'est surtout à la paupière inférieure qu'on les rencontre ; il est impossible de les distinguer du chancre primitif, qui leur ressemble beaucoup, sans tenir compte des autres symptômes qui les accompagnent. — Nous avons signalé les *paralysies oculaires* dues à la compression des nerfs à l'intérieur ou à l'extérieur du crâne ou à une lésion des centres ; il ne nous reste plus qu'à citer l'*exophtalmie*, produite parfois par une gomme de l'orbite, dont le point de départ se trouve en général dans le périoste de cette cavité.

Parmi les **maladies du globe oculaire proprement dit,** c'est l'**iritis syphilitique**, qui, à beaucoup près, est la plus fréquente et la plus importante. Elle survient presque toujours pendant la période secondaire, quelques mois seulement après l'infection ; parfois même elle constitue l'un des premiers symptômes de la généralisation ; elle éclate rarement dans les périodes plus avancées de la maladie ; d'ordinaire elle s'accompagne d'autres manifestations syphilitiques, en général d'un exanthème papuleux généralisé. Cette combinaison se manifeste surtout dans les cas où l'infection syphilitique s'est produite à un âge avancé ; chez le vieillard la coexistence de l'éruption papuleuse et de l'iritis s'observe avec une remarquable fréquence. Les don-

nées sur la *fréquence de l'iritis dans la syphilis* sont très peu
concordantes: les chiffres varient de 1 %₀ à 6 %₀ des cas; ce
qu'on peut affirmer avec plus de précision c'est que, sur le
nombre total des cas d'iritis, un tiers à coup sûr, peut-être plus
encore, reconnaît la syphilis pour cause. — Bien que l'iritis
syphilitique puisse survenir sans la moindre *cause occasionnelle*,
il est facile de comprendre que certaines influences adjuvantes,
telles que le travail prolongé à la lumière, peut-être le refroidissement, peuvent en favoriser l'éclosion. Les deux yeux ne
s'entreprennent presque jamais en même temps; souvent un seul
d'entre eux devient malade; mais souvent aussi, ils sont frappés
l'un après l'autre.

Les **symptômes** ressemblent à peu près, dans la majorité
des cas, à ceux de l'iritis ordinaire, si ce n'est que, d'une façon
générale, l'évolution de l'iritis spécifique est plus lente, moins
tumultueuse. En même temps que la sclérotique et ordinairement
aussi la conjonctive s'injectent, on remarque que la coloration
de l'iris se modifie; il paraît terne, sans éclat; les rayons radiés
deviennent indistincts; en même temps sa mobilité diminue. La
pupille est rétrécie, devient paresseuse ou même ne réagit plus
du tout, grâce surtout aux *adhérences* qui s'établissent très rapidement entre le bord pupillaire et la cristalloïde antérieure.
Si l'on instille de l'atropine, ces adhérences donnent à la pupille
les formes les plus inattendues: tantôt elle est allongée ou
en forme de trèfle, tantôt elle est tout-à-fait irrégulière, à moins
que les adhérences n'occupent toute la circonférence de l'iris. A la
face postérieure de la cornée, sur la membrane de Descemet, on
voit parfois apparaître de petits dépôts punctiformes; dans les
cas très intenses, il se produit une *forte opacité cornéenne.*
L'*hypopyon* est rare dans l'iritis syphilitique. — *Subjectivement,*
le malade ressent d'ordinaire des douleurs d'intensité variable qui
se réveillent par accès, la nuit surtout et s'accompagnent d'une
sécrétion lacrymale surabondante; souvent, la gravité des symptômes objectifs n'est pas en rapport avec le peu d'intensité
des phénomènes subjectifs; quand on constate cette dispro-
portion il faut de suite penser à l'iritis syphilitique. Il existe
toujours de la photophobie et une diminution de l'acuité visuelle;
ce dernier symptôme est dû en partie aux exsudats qui recouvrent le champ pupillaire ou (dans la moitié des cas environ) à

des *opacités du corps vitré*, ce qui indique que le processus inflammatoire a envahi le corps ciliaire ou la choroïde.

Il nous reste encore à signaler une forme spéciale d'iritis syphilitique, qu'on n'observe, il est vrai, que dans un nombre restreint de cas ; mais elle est, par elle-même, tellement caractéristique qu'elle impose de suite le diagnostic de syphilis. Au milieu des lésions ordinaires de l'iritis apparaît sur l'iris une petite *nodosité* qui occupe d'habitude le voisinage du rebord pupillaire ; cette nodosité a le volume d'une tête d'épingle ou d'un grain de chènevis ; il est très rare qu'elle atteigne de plus fortes dimensions ; elle proémine dans la chambre antérieure de l'œil et présente d'ordinaire une coloration jaunâtre ou jaune-rougeâtre. Parfois on les voit se développer sur plusieurs points à la fois. Leur évolution ultérieure, en général favorable, aboutit toujours à la résorption complète ; il persiste une petite atrophie limitée de l'iris, plus colorée qu'à l'état normal ou entourée de dépôts pigmentaires. Il est exceptionnel de voir ces nodosités donner lieu, par leur accroissement brusque, à des symptômes alarmants. Ces petites tumeurs ont soulevé beaucoup de controverses dans la littérature syphilologique : d'après leur structure histologique — elles consistent essentiellement en une infiltration dense de cellules embryonnaires, — on les a désignées sous le nom de *gomme*, et on a nommé cette iritis, *iritis gommeuse*. Or, cette « iritis gommeuse » se produit presque toujours en même temps que les symptômes secondaires précoces, ce qui renversait la « théorie » qui voulait que les manifestations tertiaires n'apparussent jamais en même temps que les manifestations secondaires et à plus forte raison avant celles-ci. Seulement, on oubliait complètement que la structure histologique des néoplasies syphilitiques ne présente, comme Virchow l'a démontré le premier, aucune différence essentielle aux diverses périodes de la maladie ; qu'au contraire, elles ont toujours le même caractère, qu'il s'agisse du chancre primitif ou de manifestations secondaires et tertiaires et qu'enfin il est tout-à-fait impossible de déterminer, par l'examen microscopique, quelle place doit occuper une néoplasie dans l'évolution clinique de la syphilis. Comme les nodosités iridiennes correspondent aux papules de la peau et des muqueuses par leurs symptômes, leur marche et, aussi par leur structure histologique, comme elles sont contemporaines de ces manifestations, le « problème » se résoud très simplement, en abandonnant la dénomination de gomme de l'iris et en la remplaçant par la dénomination, déjà reçue du reste, de « *papule de l'iris* (moins bien condylôme de l'iris); ceci ne veut évidemment pas dire que dans les stades plus avancés de la syphilis, on ne puisse y observer de véritables gommes.

L'évolution de l'iritis syphilitique, quand on l'abandonne à elle-même, entraîne les conséquences les plus funestes. Les adhérences du rebord iridien se multiplient, l'exsudat plastique finit par obturer tout le champ pupillaire *(occlusion pupillaire)*, puis l'inflammation gagne les parties profondes, le corps ciliaire et la choroïde *(irido-cyclite et irido-choroïdite)* et finit par entraîner *l'atrophie du bulbe* et la perte irrémédiable de l'œil. Heureusement, le traitement peut non seulement éviter cette triste issue mais encore, du moins lorsque le cas est traité à temps, rendre presque toujours à l'œil son *intégrité complète*. Le **pronostic** est donc en général favorable, sauf pour les cas négligés ; ce qui l'assombrit un peu, c'est que souvent l'altération passe d'un œil à l'autre et, de plus, qu'après une première iritis syphilitique, il persiste une *tendance à la récidive*.

Le **diagnostic** est très simple dans l'iritis papuleuse ; on peut, d'emblée, poser le diagnostic de syphilis, rien qu'en regardant l'œil du malade. Dans l'autre forme au contraire, les symptômes seuls de l'affection oculaire ne suffisent pas pour en reconnaître la nature spécifique ; on ne peut le faire qu'en constatant la coexistence d'autres symptômes de syphilis ou en découvrant la syphilis dans les commémoratifs. Comme l'anamnèse seule n'est jamais décisive, le médecin qui doit savoir qu'au moins le tiers des iritis a pour cause la syphilis, a pour devoir de faire, chaque fois qu'il se trouve en présence de cette affection, l'enquête la plus minutieuse sur la possibilité d'une infection syphilitique ; car, s'il est vrai que dans cette maladie un traitement basé sur un diagnostic exact, remporte les triomphes les plus éclatants, il n'est pas moins certain que la négligence du médecin peut entraîner la perte irrémédiable de l'œil.

Nous ne dirons que quelques mots des autres affections syphilitiques des yeux ; plus loin, en étudiant la syphilis héréditaire, nous aurons l'occasion de parler d'une affection spéciale de la cornée, la **kératite interstitielle,** qui est exceptionnelle dans la syphilis acquise. — Après l'iris, c'est la *choroïde* qui est le plus fréquemment atteinte ; souvent elle ne l'est qu'à la suite d'une iritis. La **choroïdite syphilitique** se manifeste sous deux formes principales : tantôt il se forme, sans qu'on ne constate au début une lésion appréciable du fond à l'œil, des *opacités du corps vitré,* qui ont un aspect pulvérulent assez caractéristique ; ou bien c'est une *choroïde exsudative* avec de nombreux foyers d'exsudation que l'atrophie dont ils sont plus tard le siège, transforme en points clairs, entourés d'une zône pigmentée ; ces foyers ont une certaine prédilection pour l'équateur de l'œil et pour la portion de choroïde qui avoisine la tache jaune. La première forme de choroïdite entraîne à bref délai une diminution considérable de l'acuité visuelle, de l'héméralopie et parfois certains troubles spéciaux, tels que le rapetissement des images et leur déformation *(micropie et métamorphie)* ; enfin, si l'on n'intervient pas à temps par un traitement approprié, l'œil finit par se perdre dans la majorité des cas. La seconde forme a des symptômes variés, tantôt peu marqués, tantôt très graves ; ce fait dépend de la localisation qu'affectent les foyers exsudatifs. — Ni l'une ni l'autre de ces formes n'est absolument caractéristique de la choroïdite syphilitique ; il faut donc dans tous les cas confirmer le diagnostic par la constatation d'autres symptômes de syphilis — Le **pronostic** de l'iridochoroïdite avec opacité du corps vitré est en général favorable, à la seule condition qu'on institue à temps un traitement mercuriel énergique ; il est en tous cas plus favorable que celui de la choroïdite exsudative. Cependant, même dans cette dernière affection, on réussit parfois, par un traitement mercuriel, à produire une amélioration très considérable.

Les **affections syphilitiques de la rétine** font encore l'objet de vives discussions entre les ophtalmologistes. Il est probable que la « *rétinite pigmentaire* » — atrophie et pigmentation de la rétine au pourtour de la papille et des vaisseaux rétiniens — n'est pas une affection primitive de la rétine, mais dépend plutôt d'une choroïdite (FOERSTER) ; il est cependant probable qu'on puisse parfois observer une rétinite primitive. — Pour terminer il ne nous reste plus à signaler que les **lésions des nerfs optiques,** constatables seulement à l'ophtalmoscope ;

les plus importantes d'entre elles, la *stase de la papille* et *l'atrophie du nerf optique* ne sont, règle générale, que des symptômes d'une maladie profonde, intracrânienne, d'une lésion du cerveau et des méninges. On comprend de suite quelle *importance diagnostique* acquièrent ces altérations oculaires; c'est le seul signe *objectif* d'une lésion profonde des centres nerveux dont tous les autres symptômes sont purement fonctionnels; aussi, dès qu'on a le soupçon d'une lésion de ce genre, on ne peut négliger l'examen ophtalmoscopique du malade; souvent les soupçons se changent en certitude, et le traitement acquiert dès lors une base sérieuse.

Nous n'avons que peu de chose à dire des **affections syphilitiques de l'oreille.** On peut, exceptionnellement, rencontrer un chancre primitif sur l'oreille externe; on a aussi, dans quelques cas, accusé le *cathétérisme de la trompe d'Eustache*, fait au moyen d'une sonde souillée d'une sécrétion contagieuse, d'avoir transmis la syphilis. Il est un peu plus fréquent d'observer des *papules humides* dans le *conduit auditif externe;* elles peuvent, quand elles atteignent de grandes dimensions, provoquer des troubles de l'ouïe; on a aussi signalé la présence de papules sur la *membrane du tympan*.

Nous avons déjà parlé des altérations auditives dues à une affection des trompes; celle-ci est ordinairement causée par la propagation d'une maladie des muqueuses nasales ou pharyngiennes. Enfin, pour terminer, il nous reste à parler des lésions profondes de l'appareil auditif surtout spéciales à la période tertiaire; ce sont ou des lésions qui intéressent le nerf acoustique dans le crâne ou le long du trajet de ce nerf, ou bien des *lésions de l'oreille interne,* du labyrinthe et du limaçon; la base anatomo-pathologique de ces lésions est encore peu connue; les *symptômes* consistent en hallucinations auditives, bourdonnements, vertiges et en une dureté de l'ouïe qui peut aller jusqu'à la surdité complète. — Le *traitement* amène parfois de l'amélioration, mais, en général, le pronostic de ces affections profondes de l'oreille est défavorable.

CHAPITRE XIV

LES AFFECTIONS SYPHILITIQUES DES POUMONS ET DES APPAREILS DE SÉCRÉTION

Tandis qu'une partie des affections syphilitiques de la muqueuse respiratoire appartient à la période secondaire, les **affections du parenchyme pulmonaire, la syphilis du poumon**, doit être, dans l'état actuel de la science, considérée comme une manifestation *tardive*, qui débute au plus tôt quelques années après l'infection, parfois beaucoup plus tard. — Au point de vue *anatomique* on en distingue deux formes principales, sans compter une troisième variété qui appartient en propre à la syphilis héréditaire. Dans la première de ces formes, l'infiltration spécifique suit le trajet des ramifications des bronches ; il se forme des *foyers péribronchiques multiples* qui, plus tard, se transforment en indurations consistantes, à ramifications nombreuses ; ces indurations, outre qu'elles détruisent le tissu pulmonaire, provoquent encore une diminution du champ respiratoire par suite de la rétraction cicatricielle qu'elles subissent. Si ces foyers siègent immédiatement sous la plèvre, ils forment à la surface du poumon, des dépressions qu'on peut apercevoir avant toute préparation. Dans la seconde forme, la néoplasie syphilitique a l'aspect d'une *tumeur* circonscrite ; elle se présente sous la forme de *gommes* ordinairement multiples, enchâssées dans le parenchyme pulmonaire ; ces gommes ont un volume variable ; tantôt ce sont de très petits nodules, d'autres fois elles atteignent le volume d'une noix. L'évolution qu'elles subissent est la même que celle de toutes les tumeurs gommeuses ; il se fait au centre du nodule, de la dégénérescence graisseuse, de la caséification ou du ramollissement ; ou bien la gomme se résorbe ; mais toujours il persiste comme résidu pathologique une induration du tissu conjonctif, à l'intérieur de laquelle on retrouve parfois un restant de la masse caséeuse. Ces indurations acquièrent souvent une coloration noire, grise, ou tachetée par suite de leur imprégnation par des particules charbonneuses. Il ne s'agit évidemment, entre ces deux formes, que d'une différence de localisation et d'extension de deux processus anatomiques, du reste absolument semblables et on devine que souvent ces deux variétés doivent exister l'une à côté de l'autre.

S'il est déjà très difficile de faire, à l'autopsie, le *diagnostic anatomique* de cette affection et surtout de la distinguer des lésions tuberculeuses souvent si semblables (ce diagnostic sera toutefois, dans les formes types, facilité par les résultats positifs ou négatifs, de la recherche du bacille tuberculeux), il est encore beaucoup plus ardu de déterminer, sur le vivant, la nature syphilitique d'une affection pulmonaire ; les **symptômes** de la syphilis pulmonaire sont les mêmes, dans leurs grandes lignes, que ceux de toute autre maladie chronique du poumon. On trouve fréquemment des zônes de matité ; mais on n'a pu confirmer l'idée, jadis admise, que le siège de cette matité aux lobes moyen et inférieur du poumon était jusqu'à un certain point, spécial de la syphilis, contrairement à ce qu'on voit dans la tuberculose ; on a, en effet, rencontré dans les sommets des foyers morbides d'origine syphilitique. — Quant aux *symptômes subjectifs,* on a attribué une valeur diagnostique particulière à l'insignifiance relative de la dyspnée et de la toux, ainsi qu'au défaut de fièvre hectique. Cette idée repose sur une erreur ; car la syphilis pulmonaire, comme la tuberculose, donne lieu à des symptômes subjectifs très accentués et à une fièvre persistante, à caractère intermittent ou remittent.

Par contre, les signes suivants ont de l'importance pour le **diagnostic.** D'abord, quand une affection pulmonaire chronique apparaît chez un individu sans tare héréditaire, n'ayant pas l'habitus phtisique, paraissant plutôt robuste et solidement bâti, il faut avoir certains soupçons ; néanmoins, ce soupçon n'obtiendra une confirmation, encore toute relative, que si les commémoratifs sont tout-à-fait concluants ou mieux encore, si l'on découvre, chez son malade, d'autres signes de syphilis. Les probabilités deviennent plus grandes encore, si l'on constate, *dans d'autres parties de l'arbre respiratoire,* l'existence de lésions syphilitiques telles que des phénomènes de sténose dus à un rétrécissement du larynx, de la trachée ou à des ulcérations laryngées (SNITZLER). Cependant, en règle générale, le diagnostic ne sera assuré que par les résultats favorables d'un *traitement antisyphilitique*. — Enfin, il ne faut pas perdre de vue que la tuberculose et la syphilis peuvent coexister : un tuberculeux peut être atteint de syphilis, un syphilitique peut devenir tuberculeux; peut-être même cette dernière combinaison est-elle, jusqu'à un certain point, favorisée par la diminution de résistance qu'entraîne la syphilis. L'examen bactériologique des crachats, répété à plusieurs reprises et fait avec soin, sera un point d'appui sérieux pour l'appréciation de certains de ces cas.

Le **pronostic** de la syphilis pulmonaire est assez favorable, si, bien entendu, elle est soumise à un traitement convenable. Tandis que la maladie abandonnée à elle-même, conduit ordinairement à la mort; il est souvent possible d'obtenir, même dans des cas désespérés, une amélioration évidente et même la guérison, grâce au traitement spécifique. Quoi qu'il en soit, il est évident que cette affection est toujours sérieuse, d'autant plus qu'après la guérison, il persiste une tendance à la récidive.

On distingue deux formes de lésions syphilitiques du **foie**. La première consiste en une *prolifération diffuse du tissu interstitiel*; il en résulte d'abord une augmentation de volume de l'organe ; plus tard, ce tissu de nouvelle formation se rétracte, entraînant l'atrophie du parenchyme hépatique et la diminution de volume du foie (*cirrhose atrophique*). La surface du foie devient granuleuse, ou bien si la rétraction s'est faite plus énergiquement dans certaines travées conjonctives, elle prend un aspect lobulé. Dans ce dernier cas, l'organe peut, malgré l'énergique rétraction qu'ont subi certaines de ses parties, présenter dans son ensemble, une notable augmentation de volume. Ces lésions ressemblent tout-à-fait à l'hyperplasie conjonctive et à la cirrhose résultant d'autres causes. Dans la deuxième forme, au contraire, les lésions syphilitiques ont des caractères tellement nets qu'on peut, au premier examen, en déterminer la nature ; ce sont des *infiltrations circonscrites, des gommes* de dimensions variables, allant jusqu'au volume d'une noix, parfois plus volumineuses encore. Elles se trouvent d'ordinaire enchâssées au centre d'un tissu conjonctif induré et correspondent à une dépression cicatricielle de la surface; on les trouve cependant aussi au centre de l'organe sans qu'on puisse découvrir la moindre dépression extérieure. Ces gommes, d'ordinaire multiples, finissent par se caséifier, par subir la dégénérescence graisseuse ou par se résorber en laissant à leur place une profonde dépression cicatricielle. Très souvent il se forme des adhérences de la capsule, surtout avec le diaphragme *(périhépatite syphilitique)*.

Ces lésions s'observent exclusivement pendant la période tertiaire; quant aux symptômes hépatiques de la période secondaire, nous n'en connaissons rien; l'ictère précoce dont nous avons déjà parlé, ne dépend certainement pas d'une maladie du parenchyme hépatique, mais plutôt d'une stase biliaire provoquée par la tuméfaction de la muqueuse de l'intestin ou du canal cholédoque. — La prédilection des gommes pour la surface supérieure du foie et surtout pour le voisinage du ligament suspenseur, (endroits où se fait le plus souvent la rupture à la suite de traumatismes graves), rend vraisemblable l'idée, qu'ici encore, les *traumatismes* jouent un certain rôle dans la pathogénie de ces gommes (VIRCHOW). De plus il est très admissible que d'autres causes prédisposantes, l'*alcoolisme* surtout, peut-être l'*infection palustre*, favorisent aussi la localisation de syphilômes tertiaires dans cet organe.

Les **symptômes** de l'hépatite syphilitique diffuse sont identiques à ceux de la cirrhose vulgaire. Le malade souffre de troubles gastriques et intestinaux, se plaint de douleurs à la région hépatique; plus tard, ce qui domine, ce sont les conséquences de la stase dans la circulation porte : l'ascîte et la tuméfaction de la rate. L'ictère n'est pas constant; il peut cependant être très intense lorsque la rétraction cicatricielle a dévié certaines parties de l'organe et oblitéré des canaux biliaires de gros calibre. — Il est probable que, par un traitement convenable, on peut arrêter la marche du processus. Dans d'autres cas, au contraire, les symptômes s'accentuent, les malades maigrissent de plus en plus, l'ascite atteint ses limites extrêmes, la compression de la veine cave produit de l'oedème des extrémités inférieures et des bourses, et les malades finissent par succomber. Lorsque les gommes sont circonscrites, elles peuvent évoluer sans aucun symptôme et c'est seulement à l'autopsie qu'on reconnaît la syphilis hépatique.

Le **diagnostic** n'est possible que si l'on tient compte des autres symptômes de syphilis ou des commémoratifs. Même dans le cas où on arrive à percevoir nettement les bosselures et les dépressions du foie, il est impossible, par ce fait seul, de faire le diagnostic entre la syphilis hépatique et la *cirrhose vulgaire*; il est tout aussi difficile de la différencier d'une *tumeur du foie*, surtout du *carcinôme*; quelques-unes de ces erreurs de diagnostic, commises par des cliniciens célèbres ont eu du retentissement dans la littérature médicale. Encore une fois, le meilleur point de repère sera le résultat obtenu par le traitement antisyphilitique. Il faudra l'instituer dès qu'on aura le moindre doute, ou même sans aucune raison clinique, à titre de traitement d'essai.

Les affections syphilitiques des autres glandes annexes du tube digestif sont très rares; cependant on a parfois observé des gommes ou des indurations dans la *parotide*, les *glandes sublinguales* et le *pancréas*; ces lésions s'accompagnaient toujours d'autres manifestations tertiaires.

Si au début de la syphilis, la **rate** présente souvent une tuméfaction appréciable, (comme dans d'autres infections générales), les lésions de cet organe sont très rares dans les phases avancées de la maladie. La lésion dont on reconnaît le mieux l'origine syphilitique est la *gomme*; au contraire la prolifération du tissu cellulaire insterstitiel, les dépressions cicatricielles, l'épaississement de la capsule *(périsplénite)* s'accompagnant souvent d'adhérences péritonéales ne peuvent être imputées avec certitude à la syphilis que si l'on trouve, dans d'autres organes, des lésions manifestes de cette infection. — Les affections tertiaires de la rate ne donnent qu'exceptionnellement lieu à des symptômes et à des troubles appréciables pendant la vie.

Aux **reins**, la syphilis se traduit aussi par des manifestations *précoces*, dont jusqu'ici on n'a pu déterminer la base anatomique. Chez un assez grand nombre de malades, on peut, au moment des premières poussées générales, déceler dans l'urine une certaine quantité d'albumine, d'ordinaire peu abondante; de plus, la présence d'un sédiment composé d'épithélium rénal, de cylindres granuleux et même de globules rouges, plaide en faveur d'une *néphrite aiguë infectieuse*, comme on en observe dans d'autres maladies aiguës, telles que la fièvre typhoïde, la diphtérie, etc. (FURBRINGER). L'issue de ces cas est favorable; l'urine reprend rapidement sa composition normale surtout quand le malade suit un traitement mercuriel. — *L'hémoglobinurie paroxystique*, dont l'étiologie est jusqu'ici peu éclaircie, a peut-être aussi certains rapports avec la syphilis: dans quelques cas, on paraît avoir obtenu la guérison par une médication antisyphilitique. — Pendant la *période tertiaire*, le rein devient parfois le siège d'altérations beaucoup plus graves. Il est des plus probable que beaucoup de ces *néphrites interstitielles*, ordinairement en foyers, avec destruction du parenchyme rénal, dépressions cicatricielles de la surface, épaississement de la capsule du rein et adhérence de celle-ci à la couche corticale, reconnaissent la syphilis pour cause, bien qu'actuellement il nous soit encore impossible d'en fournir une démonstration rigoureuse. Dans d'autres cas, assez rares toutefois, où le rein contient des *gommes*, il ne peut exister aucun doute sur l'étiologie spécifique de la lésion.

Les **symptômes** de la néphrite interstitielle syphilitique sont identiques à ceux de la néphrite chronique ordinaire ; dans la forme gommeuse, au contraire, il est parfois possible de diagnostiquer la lésion en se basant sur l'intermittence de l'albuminurie et surtout sur la disparition de l'albumine à la suite d'un traitement mercuriel. — Il est toujours bon, quand on constate chez un syphilitique l'existence d'une affection rénale, de penser à la possibilité d'un rapport entre les deux maladies et, dans quelques cas, on pourra, par une thérapeutique appropriée, obtenir au moins une amélioration, peut-être même une guérison complète.

Les affections syphilitiques du testicule *(orchite, sarcocèle syphilitiques)*, sont, en raison de la situation superficielle des parties malades, plus faciles à étudier sur le vivant que les affections que nous avons rencontrées dans ce chapitre. Elles se présentent sous deux formes : *la prolifération du tissu conjonctif interstitiel avec rétraction consécutive* et la *gomme*. La première de ces lésions commence par produire une tuméfaction de l'organe grâce à l'épaississement des cloisons fibreuses; cet épais-sissement se fait naturellement aux dépens des canalicules spermatiques qui se détruisent en nombre plus ou moins grand suivant l'étendue et l'intensité du processus. Plus tard, le tissu de nouvelle formation subit la sclérose; il se rétracte, ce qui entraîne une diminution de volume du testicule; celui-ci se trouve souvent rapetissé jusqu'aux dimensions d'une cerise *(atrophie testiculaire)*. A la coupe, la glande toute entière paraît constituée par un tissu scléreux; çà et là on trouve parfois du tissu glandulaire normal, en îlots isolés au sein de la masse fibreuse. — Les *gommes* sont ordinairement multiples, parfois assez nombreuses, et peuvent atteindre de grandes dimensions; elles se traduisent par une tuméfaction considérable du testicule; la tumeur est inégale, bosselée, et paraît extrêmement dure, presque cartilagineuse. Il va de soi que le développement d'une gomme a pour conséquence la destruction d'une partie du parenchyme sécréteur; parfois même tout le tissu glandulaire a disparu, de telle sorte qu'après la résorption de la gomme, le testicule n'est plus représenté que par une petite masse fibreuse. — Souvent ces deux processus, l'hyperplasie conjonctive et les gommes se combinent; quand il existe une gomme, on ne manque jamais de trouver des lésions interstitielles; très souvent ces lésions s'accompagnent d'altérations des *enveloppes;* celles-ci qui consistent parfois dans un exsudat de la tunique vaginale *(hydrocèle)*, plus souvent dans un *épaississement* de cette tunique et dans l'*adhérence* de l'albuginée avec la séreuse vaginale. Il est beaucoup plus rare de voir des lésions spécifiques primitives de l'*épididyme;* elles siègent ordinairement à la tête de cet organe et présentent, du reste, à peu près les mêmes symptômes que les lésions testiculaires; par contre, il est assez fréquent que l'épididyme s'entreprenne à la suite de l'orchite syphilitique.

L'orchite syphilitique s'observe pendant la période tertiaire, aussi bien au début qu'à la fin de cette période. Il est dès plus probables que les *traumatismes* du testicule peuvent provoquer la localisation de la syphilis dans cet organe; par contre, il n'est pas démontré que l'épididymite gonorrhéique joue un rôle comme cause occasionnelle de l'orchite syphilitique; à plus forte raison ne peut-on incriminer la fatigue du testicule par suite d'excès vénériens.

L'orchite syphilitique a une **marche** éminemment chronique ; aussi la tuméfaction du testicule, vu la lenteur qu'elle met à s'effectuer, n'amène-t-elle aucun *symptôme subjectif* marqué. Même lorsqu'on le presse, l'organe n'accuse d'ordinaire aucune sensibilité ; d'après certains auteurs, on pourrait même reconnaître la syphilis testiculaire par le fait que l'organe malade est moins sensible à la pression que son congénère. On a cependant vu l'orchite syphilitique prendre une évolution plus rapide et dans ces cas les malades se plaignaient de douleurs plus ou moins vives. Contrairement à l'idée qu'on avait autrefois, les gommes du testicule peuvent parfaitement passer à suppuration ; quand la peau a été perforée, il se forme un ulcère, au fond duquel se trouve le testicule dénudé, recouvert parfois de granulations exubérantes *(fongus du testicule)*. L'ulcère, en progressant, peut amener de cette façon la destruction complète de la glande.

On ne constate aucun *trouble fonctionnel* tant qu'un seul testicule est atteint. Si au contraire les deux côtés ont subi des altérations profondes (ce qui paraît plus fréquent dans la forme interstitielle diffuse), le sperme est privé de sa partie essentielle, le spermatozoïde ; il se produit de l'*azoospermie* et comme conséquence, de la *stérilité ;* mais, en même temps les désirs sexuels s'éteignent et le malade devient *impuissant ;* on a même observé les symptômes qu'on rencontre chez les eunuques tels que l'altération de la voix, l'effémination des formes et l'atrophie du pénis (JULLIEN). — Le **pronostic** est sérieux, l'orchite syphilitique pouvant entraîner des troubles fonctionnels du testicule ; ces inconvénients ont évidemment beaucoup moins d'importance quand l'affection survient à un âge avancé.

Diagnostic. — Il est en général facile d'éliminer les *affections gonorrhéiques :* outre que ces dernières atteignent presque exclusivement l'épididyme, elles ont toujours un début brusque et sont douloureuses, ce qui, sauf de rares exceptions, n'est jamais le cas pour l'orchite syphilitique. — Le diagnostic peut cependant devenir difficile quand on se trouve en présence des petites indurations si rebelles, consécutives à l'infection blennorrhagique ou lorsqu'on a affaire à une lésion syphilitique de l'épididyme, assez rare d'ailleurs. Nous devons alors, en dehors de l'épreuve thérapeutique, nous baser sur les commémoratifs qui nous rensei-

gneront l'acuité du début si l'affection est d'origine gonorrhéique.
— Contrairement à la syphilis, la *tuberculose* prend presque toujours naissance dans l'épididyme et n'envahit que plus tard le testicule. La tuberculose, il est vrai, a comme la syphilis, une allure traînante, mais, plus tard,` pendant le cours de son évolution, elle provoque généralement de la douleur. Quand la peau a été perforée, on peut réussir à établir le diagnostic en démontrant la présence de bacilles de Koch dans le pus. Dans les cas douteux, avant de recourir à la castration il faut toujours commencer par prescrire de l'iodure de potassium en vue d'assurer le diagnostic. — Il est plus important de distinguer l'orchite syphilitique d'avec les *tumeurs malignes* du testicule, *sarcome et carcinôme*. La forme et les caractères de la tumeur testiculaire ne nous fourniront que très peu de signes différentiels bien tranchés dans un sens ou dans l'autre; toutefois le *sarcome* prend souvent un développement tel qu'on n'en observe jamais dans la syphilis. De plus, les tumeurs sont ordinairement douloureuses. L'examen des ganglions inguinaux fournit des renseignements plus précieux; dans les tumeurs malignes ils s'engorgent généralement très tôt; dans la syphilis testiculaire ils ne présentent presqu'aucune modification. — Quand il y a doute, il faut, avant de décider la castration, instituer une énergique médication antisyphilitique; toutefois le médecin, en raison de la grande malignité de ces tumeurs, ne devra pas trop temporiser avant de recourir à l'opération radicale.

Les **affections syphilitiques des ovaires** paraissent être excessivement rares; on y a rencontré, dans quelques cas, à la suite de la syphilis, des indurations fibreuses ou des gommes; les **affections des seins**, chez la femme, ont été signalées un peu plus fréquemment. On y a surtout trouvé des syphilômes bien circonscrits, des gommes, qui pouvaient faire croire à l'existence d'un *carcinôme,* aussi bien avant qu'après la suppuration et l'ouverture à la peau. Ici aussi c'est l'examen des ganglions axillaires qui fournit le point de repère le plus important; dans la syphilis ils sont ordinairement normaux, tandis que dans un carcinôme qui dure depuis un certain temps, on les trouve toujours engorgés.

CHAPITRE XV

L'ÉVOLUTION DE LA SYPHILIS

La marche que suit la syphilis depuis l'infection jusqu'au moment où apparaissent les premiers symptômes de généralisation a été décrite au début de cette partie de l'ouvrage. Les symptômes de cette première période, chancre primitif, adénopathies, premiers exanthèmes et autres symptômes de la période éruptive se succèdent chez tous les malades d'une façon assez constante pour qu'on ait pu les appeler les symptômes « fatals » de la syphilis ; mais plus tard il n'en est plus de même : chaque cas prend son aspect à lui ; la nature protéiforme de la syphilis se manifeste avec la plus grande évidence. Aussi, peut-on dire que, règle générale, rien dans les symptômes du début ni dans la constitution du malade ne nous fournit d'indications sur la marche que prendra la syphilis ; si l'on excepte l'influence du traitement, il n'est d'ordinaire pas possible de déterminer la cause pour laquelle elle prend, chez tel malade, une allure bénigne, tandis que chez un autre elle revêt un caractère de haute gravité. Ce qui rend encore plus difficile l'étude d'ensemble de la syphilis, c'est la *lenteur d'évolution* de celle-ci : certaines manifestations n'apparaissent que bien longtemps, des années et des dizaines d'années après l'infection ; aussi la plupart des observations sont-elles plus ou moins incomplètes : tantôt on perd de vue les malades — ce qui arrive surtout dans les formes légères ; dans les formes tardives le malade ne se souvient plus des symptômes qu'il a présentés pendant tout un laps de temps et ne peut fournir que des commémoratifs incomplets. Le nombre des observations dans lesquelles on a pu suivre la maladie depuis le commencement jusqu'à la fin, est minime ; aussi les grandes divergences d'opinions sur la marche générale de la syphilis n'ont-elles rien qui doive nous surprendre. Cependant, si l'on fait abstraction des écarts individuels, il est possible d'établir certains types d'évolution assez constants.

Dans un certain nombre de cas, la syphilis prend un caractère excessivement *bénin*. Après la première poussée, il ne s'en produit plus de nouvelles; la maladie s'éteint complètement, le poison est éliminé du corps. Sans doute, nous sommes tenus d'être très circonspects avant d'affirmer cette guérison, car certaines observations prouvent que, même après des dizaines d'années de santé apparente, on peut encore voir éclater des accidents tertiaires. Il est cependant établi que cette extinction précoce de la syphilis n'est pas un fait absolument rare, et que parfois elle peut se produire sans le moindre traitement mercuriel. Nous considérons ce type comme la forme la plus atténuée de syphilis, car nous ne saurions admettre que la syphilis se borne à provoquer de simples lésions locales, (chancre primitif et adénopathie), qu'elle puisse, en un mot, avorter. Ceci ne concerne évidemment pas les cas dans lesquels on a pu, par l'excision précoce du chancre primitif, empêcher l'apparition des phénomènes généraux, inévitables sans cette intervention. L'idée que la syphilis puisse avorter repose sans aucun doute sur des erreurs de diagnostic ou sur l'insuffisance des observations.

Mais, dans la majorité des cas, l'évolution est toute différente; la forme dont nous allons faire la description est la plus habituelle; c'est la marche « normale » si l'on peut s'exprimer ainsi. — Après que les premiers symptômes de généralisation ont disparu, le malade paraît, pendant un certain temps, jouir d'une santé parfaite, puis éclate *une récidive;* celle-ci consiste presque toujours dans une nouvelle éruption soit à la peau, soit aux muqueuses; c'est d'ordinaire une roséole, un exanthème papuleux, des syphilides buccales, pharyngiennes ou des papules humides aux organes génitaux ou à l'anus. Ces récidives se répètent ensuite à plusieurs reprises au cours des deux ou trois premières années qui suivent l'infection; toutefois, on observe à cet égard des différences individuelles très marquées quant à la fréquence et à la localisation de ces récidives; ces différences s'expliquent en partie par certaines conditions individuelles, et aussi par l'espèce de traitement qu'on a choisi et par l'énergie qu'on a mise à l'appliquer. Dans tel cas, il ne survient que quelques rares récidives, séparées par de longs intervalles de santé apparente — *période latente.* Dans tel autre, elles sont si rapprochées qu'elles forment une série presque ininterrompue. Chez tel malade, c'est la peau qui est surtout atteinte, chez tel autre ce sont les muqueuses ; pour les motifs que nous avons déjà développés, il existe de grandes différences entre les deux sexes; chez les hommes les syphilides se localisent de préférence à la bouche et au pharynx ; chez les femmes et surtout chez les prostituées, les papules humides constituent le type ordinaire des récidives à répétition constante. Ce n'est évidemment là qu'une vue d'ensemble : il va de soi que chez la femme, comme chez l'homme, on peut rencontrer des syphilides à la bouche et qu'on observe les combinaisons les plus variées de ces éruptions morbides ; parfois même les récidives affectent des localisations peu habituelles. On constate, au fur et à mesure que la maladie devient plus ancienne, une *atténuation graduelle* des symptômes; chaque nouvelle récidive est moins étendue que celle qui l'a précédée; cette règle n'est pas absolue et l'on peut voir des récidives très sérieuses succéder à des symptômes de début peu accusés. — Pour terminer, on observe parfois encore, à la fin de cette période, quelques annés après l'infection, des manifestations tertiaires superficielles, le plus ordinairement une syphilide papulo-serpigineuse en foyer circonscrit; ainsi se clôt la série des symptômes morbides et dès ce moment, le malade jouit d'une santé parfaite.

Les deux formes que nous venons de décrire ont un caractère commun, typique : après un laps de temps, dont nous avons fixé la moyenne et après un certain nombre de récidives, *la maladie s'éteint pour toujours*, sans laisser persister le moindre trouble morbide. Outre ces deux types d'évolution, il en existe un troisième, tout différent, dans lequel, au cours des périodes tardives de la maladie, apparaissent des *lésions tertiaires graves*, telles que des syphilides ulcéreuses ou l'une des nombreuses viscéropathies tertiaires. Ici aussi, chaque cas présente de très grandes variétés individuelles qui tiennent à la localisation, à l'étendue, à l'intensité, à la durée du processus morbide; chez certains de ces malades, il ne se fait qu'une seule éruption qui guérit bientôt; chez d'autres, la même lésion persiste sans interruption pendant de longues années après; chez d'autres encore, après guérison de chaque poussée éruptive, il s'en produit sans trève de nouvelles, soit au même endroit, soit à d'autres régions.

Comme dans la période secondaire, chaque poussée est séparée de celle qui la suit par un intervalle libre, une période latente, plus ou moins longue, qui dure souvent des années et parfois des dizaines d'années. L'allure de chaque cas est des plus variables, peut-être plus encore que dans les formes que nous avons décrites plus haut; cela tient à la multiformité plus grande des manifestations tertiaires; les symptômes secondaires ayant entre eux beaucoup plus de ressemblance; la structure des lésions tertiaires étant identique pour toutes, la variété d'aspect de chaque cas pris à part, tient surtout à leur mode de développement, à leur localisation, à laquelle on ne peut souvent assigner aucune cause ou dont la raison paraît étrangère à l'essence de la maladie.

En général, l'*époque* à laquelle apparaissent les manifestations tertiaires, ne peut être fixée que d'une manière approximative. D'ordinaire dans les syphilis à évolution « normale » les accidents tertiaires typiques ne se montrent pas avant la troisième année qui suit l'infection; dans le chapitre suivant nous étudierons une forme spéciale de syphilis, la syphilis galopante, laquelle, outre d'autres anomalies, est remarquable par la précocité des manifestations tertiaires. Mais, dans les cas ordinaires, on peut aussi rencontrer des manifestations tertiaires avant l'époque que nous avons fixée. — Quant au terme ultime au delà duquel elles ne sont plus à craindre, il est presque impossible de le fixer; on a vu ces lésions n'apparaître que vingt, trente ans et même plus longtemps encore après l'infection.

En étudiant ces cas, que nous pouvons réunir sous la rubrique générale de *syphilis grave*, nous nous trouvons en face de certains problèmes dont, pour une partie au moins, nous sommes loin de posséder la solution. — La première question qui se pose est de savoir comment ces syphilis graves se sont comportées *pendant la période secondaire*. Les accidents tertiaires se produisent-ils de préférence dans les cas dont le début a eu un caractère particulièrement bénin, atténué, ou bien dans ceux qui, dès le commencement, traduisent leur gravité par de continuelles récidives? Bien qu'à priori on soit tenté d'admettre cette dernière opinion, c'est cependant la première qui est la vraie, pour autant que les faits observés jusqu'ici permettent de tirer une conclusion;

en thèse générale, les accidents tertiaires sont plus fréquents dans les syphilis dont les manifestations secondaires ont été insignifiantes. Cette conclusion, paradoxale à première vue, s'explique par ce fait d'observation que les lésions tertiaires graves se produisent surtout, quand, dans les premiers temps qui succèdent à l'infection, la syphilis n'a *pas été traitée ou ne l'a été qu'incomplètement*. Or, il est clair que les malades qui, dans la période secondaire, ont eu à supporter une longue série de récidives, ont aussi, en moyenne, subi un traitement plus prolongé et plus énergique que leurs compagnons d'infortune, en apparence plus heureux, qui s'en sont tirés avec une seule ou avec quelques rares poussées. D'où il résulte que ce n'est pas d'après le degré de gravité ou de bénignité de la syphilis dans les premières périodes qu'on peut prédire l'apparition d'accidents tardifs, mais d'après l'*absence d'un traitement suffisant*. Cette proposition n'a toutefois pas une portée absolue et il existe des exceptions à cette règle.

Une seconde question, très délicate, est celle de déterminer le *rapport* entre le nombre total des syphilitiques et le nombre de ceux qui arrivent à la période tertiaire. La première cause d'erreur est que les malades atteints d'affections tertiaires des organes internes ne sont ordinairement pas soignés par les mêmes médecins qui traitent les syphilis récentes et qu'ils n'entrent pas dans les mêmes cliniques que les syphilitiques du début; la seconde est que, pour un grand nombre de viscéropathies syphilitiques, la nature spécifique du mal est méconnue, parfois même à l'autopsie. Pour arriver à un rapport exact il faut d'abord tenir compte de ces erreurs, puis défalquer le nombre de syphilitiques morts avant l'époque moyenne que nous avons fixée pour l'apparition des accidents tertiaires; il faut en outre faire entrer en ligne de compte l'augmentation de population qui correspond au même laps de temps; malgré tout, nous trouvons que le nombre de cas de syphilis tertiaires, comparé au nombre total de syphilis récentes est tellement minime que nous sommes en droit de tirer la conclusion suivante: *la syphilis n'arrive à la période tertiaire que chez un nombre assez restreint de malades; dans la majorité des cas, la maladie s'éteint à une période plus récente*. — Il est impossible de fixer des chiffres; cela ne nous sera possible que lorsque nous aurons à notre disposition des statistiques meilleures que celles que nous possédons actuellement. Il est encore moins possible de donner des chiffres précis sur la fréquence des affections consécutives à la syphilis, de ces maladies qui en sont, en quelque sorte, la conséquence indirecte, telles que la *dégénérescence amyloïde, certaines affections interstitielles des centres nerveux et d'autres viscères*, la « *cachexie syphilitique* ». On a parfois réuni ces diverses maladies sous la dénomination de *syphilis quaternaire*; cette nouvelle division n'est aucunement justifiée comme nous l'avons déjà montré plus haut.

Il est assez facile de saisir l'évolution de la syphilis pendant la période secondaire; la persistance des adénopathies pendant les périodes « latentes » du mal, la courte durée de celles-ci permettent de comprendre comment elles arrivent à se produire; mais il n'est guère aussi simple d'expliquer les particularités de la syphilis tertiaire. Pendant la période secondaire nous devons admettre que le virus persiste dans les ganglions lymphatiques après la disparition des éruptions, et qu'il continue à exister dans le sang; ce qui le démontre à l'évidence, c'est qu'il peut se transmettre aux descendants, même au moment où on ne constate plus aucun signe extérieur de syphilis. Tout le processus morbide repose sur la multiplication de ce virus à l'intérieur du corps (il s'agit, en effet, d'un agent organisé). Il est facile de se figurer les alternances entre l'*élimination* de ce virus (produite soit par l'énergie vitale de l'organisme, soit par le traitement) et sa *pullulation* qui le fait envahir tout l'organisme; à ces alternatives correspondent les périodes latentes et les récidives. Ordinairement, l'élimination du virus n'est qu'incomplète pendant la période secondaire; à strictement parler, les périodes de répit ne sont latentes qu'en apparence, car l'organisme contient encore le virus et reste soumis à son influence. — Il en est tout autrement pour la syphilis tertiaire; dans cette période on voit, après de longues années de santé, survenir brusquement, dans un organe quelconque, des lésions graves, sans qu'il soit possible de découvrir de manifestations analogues à toute autre partie du corps, aux ganglions lymphatiques entre autres. De plus nous n'avons pas, pour éclaircir l'interprétation de ces faits, la contagiosité, qui aide tant à la compréhension de la syphilis secondaire: la syphilis tertiaire n'est pas contagieuse (1) et, sauf certains cas sur lesquels nous reviendrons, n'est pas transmissible à la postérité. Pour expliquer les manifestations tertiaires, on a admis que les germes morbides *s'encapsulent* à certains endroits, peut-être dans les ganglions lymphatiques ; ces germes y repullulent, pénètrent dans le sang, et provoquent de nouvelles poussées (Virchow). Cette explication n'est pas tout-à-fait d'accord avec certaines particularités des lésions tertiaires : jamais celles-ci ne sont généralisées ; jamais elles n'ont la disposition symétrique des syphilides précoces ; au contraire, elles sont toujours circonscrites et il est difficile de comprendre qu'une maladie à caractère aussi nettement local puisse être provoquée par un poison charrié par le torrent circulatoire. Aussi d'autres auteurs ont-ils supposé que l'apparition des lésions tertiaires dépendait de *l'inclusion*, à l'endroit atteint, de germes persistants ; ces germes auraient été déposés, à ces endroits, pendant les premières périodes de la maladie et se mettraient à pulluler sous l'influence d'une cause quelconque, telle qu'un traumatisme ou de toute autre circonstance favorable (Hutchinson). Il est cependant difficile de se figurer que des germes étrangers puissent séjourner dans un tissu aussi longtemps, pendant des dizaines d'années, y rester commé endormis sans y produire aucune altération morbide ou être détruits eux-mêmes ; il ne faut toutefois pas rejeter absolument cette façon de comprendre la pathogénie des accidents tertiaires.

Bien que, pour le moment, nous ne possédions aucune explication certaine de la pathogénie des accidents tertiaires et tout en reconnaissant que, règle générale, la maladie n'est plus transmissible à cette période, il nous est cependant impossible d'admettre que ces manifestations tertiaires ne seraient plus sous la dépendance immédiate de la syphilis, que celle-ci n'en serait qu'une cause indirecte qui agirait simplement en modifiant la structure du tissu, de façon à y produire les altérations et l'évolution caractéristique des néoplasies tertiaires (Baumler). *Les accidents tertiaires sont des manifestations directes de l'infection*

____

(1) Tout récemment Finger a démontré clairement cette non-contagiosité en pratiquant de nombreuses inoculations au moyen de produits tertiaires. Toutes ont eu un résultat négatif.

syphilitique; ce sont des productions syphilitiques spécifiques; ce fait est démontré par les propriétés si caractéristiques qu'ils présentent et par l'amélioration évidente qu'ils subissent sous l'influence du mercure, plus encore sous celle de l'iode, dont l'efficacité spécifique contre la syphilis ne peut être mise en doute.

Certaines circonstances impriment à la marche de la syphilis de profondes modifications; signalons d'abord l'*âge*, ainsi que certaines autres conditions physiologiques et pathologiques. L'évolution telle que nous l'avons décrite plus haut, ne s'applique qu'à l'époque de la vie dans laquelle s'observe l'immense majorité des cas d'infection, c'est-à-dire à l'époque de la maturité sexuelle, jusqu'à l'âge de quarante ans environ; les syphilis acquises plus tôt, dans l'enfance, ou plus tard, dans la vieillesse, s'en écartent par plusieurs points. — A priori on serait tenté d'admettre que la *syphilis acquise pendant l'enfance* doit, en raison de la délicatesse de l'organisme infantile, prendre une évolution particulièrement grave ; sauf pour les tout petits enfants, c'est le contraire qu'on observe. Les symptômes sont extrêmement atténués et, bien que le traitement soit souvent très défectueux ou fasse même complètement défaut, d'ordinaire la maladie s'éteint bientôt sans avoir pris un caractère inquiétant. On ne peut cependant oublier que dans quelques cas surviennent plus tard des accidents tertiaires — pour le dire en passant, ce sont ces cas qu'on considère souvent comme hérédosyphilis tardives. — Nous devons admettre que l'organisme de l'enfant, dans toute l'énergie de sa croissance, est mieux outillé pour éliminer le virus syphilitique que l'organisme de l'adulte, chez lequel la force de croissance des tissus s'est déjà affaiblie. — Le fait suivant vient à l'appui de cette opinion : les *syphilis acquises à un âge avancé* ont, en général, une évolution plus grave que celles de l'âge adulte; chez le vieillard, par suite des altérations séniles, le pouvoir réactionnel et en même temps la possibilité d'éliminer rapidement le virus, est plus ou moins affaibli. Pour ce qui concerne l'*âge* des malades, on a vu des cas d'infection syphilitique à soixante-dix et quatre-vingts ans; ces syphilis sont ordinairement la conséquence de rapports sexuels; il est plus rare qu'elles soient le fait d'une contagion accidentelle. L'évolution de la syphilis chez le vieillard est souvent plus lente;

l'incubation du chancre primitif, ainsi que la « seconde incubation » celle qui précède la généralisation, sont plus longues
que dans les conditions « normales ». La syphilis sénile se
traduit avec une prédilection marquée, par des exanthèmes
papuleux généralisés souvent compliqués d'iritis ; ce sont
les formes les plus graves des manifestations secondaires. Par
contre, la syphilis galopante ne s'observe qu'exceptionnellement
dans la vieillesse. L'influence du traitement sur la syphilis des
vieillards se fait moins rapidement sentir ; la guérison est plus
longue à se produire que dans les jeunes années ; aussi le conseil
que donne Ricord est-il bien justifié : « Si vous voulez avoir
la vérole, profitez du moins pour cela du temps où vous êtes
jeune, car il ne fait pas bon lier connaissance avec elle quand
on est vieux. »

On a souvent accusé la *grossesse* d'imprimer une allure
défavorable à la syphilis ; cela n'est vrai que pour autant que la
congestion qu'elle provoque aux organes génitaux donne aux
lésions spécifiques de ces organes un développement plus
exubérant et en rend la guérison plus difficile que dans les
conditions normales. — Par contre, on ne saurait nier l'influence
néfaste de la *tuberculose*. En moyenne, les récidives sont chez
les tuberculeux et aussi chez les scrofuleux beaucoup plus
fréquentes que chez les individus sains ; peut-être la réciproque
est-elle encore plus souvent vraie ; la tuberculose, quand elle se
complique de syphilis, fait de rapides progrès et l'état général
du malade subit une aggravation manifeste. — Le médecin se
trouve, chez ces malades, dans une fâcheuse alternative : d'une
part, il est urgent de combattre la syphilis ; d'autre part, les
phtisiques avancés supportent très mal une cure antisyphilitique.

L'évolution de la syphilis, telle que nous venons de la décrire,
est loin d'avoir toujours été la même, et, aujourd'hui encore
nous trouvons, dans certaines contrées, des divergences
notables dans l'évolution de ce mal. La description que nous en
avons donnée ne s'applique qu'à l'Europe, dont le plus grand
nombre des parties se trouvent à peu près au même degré de
culture, ainsi qu'aux pays dont la civilisation s'en rapproche.

Parmi les causes qui modifient l'évolution de la syphilis, la différence des *races* et les *conditions climatériques* paraissent n'avoir qu'un rôle très secondaire ; en effet, toutes choses égales, la syphilis prend, en général, la même allure dans les régions les plus distantes et chez les races les plus diverses. Il faut, par contre, assigner une influence prépondérante au *degré de civilisation* et aux *conditions hygiéniques* qui en sont la résultante ; citons parmi celles-ci l'existence ou l'absence de *réglementation et de surveillance de la prostitution*, ainsi que la multiplicité et l'organisation des *secours médicaux*. Il est évident que *la moralité* d'un peuple, le *relâchement* ou la *rigueur des mœurs* jouent aussi un très grand rôle. Bien que ces éléments n'aient d'influence que sur la dissémination, sur l'*extension* du fléau, ils ne sont cependant pas sans agir aussi sur l'*intensité* du mal ; comme nous l'avons déjà fait souvent remarquer, c'est surtout à l'absence ou à l'insuffisance du traitement qu'il faut le plus souvent attribuer la gravité de certaines syphilis.

Mais il est un autre fait qui nous paraît avoir beaucoup plus d'influence : si un peuple est depuis longtemps profondément imprégné de syphilis, il s'y produit une *diminution graduelle de réceptivité* pour le virus ; dans le cas contraire, la réaction vis-à-vis de ce virus est d'autant plus vive. En d'autres termes, la syphilis est d'autant plus bénigne dans un pays, qu'elle y est plus répandue, que son existence y est plus ancienne et que le peuple en est plus saturé, tandis que dans les régions qui en sont indemnes, là où la maladie est importée, elle revêt une forme plus grave. Nous ne pouvons encore décider s'il s'agit ici d'une diminution graduelle d'activité du virus ou si c'est la résistance des individus qui subit une augmentation constante, par suite d'une hérédité continuelle ; peut-être ces deux facteurs se combinent-ils. — L'histoire de quelques autres maladies infectieuses nous fournit à cet égard, des renseignements instructifs : dans certaines îles écartées, telles que l'Islande, les îles Feroë, la rougeole, qui, pendant plus d'un siècle n'avait fait aucune apparition, prit, une fois qu'elle y fut importée, une extension et une gravité effrayantes, inconnues dans nos régions ; un autre exemple, plus direct, nous est fourni par *la lèpre*, dont les analogies avec la syphilis sont si nombreuses : aux îles Sandwich, par exemple, où cette maladie fut importée il y a une cinquantaine d'années, les ravages qu'elle a produits sont terribles; les symptômes qu'elle y présente sont beaucoup plus aigus, beaucoup plus graves que dans les pays où, depuis longtemps, elle règne à l'état endémique.

L'histoire de la syphilis nous fournit aussi une foule de faits classiques qui viennent à l'appui de notre thèse. — On a souvent signalé l'allure exceptionnellement grave que revêt la syphilis chez les peuples qui, avant tout contact avec la civilisation, en étaient indemnes : telles sont, par exemple, les races aborigènes de l'Amérique et la population de certains archipels de la Polynésie. Pour ces populations, la syphilis, et de plus une syphilis grave est un des premiers dons de la civilisation. C'est là un fait pénible à constater, mais il est indéniable. Au même ordre de faits se rattachent les épidémies circonscrites désignées du nom de *syphiloïde endémique* qu'on a observées dans les pays les plus différents, dont le seul caractère commun était leur isolement, c'est-à-dire dans des contrées à un degré de civilisation assez peu avancé. Grâce à cet isolement relatif, ces contrées avaient jusqu'alors plus ou moins échappé au fléau, car même de nos jours, cette maladie suit encore les relations entre peuples ; moins l'endroit est accessible, plus en général y est faible l'extension de la syphilis. — Presque toujours, pour ces épidémies, on peut retrouver la circonstance qui a provoqué l'importation et la dissémination de la syphilis : invasion de troupes, arrivée d'ouvriers, long séjour d'un équipage. Non seulement le nombre de syphilitiques, comparé à la population totale de l'endroit infecté est extraordinaire, mais chaque cas, pris à part, a une marche plus inquiétante, et un très grand nombre de malades présentent les accidents tertiaires les plus graves. Parmi les plus connues de ces épidémies citons la maladie appelée *Sibbens*, qui suivit, au xviie siècle, l'invasion des troupes de Cromwell en Écosse, la *Radesyge*, en Suède et en Norwège, la *Syphiloïde du Jutland*, la *Maladie de Ditmar* dans l'Holstein, la *Falcadina* et les endémies appelées *Skerljevo* et *Male di Breno* qui régnèrent sur certaines parties du littoral de la mer Adriatique et dans les contrées avoisinantes. — Il faut dire que dans toutes ces endémies existait un facteur favorable à l'extension du fléau : c'était l'ignorance dans laquelle on se trouvait vis-à-vis de la maladie et comme conséquence, l'absence de mesures propres à en arrêter l'extension ; ajoutons à cela le défaut de toute intervention médicale. Aussitôt que les autorités compétentes prenaient les mesures hygiéniques nécessaires, que les malades étaient transportés à l'hôpital et traités d'une manière convenable, toujours l'épidémie s'éteignait.

L'histoire de ces épidémies circonscrites nous fait clairement comprendre ce qu'était la *grande épidémie* de syphilis qui, vers la fin du xvᵉ siècle, frappa l'Europe entière et les peuples qui entretenaient des relations avec la civilisation européenne. Ici nous retrouvons, en grand, les conditions que nous venons de voir agir sur une plus petite échelle. A cette époque, l'humanité n'était que peu ou pas imprégnée de syphilis; nous pouvons considérer comme démontré, qu'avant l'épidémie cette maladie était des plus rares; de grandes expéditions militaires et le relâchement des mœurs qui en est la conséquence fatale, favorisèrent l'extension rapide du fléau; ajoutons que l'absence de tout traitement rationnel au début de l'épidémie, l'ignorance complète dans laquelle on se trouvait vis-à-vis de cette maladie jusqu'alors inconnue, ne contribuèrent pas peu à aggraver le fléau. Ces faits expliquent aussi pourquoi la maladie prit une telle gravité et pourquoi son caractère se modifia après quelques dizaines d'années, pourquoi elle prit une forme plus adoucie et enfin pourquoi, déjà dans la première moitié du siècle suivant, nous la trouvons rentrée dans les limites dans lesquelles elle évolue encore aujourd'hui : l'humanité s'était peu à peu saturée de syphilis; la nature de l'affection était jusqu'à un certain point mieux connue et on lui opposait une foule de médications, plus ou moins efficaces.

CHAPITRE XVI

LA SYPHILIS GALOPANTE

La **syphilis galopante** *(syphilis maligne)* (1) a une évolution qui s'éloigne considérablement de celle de la syphilis normale. Si, dans les cas ordinaires, les symptômes morbides ont, au début, un caractère aigu, celui-ci disparaît après la période éruptive, pour faire place à une évolution éminemment chronique ; dans la syphilis galopante, au contraire, la maladie conserve son acuité primitive et les éruptions qui, dans les formes normales, sont séparées par de longs intervalles, se succèdent coup sur coup. Ce fait explique déjà jusqu'à un certain point le symptôme le plus caractéristique de la syphilis galopante, la *précocité des accidents tertiaires*. La période secondaire, dont la durée, dans les formes ordinaires est de deux à trois années, évolue ici en un temps excessivement court, dans certains cas même, c'est à peine s'il existe des manifestations secondaires : le premier exanthème prend rapidement le type de gomme et la maladie, trois mois seulement après l'infection, se trouve déjà en pleine période tertiaire.

Les **symptômes** de la syphilis galopante, considérés isolément, offrent certaines différences avec les manifestations correspondantes de la syphilis ordinaire. Ceci ne s'applique pas au *chancre primitif:* il n'existe aucun rapport entre le siège, les caractères qu'il affecte et la marche que prendra la syphilis. Rien ne justifie donc l'opinion de certains auteurs que la syphilis galopante surviendrait plus souvent à la suite d'un chancre

(1) Nous avions, dans un travail antérieur, accepté le terme de sypbilis maligne, généralement admis en Allemagne ; mais nous pensons qu'il faut préférer le nom de « syphilis galopante » qui est plus compréhensible et ne peut prêter à aucune confusion.

gangréneux. Dans beaucoup de cas, l'exanthème de *début* est encore identique aux formes ordinaires et ce n'est que plus tard, comme récidive seulement, que les syphilides tertiaires font leur apparition. D'autres malades présentent déjà, au début de la généralisation, un *exanthème pustuleux*, dont les efflorescences ne se cicatrisent pas mais prennent très vite un aspect ulcéreux. Les éruptions tertiaires de la syphilis galopante, qu'elles surviennent de l'une ou de l'autre manière, ont pour type l'*ulcère syphilitique*; ceux-ci, dans beaucoup de cas, se distinguent de ceux de la syphilis normale, en ce qu'ils sont beaucoup plus disséminés. L'ulcération cutanée de la syphilis ordinaire se groupe habituellement en foyers circonscrits et n'envahit de grands segments de peau qu'en progressant lentement ; dans la syphilis galopante, toute la surface du corps se couvre complètement d'ulcères, comme s'il s'agissait d'un exanthème précoce.

La *forme* des ulcérations offre aussi certaines particularités ; les formes en arcs de cercles ou en festons, dues par la progression lente de la syphilis ulcéreuse ordinaire, ne s'observent pas dans la syphilis galopante ; par contre, les formes circulaires et annulaires prédominent, ce qui s'explique aisément par l'allure aiguë que prennent les lésions de la syphilis maligne. De même, les gommes cutanées typiques sont rares dans les premiers temps de la syphilis galopante ce qui tient aussi à la rapidité d'évolution de la maladie, et à la grande tendance à la destruction qui distingue ces lésions. A peine parues, elles subissent immédiatement des transformations régressives, sans qu'il ait pour ainsi dire existé une période préliminaire d'organisation (MAURIAC).

Tandis que les manifestations cutanées de la syphilis galopante ont certaines particularités qui les distinguent des éruptions tertiaires ordinaires, il n'en est plus de même quand la lésion siège dans un autre organe. Les *lésions des muqueuses*, des *os*, des *centres nerveux* et d'*autres organes internes* sont identiques aux lésions tertiaires de ces organes au cours de la syphilis ordinaire et leur *apparition précoce* permet seule de reconnaître la syphilis galopante. Enfin une dernière particularité qui s'éloigne un peu de l'évolution ordinaire, c'est la *fièvre* qui accompagne chaque nouvelle éruption ; dans les cas ordinaires, les récidives sont ordinairement apyrétiques.

Comme nous l'avons déjà dit, le caractère essentiel de la syphilis galopante est la *précocité des accidents tertiaires,* la *brièveté de la période secondaire,* qui peut même manquer tout-à-fait. On comprend qu'il est impossible d'établir une ligne de démarcation fixe entre la syphilis vulgaire et la syphilis galopante, en calculant simplement le temps qui s'écoule entre l'infection et le moment où apparaissent les lésions tertiaires. D'une façon générale, cependant, on ne risque guère de se tromper en faisant rentrer dans la syphilis galopante les cas dans lesquels les accidents tertiaires se montrent *pendant la première année* qui suit l'infection. Mais ce n'est pas seulement à cette précocité des lésions tertiaires que la maladie doit son cachet spécial; une autre particularité, non moins caractéristique, est la *succession rapide des récidives.* Pendant un an, deux ans et même plus, celles-ci se succèdent coup sur coup; à peine une éruption est-elle guérie, qu'il en survient une nouvelle, fût-ce au beau milieu du traitement et les nouvelles manifestations, quels que soient le système, l'organe dans lequel elles se localisent, présentent toujours le type de la lésion tertiaire dans toute sa netteté.

Bien que les observations que nous possédons sur le sort ultérieur de la syphilis galopante soient encore peu nombreuses, elles nous permettent cependant de constater que, sauf des cas dans lesquels la mort survient par lésion d'un organe important, il se produit, après un certain temps, une atténuation dans l'intensité des phénomènes morbides. Les récidives sont de plus en plus distantes; l'extension et souvent aussi l'intensité des poussées diminuent: si, par exemple, l'exanthème de début s'était manifesté sous forme d'une poussée ulcéreuse généralisée, ceux qui lui succèdent ne consistent plus qu'en quelques groupes de papules limitées à certains endroits; il n'est pas douteux que dans la syphilis galopante comme dans la syphilis ordinaire, la maladie finisse par s'éteindre complètement.

Quant au **diagnostic** nous n'avons rien à ajouter à ce que nous avons dit en parlant de la syphilis ordinaire; on peut d'ordinaire facilement distinguer la syphilis galopante d'une syphilis ordinaire par la dissémination plus grande des lésions et par la forme que présentent les ulcères dans la première de ces variétés.

Le **pronostic** est beaucoup plus sérieux que celui de la syphilis vulgaire. Il est facile de comprendre que ces récidives graves, arrivant coup sur coup, s'accompagnant souvent d'une fièvre prolongée, ne sont pas sans avoir un retentissement profond sur l'organisme ; les malades s'affaiblissent beaucoup et s'anémient ; dans certaines circonstances, il se produit même une cachexie profonde. En outre, l'imminence constante d'une localisation dans un organe important rend le pronostic des plus sombres ; la mort survient principalement à la suite de lésions cérébrales qui sont loin d'être rares dans les périodes précoces. Enfin, dernière circonstance qui assombrit encore le pronostic : cette forme de syphilis est d'ordinaire rebelle au traitement spécifique.

Nous ne connaissons que peu de chose sur l'**étiologie** de cette forme, sur les causes qui, dans certains cas, donnent à l'infection cette évolution particulière ; notre ignorance s'explique jusqu'à un certain point par la rareté de cette variété morbide et par le nombre très restreint des observations que nous possédons jusqu'aujourd'hui. On a, en premier lieu, incriminé certaines *anomalies constitutionnelles;* on a attribué la malignité spéciale de la syphilis galopante à des *états cachectiques,* à *l'alcoolisme,* aux *modifications causées* par *la grossesse* et par *l'allaitement,* à la *diminution de résistance* qui survient avec les progrès de l'âge. Mais en examinant de plus près les observations que nous possédons, on s'aperçoit que cette étiologie n'est pas satisfaisante. La syphilis galopante ne frappe avec prédilection ni les vieillards, ni les femmes enceintes ou qui allaitent, ni les buveurs, ni les individus devenus cachectiques pour n'importe quel motif ; au contraire, on l'observe surtout dans la jeunesse, à l'âge « normal » pour la syphilis, et chez les individus qui, au moins au début de leur maladie, étaient tout-à-fait sains et même robustes. — Admettre une virulence particulière du poison syphilitique ne paraît pas être plus conforme aux faits ; dans quelques cas rares, on a pu remonter à la source de l'infection ou suivre des syphilis transmises par des individus atteints de syphilis galopante ; or, dans les deux cas, les symptômes qu'on observait, chez ceux qui avaient communiqué la syphilis, comme chez ceux qui avaient été infectés par un malade atteint de syphilis galopante, présentaient les caractères de la syphilis ordinaire.

Finger a récemment émis l'idée que la syphilis prenait la forme galopante chez les individus dont les ascendants avaient, pendant une longue suite de générations, été indemnes de cette maladie et qui, par conséquent, présentaient des conditions toutes spéciales de réceptivité pour le virus syphilitique; dans les cas ordinaires, l'immunité relative acquise par hérédité, expliquerait la bénignité du mal. Cette opinion concorde très bien avec le fait que la syphilis galopante est aujourd'hui excessivement rare, tandis qu'autrefois, aux premières épidémies, ce mode d'évolution était la règle; c'est ce qui explique l'appellation qu'on donnait de ce temps à la maladie et qui n'est plus d'accord avec les caractères qu'elle présente de nos jours; la syphilis s'appelait la « *grosse vérole* » ou « *morbus pustularum* », en opposition avec la variole, la petite vérole; il ne viendrait aujourd'hui à l'idée de personne de voir dans la syphilis une maladie à « grosses » pustules et dans la variole une maladie à pustules « petites ».

<hr>

CHAPITRE XVII

LA SYPHILIS HÉRÉDITAIRE

La syphilis se transmet au fœtus par deux voies différentes et, dans les deux cas, si la grossesse n'est pas interrompue, l'enfant vient au monde avec la maladie *(syphilis congénitale)*. 1° le spermatozoïde ou l'ovule contiennent déjà le virus syphilitique au moment de la conception *(syphilis héréditaire proprement dite)*; 2° le fœtus, sain depuis le moment de la conception, est infecté par la mère qui a contracté la syphilis au cours de la grossesse; le virus passe alors, par la circulation placentaire, du sang de la mère à celui du fœtus *(syphilis par infection in utero)*. Les symptômes de la syphilis transmise au fœtus par ce mécanisme sont identiques (du moins d'après les observations que nous possédons) aux symptômes de la syphilis héréditaire proprement dite ; aussi pouvons-nous les réunir dans une même description.

Jusqu'ici le dernier mode de transmission a seul été démontré d'une façon irréfutable ; on a observé de nombreux cas où le mari, pendant la grossesse de sa femme, contractait la syphilis en dehors du mariage et contaminait sa femme quelque temps avant la fin de la grossesse ; l'enfant venait au monde avec les signes de la syphilis héréditaire (M von Zeissl, Vayda, Behrend, etc.) Quelques-unes de ces observations ont été prises avec tant de précision et sont si concluantes qu'on peut considérer comme absolument démontré le transport du virus syphilitique de la mère au fœtus.

Il n'en est pas de même pour la transmission de la syphilis par le *spermatozoïde et par l'ovule* ; théoriquement nous devons l'admettre, mais nous ne pouvons en fournir une démonstration rigoureuse : en effet, lorsqu'une femme, syphilitique avant la conception, accouche d'un enfant syphilitique, il est toujours permis de supposer que la maladie ne s'est pas transmise par l'ovule mais bien par la circulation placentaire, à une période plus avancée de la grossesse. Cette objection a, du reste, été soulevée et beaucoup d'auteurs ont posé la loi : « pas de syphilis héréditaire sans mère syphilitique ; la syphilis ne peut se transmettre au fœtus que par la circulation placentaire ; le père ne peut absolument pas transmettre directement la syphilis à son enfant et ne le fait que d'une façon détournée, après avoir infecté la mère ». Pour renverser cette objection il faudrait prouver qu'une *femme saine* peut mettre au monde un enfant atteint de *syphilis héréditaire* ; on aurait ainsi démontré que la maladie n'a pas eu comme agent de transmission la circulation placentaire, mais bien le spermatozoïde, dont la signification, au point de vue de l'hérédité, est la même que celle de l'ovule ; aussi les auteurs qui admettent uniquement la transmission par le sperme ou l'ovule regardent-ils comme établi que, dans beaucoup de cas, la mère d'un enfant syphilitique n'est pas elle-même malade ; pour criterium de la santé de ces femmes, ils invoquent l'absence de tout symptôme de syphilis pendant une longue période d'observation. Mais la base même de cette démonstration laisse fort à désirer ; elle est en opposition avec la loi énoncée d'abord par Colles et confirmée de la manière la plus concluante par toutes les observations ultérieures: d'après cette loi, la mère d'un enfant syphilitique ne contracte *jamais* la syphilis en allaitant son enfant, tandis qu'une nourrice saine, à laquelle on confie le même enfant, contracte un chancre primitif au mamelon et présente bientôt les symptômes de l'infection syphilitique (loi de Colles). Parmi les observations d'infection syphilitique survenue chez une mère qui allaite son enfant, une seule est assez bien établie et peut être regardée comme démonstrative (Ranke); mais cette « exception » n'ébranle en rien l'exactitude d'une loi confirmée par des milliers d'observations. Il faut même en étendre la portée et ajouter que, même par une autre voie, la mère d'un enfant syphilitique ne peut être infectée, bien que, plus que tout autre, elle soit exposée à la contamination, par les rapports qu'elle a avec son mari, toujours atteint de syphilis; en outre, les inoculations expérimentales tentées sur ces femmes soi-disant « saines » ont donné des résultats négatifs (Caspary, Neumann, Finger). Ces faits démontrent donc qu'en réalité ces femmes ne sont pas saines, sinon il serait impossible de comprendre pourquoi elles sont réfractaires à la syphilis.

Il est possible de donner à cette loi plusieurs interprétations : Dans une série de cas, on peut supposer que la syphilis de la mère a échappé, car, sur ce terrain, les recherches les plus précises ne peuvent jamais l'être que d'une façon relative et une syphilis légère, acquise avant la conception, d'après le mode ordinaire de contagion, peut parfaitement passer inaperçue, même lorsque l'observation est rigoureuse et prolongée pendant longtemps. Ensuite, il serait possible que la syphilis, qui se transmet au fœtus lorsque la mère n'est infectée qu'après la conception, peut, d'une façon identique mais en suivant la route inverse, passer du fœtus, *syphilitique de par son père*, à l'organisme maternel; la circulation placentaire serait la voie de transmission *(choc en retour)*; dans ces conditions, la mère est atteinte d'une syphilis ordinaire, mais sans chancre primitif. Bien qu'on ne soit pas arrivé à prouver directement la réalité de cette transmission et que cette démonstration immédiate soit à peine possible, étant donnés les rapports intimes entre la mère et le fœtus, nous devons, au point de vue théorique, en admettre la possibilité, puisqu'il est démontré que l'infection peut se transmettre en sens inverse, de la mère au fœtus. Quelques auteurs ont admis que la syphilis, transmise de cette façon, a une évolution qui s'écarte un peu de l'évolution ordinaire : les manifestations secondaires font défaut et la maladie ne se traduit que par des accidents tertiaires, tardifs. — Enfin, dernière hypothèse : il est possible que, par suite des échanges nutritifs qui s'opèrent entre le fœtus syphilitique et la mère saine, celle-ci ne subisse pas une infection directe, mais qu'il se produise dans l'organisme maternel certaines modifications qui le rendent réfractaire et lui confèrent l'immunité contre le virus syphilitique, de la même manière que la vaccine donne l'immunité contre la variole.

Nous voyons donc que, jusque maintenant, il ne nous est pas permis de faire la démonstration directe de la transmission héréditaire de la syphilis au sens propre du mot ; comme nous l'avons dit plus haut, cette démonstration ne saurait être irréfutable que si l'on montre que la syphilis peut *se transmettre directement du père à l'enfant*. Néanmoins, nous devons admettre comme au moins très vraisemblable que le mode le plus ordinaire par lequel la syphilis passe à l'enfant, est la *transmission héréditaire proprement dite*, c'est-à-dire le transport du virus par le sperme ou l'ovule ou par les deux en même temps.

Pour nous résumer, nous pensons que, dans la majorité des cas, la syphilis se transmet au fœtus par le *sperme* ou l'*ovule* ; mais qu'elle peut aussi le faire par la *circulation placentaire seule*. En outre, il est probable que le virus syphilitique peut aussi suivre un chemin opposé et passer du *fœtus syphilitique de par son père, à l'organisme maternel* ; arrivé dans cet organisme, il l'infecte ou bien y entraîne seulement certaines modifications qui lui confèrent l'immunité pour la syphilis. — Malheureusement, force est de reconnaître que, de ces propositions, une seule a reçu une démonstration absolument certaine, c'est l'infection du fœtus dans la matrice ; la première de ces considérations théoriques, tout en étant très vraisemblable, n'a pas été rigoureusement démontrée et la dernière n'est qu'une hypothèse. Il n'est donc pas étonnant de constater encore de grandes divergences d'idées sur l'étiologie de l'hérédo-syphilis ; ce qui explique cette incertitude, ce qui l'excuse jusqu'à un certain point, c'est l'énorme difficulté de présenter des observations qui soient à l'abri de toute objection ; sur ce terrain, les fautes d'observation, volontaires ou involontaires, ne sont que trop faciles et, on ne doit considérer comme valables que les cas dans lesquels on est absolument certain d'avoir pu les éliminer toutes.

Demandons-nous maintenant dans *quelles circonstances, à quelle période de la syphilis* se fait le passage du virus des parents sur l'enfant. On peut, d'une façon générale, dire que l'hérédité est essentiellement liée à la *période secondaire,* c'est-à-dire à la période pendant laquelle la syphilis est encore contagieuse ; de même que la contagiosité, l'hérédité s'éteint avec la *période tertiaire.* Ceci n'a rien de surprenant, l'hérédité n'étant, en dernière analyse, qu'une véritable contagion ; comme dans la contagion nous voyons, à un moment déterminé, le virus spécifique aller infecter la cellule primitive de laquelle l'individu doit prendre naissance. Mais une réserve s'impose : tandis que chez le père, l'influence héréditaire s'éteint presque toujours avec la fin de la période secondaire, c'est-à-dire quelques années après l'infection, chez la mère, au contraire, cette influence morbide persiste, souvent du moins, pendant un temps plus long. Ce fait est démontré par l'observation suivante, dont l'exactitude ne peut faire aucun doute : dans les ménages dans lesquels le mari a contracté mariage, de longues années après le début de sa syphilis et dans lesquels la femme est restée saine, les enfants naissent sains, sans aucune exception, alors même que le mari présente encore des accidents tertiaires. Mais il en est tout autrement si c'est la femme qui est syphilitique, soit qu'elle ait été la première atteinte, soit que le mari se soit marié à une époque trop récente après sa maladie et ait infecté sa femme, soit encore que le mari ait contracté la syphilis d'une autre femme et l'ait transmise à la sienne ; dans ces ménages ce n'est pas seulement pendant les premières années de la maladie que les enfants naissent syphilitiques, mais ces mères mettent encore au monde des enfants syphilitiques dix ans et davantage après l'infection, c'est-à-dire à une époque à laquelle l'influence du père est depuis longtemps annihilée.

Ces faits, étranges au premier abord, s'expliquent peut-être par les *conditions vitales des cellules génératrices* dans les deux sexes. Chez la femme, on sait que les ovules sont complètement formés dès l'enfance. Ceux qui sont fécondés à un moment donné, existent déjà comme tels longtemps avant l'imprégnation ;

aussi, si une femme contracte la syphilis dix, quinze ans avant
la naissance de son enfant, il peut très bien se faire qu'un
germe morbide pénètre alors dans l'ovule, y persiste et ne
commence à se multiplier qu'au moment où le fœtus se développe. Au contraire, la cellule de laquelle dérive le spermatozoïde
n'existe comme telle que depuis un temps assez court et se relie
aux cellules qui, pendant la période secondaire, contenaient le
germe de la syphilis, par une longue série de générations au
cours desquelles les germes morbides ont pu depuis longtemps
être éliminés.

Mais, même pendant la période secondaire, la transmission
héréditaire n'est pas « obligatoire », pourrait-on dire; il arrive
que l'enfant échappe à la maladie. En général, l'hérédité est
d'autant plus certaine que le temps qui sépare l'infection du
moment de la conception est plus court; plus nous nous éloi-
gnons du début de la syphilis, plus l'enfant a de chances
d'échapper à la maladie et plus on peut espérer qu'il sera atteint
avec moins de *gravité*. Ce fait est énoncé dans la loi qui établit
la diminution graduelle et spontanée dans l'intensité de
l'hérédité syphilitique (KASSOWITZ), et que voici : si l'on prend
une série d'enfants atteints d'hérédo-syphilis, et issus des mêmes
parents, on voit que chaque nouvel enfant est toujours plus
légèrement atteint que le précédent, jusqu'à ce qu'enfin la
transmissibilité de la maladie soit tout-à-fait épuisée et que les
derniers nés restent indemnes de syphilis. On peut s'en convaincre en examinant une famille syphilitique dans laquelle la femme
a eu beaucoup de grossesses (soit dit en passant, ce dernier fait
n'est pas extraordinaire, car ce n'est pas l'absence de conception
qui explique le petit nombre d'enfants dans ces familles,
mais la mort des enfants à leur naissance et la polyléthalité
des enfants nés viables). Dans ces familles on voit pendant les
premières grossesses, se produire soit l'avortement soit l'accouchement prématuré avec mort de l'enfant; ensuite vient un
accouchement prématuré avec enfant vivant, mais syphilitique,
plus tard l'accouchement se fait à terme avec enfant malade,
enfin, il se fait à terme avec enfant normal. Est-il besoin de
dire que ce « schema » ne se vérifie pas dans toute sa rigueur?
En général cependant, les faits y répondent assez bien; il est
rare, par exemple, que dans une famille syphilitique, on voie

naître, après des enfants légèrement atteints, un autre enfant frappé d'une syphilis grave. A la loi que nous venons d'énoncer, il convient toutefois de mentionner une importante exception : elle a rapport à l'influence qu'exerce sur l'hérédité le *traitement antisyphilitique* des parents et surtout de la mère ; si, après la naissance d'un enfant atteint de syphilis grave, on soumet la mère à un traitement énergique, il peut se faire que l'enfant suivant ne ressente qu'une atteinte légère du mal ou même en reste tout-à-fait indemne ; si on cesse le traitement et dès que le malade n'est plus soumis à l'action du mercure, les enfants qui naissent après peuvent de nouveau hériter au plus haut degré de la maladie, ce qui démontre à la dernière évidence que c'était bien au traitement qu'était due l'issue heureuse de la grossesse.

Nous arrivons maintenant à l'étude des phénomènes qui succèdent au transport du virus syphilitique sur le fœtus, aux **symptômes de la syphilis héréditaire** Avant de les aborder nous devons d'abord signaler le rôle tout-à-fait prédominant que joue la syphilis dans l'*interruption prématurée de la grossesse*. Dans beaucoup de cas cette action est due à une affection syphilitique du fœtus ; dans d'autres, elle a pour cause la maladie de la mère sans qu'on puisse démontrer sur le fœtus lui-même aucune trace de syphilis. Kassowitz a vu se produire, chez des parents syphilitiques, 127 avortements ou accouchements prématurés sur 330 grossesses — c'est-à-dire dans à peu près les 2/5 des cas ; — dans les 3/5 seulement, les femmes atteignaient le terme normal de la grossesse. Ces chiffres démontrent avec éloquence l'influence perturbatrice de la syphilis. Ordinairement la série des grossesses d'une syphilitique débute par un *avortement* ; plus tard ces avortements sont moins fréquents et il est rare qu'ils s'intercalent entre deux accouchements prématurés et plus rare encore qu'ils surviennent quand la femme a déjà eu un accouchement à terme ; c'est donc la manifestation la plus intense de la syphilis des parents.

Dans les *accouchements prématurés*, tantôt les enfants sont morts et alors en général ils sont macérés, putréfiés, tantôt ils sont vivants, viables ou non viables suivant l'époque de leur naissance. Sur ces enfants morts-nés ou morts peu après la naissance, on est loin de pouvoir toujours trouver des traces de syphilis; si, au contraire, l'enfant reste en vie assez longtemps, on ne tarde jamais à voir apparaître des symptômes certains de la syphilis héréditaire quand ils n'existaient pas auparavant.

La cause de ces interruptions prématurées de la grossesse réside soit dans une *lésion du placenta,* qui détermine la mort et l'expulsion du fœtus soit dans la *maladie du fœtus* lui-même, qui peut entraîner la mort de celui-ci sans l'intervention d'aucune lésion placentaire. On comprend que ces deux causes puissent agir ensemble, et qu'en réalité il soit presque impossible de les séparer.

Dans le *placenta,* et surtout dans la partie fœtale de cet organe, les altérations qu'on rencontre consistent en épaississement des cotylédons, infiltration de ceux-ci par de petites cellules, épaississement de la paroi des artères et enfin, oblitération de la lumière des vaisseaux. En général, si on compare les placentas qui sont le siège de ces altérations, au poids du fœtus d'ordinaire rabougri, on constate qu'ils paraissent très volumineux et très lourds; en outre ils sont durs à la section (E. FRAENKEL). Dans d'autres cas on a trouvé dans le placenta maternel des gommes typiques *(Endométrite placentaire gommeuse,* VIRCHOW). L'importance que présente le placenta pour la vie du fœtus permet de comprendre que toute lésion qui suspend ou seulement entrave la circulation dans un segment étendu du placenta maternel, doit nécessairement entraîner la mort du fœtus.

Les symptômes proprement dits de l'hérédo-syphilis *ressemblent en tous points à ceux de la syphilis acquise,* malgré de nombreuses différences dans leur forme, leurs localisations, leur évolution. Il n'y a là rien qui doive surprendre; la structure du fœtus, les conditions de vie spéciales dans lesquelles il se trouve, expliquent jusqu'à un certain point que le poison agisse autrement sur lui que sur l'individu indépendant de l'organisme maternel. Ainsi chez le fœtus, c'est aux régions où se passent des processus actifs de croissance, qu'on trouve les manifestations de la syphilis; chez l'adulte, ces mêmes régions, les processus de croissance ayant cessé, ne deviennent pas le siège de localisations syphilitiques; parmi ces régions citons les zônes d'ossification qui séparent la diaphyse de l'épiphyse. En outre, il ne faut pas s'attendre à trouver dans la succession des éruptions de l'hérédo-syphilis, la régularité des manifestations de la syphilis acquise ; la succession des poussées est plus hâtive, plus irrégulière et nous voyons assez souvent des lésions, qui correspondent aux manifestations précoces et tardives de la syphilis acquise, réunies à un moment donné ; parfois même leur ordre d'apparition est renversé. En général on peut cependant dire que les symptômes de la syphilis héréditaire constituent l'*image résumée* de l'évolution de la syphilis acquise, sans le chancre primitif et les lésions locales qui s'y rattachent. C'est pourquoi nous suivrons, pour l'étude des altérations dont les organes sont le siège dans l'hérédo-syphilis, les mêmes divisions que nous avons adoptées pour décrire la syphilis acquise.

A la **peau**, la syphilis héréditaire ne se traduit au début, que par trois formes exanthématiques : les syphilides *maculeuse, papuleuse, pustuleuse* ou *bulleuse*. La *syphilide maculeuse* se distingue de celle de l'adulte par la coloration de l'efflorescence : les macules ne sont ordinairement pas rouge vif ; elles sont plutôt rouge-brun, plus terne, ou même ont une coloration mate, d'un jaune plus clair. La localisation des éléments éruptifs est aussi quelque peu différente : le visage qui, dans la roséole des adultes est presque toujours épargné par l'éruption, est souvent, chez l'enfant, recouvert par les macules. Souvent les taches s'agglomèrent et forment des placards étendus Disons encore que la coloration de la peau, surtout au visage, prend souvent, une teinte particulière, jaune sale ; souvent aussi le visage est recouvert de larges plaques pigmentées, nettement limitées, qui ressemblent au chloasma ; cette hyperpigmentation n'est évidemment pas une manifestation directe de l'hérédo-syphilis ; c'est plutôt un *chloasma cachectique*, dû au trouble de la nutrition générale.

La *syphilis papuleuse* des nouveau-nés ne se présente guère que sous la forme de syphilis à grosses papules ; la syphilis à petites papules, en groupes, est excessivement rare. Les papules ont un volume qui va depuis celui d'un grain de chenevis jusqu'à celui d'une lentille. Elles ont une coloration jaune brunâtre ou brun mat et affectent, en général, les mêmes localisations que dans la syphilis acquise ; notons toutefois que l'exanthème a une certaine prédilection pour les fesses, les cuisses et le visage. Les formes à centre déprimé et les papules annulaires qui en dérivent sont très fréquentes, contrairement à ce qu'on observe dans la syphilis acquise. Il n'est pas moins fréquent de voir les papules devenir confluentes et former ainsi des vastes placards surélevés à surface lisse. La résorption des papules s'accompagne d'ordinaire d'une desquammation assez forte. Au cuir chevelu, les papules donnent parfois lieu à de la sécrétion, et la tête se recouvre de croûtes ; la même chose arrive assez souvent pour celles qui siègent sur d'autres parties du corps, au visage, au tronc, aux extrémités ; ainsi se trouve établie la transition vers les exanthèmes pustuleux. On trouve alors des foyers éruptifs arrondis, recouverts d'une croûte, à base légèrement infiltrée ; lorsqu'on enlève ces croûtes, on met au jour une surface sécrétante, rouge, un peu excavée Il est rare que le processus ulcératif creuse davantage, qu'il se forme de véritables ulcérations ; on en observe toutefois au talon, grâce aux irritations mécaniques dont cet endroit est le siège. Très souvent les papules siègent à la *paume de la main* et à la *plante du pied ;* elles ont parfois le même aspect que le psoriasis palmaire et plantaire de l'adulte ; d'autres fois ce sont des infiltrations, des hyperémies plus diffuses auxquelles correspond une desquammation plus étendue. Quand la desquammation a cessé, les parties atteintes, surtout les pieds, présentent un aspect tout-à-fait caractéristique ; la peau qui les recouvre est tendue et paraît rouge et brillante.

Là où deux surfaces cutanées se touchent, les papules sèches se transforment d'ordinaire en *papules humides,* comme dans la syphilis acquise ; ces papules humides ont les mêmes caractères que celles qu'on rencontre chez l'adulte. Dans l'hérédo-syphilis comme dans la syphilis acquise, il est des plus fréquents de les rencontrer aux organes génitaux et à la marge de l'anus ; chez l'enfant, la macération produite par l'urine et les matières fécales favorise encore plus que chez l'adulte cette localisation. On les trouve souvent aussi aux plis du menton, aux commissures buccales, derrière l'oreille, dans le conduit auditif externe, dans les plis du cou, entre les doigts et entre les orteils ; ces localisations sont beaucoup plus fréquentes chez l'enfant que chez l'adulte et s'expliquent par la plus grande délicatesse de la peau du nouveau-né. Au pourtour de la bouche, ce n'est pas seulement aux commissures que les papules prennent l'aspect de plaques muqueuses; elles le font aussi à la peau des lèvres où se forment très souvent des rhagades profondes, radiées, qui laissent, après leur guérison, une série de petites cicatrices linéaires, étoilées; ces cicatrices donnent au visage un aspect tout particulier et sont un indice certain que celui qui les porte a été atteint de syphilis dès le début de son existence, qu'il a donc, presque toujours, contracté la syphilis par voie héréditaire.

La syphilide bulleuse (Pemphigus syphilitique des nouveau-nés) qu'on pourrait aussi nommer syphilide pustuleuse en raison de la petite dimension des efflorescences, est assez fréquente dans la syphilis héréditaire, contrairement à ce que l'on observe dans la syphilis acquise où cet exanthème est excessivement rare; c'est toujours un signe de syphilis grave. Tout le corps est recouvert de pustules ayant à peu près le volume d'un pois, parfois davantage; ces pustules sont flasques et remplies d'un liquide purulent; d'autres fois elles n'apparaissent qu'à certains points de prédilection; quand l'exanthème est généralisé, ce sont aussi ces points où les pustules sont les plus confluentes; ces localisations préférées sont la paume de la main et la plante des pieds. Quand les bulles se limitent à ces endroits, le reste du corps est recouvert d'éruptions maculeuses ou papuleuses. Quand la pustule a crevé, elle laisse à sa place une excoriation sécrétante. Il est rare que l'ulcération soit plus profonde; mais parfois à la pustule succède un processus destructif profond; une ulcération se forme, qui entraîne la destruction rapide des tissus, la nécrose inflammatoire de vastes territoires cutanés et des organes qu'ils recouvrent. Parfois, chez les enfants gravement atteints, on trouve dans le tissu sous-cutané une infiltration rigide, diffuse, qui adhère à la peau; celle-ci paraît lisse, n'est pas mobile sur les tissus sous-jacents et ne se laisse plus plisser.

Ces éruptions de l'hérédo-syphilis, comme les exanthèmes de début dans la syphilis acquise, sont toujours plus ou moins *symétriques*. Cette symétrie est surtout manifeste dans la syphilis bulleuse quand elle ne frappe que la paume des mains et la plante des pieds Dans ces cas, ce sont toujours les *deux* mains ou les *deux* pieds qui sont atteints; l'affection n'est jamais unilatérale. De plus, les diverses formes exanthématiques se combinent très souvent, l'éruption est polymorphe et il n'est pas extraordinaire, par exemple, de trouver aux pieds et aux mains, des bulles, tandis que le restant du corps est couvert de papules.

Les manifestations *tertiaires* proprement dites, surtout l'ulcère et la gomme syphilitiques, ne s'observent pas dans les premiers temps de la syphilis héréditaire. Les ulcérations que nous avons mentionnées plus haut n'ont pas le caractère typique de l'ulcération cutanée d'origine tertiaire. Mais, pendant les années suivantes, on rencontre des lésions qui ressemblent tout-à-fait aux manifestations tardives ordinaires. Nous y reviendrons encore en parlant de l'évolution de la syphilis.

Aux *ongles* des doigts et des orteils se produit très fréquemment une *périonyxis suppurative* qui entraîne souvent la chute de l'ongle ; quant à l'*alopécie,* on comprend qu'il est difficile de la constater chez des sujets aussi jeunes.

Les **muqueuses** deviennent comme la peau le siège de lésions inflammatoires : papules, rhagades, ulcérations ; seulement, comme l'exploration des muqueuses profondes est impossible à pratiquer chez le nouveau-né, ces syphilides ne peuvent bien s'étudier que lorsqu'elles se localisent au pourtour des orifices naturels. Le *nez* est une de leurs localisations principales : le *coryza spécifique* est presque constant chez les enfants atteints de syphilis héréditaire, pour peu qu'ils restent en vie. La muqueuse devient rouge ; le nez laisse s'écouler un liquide purulent, souvent teinté de sang ; des croûtes se forment au pourtour des narines et la respiration prend un cachet particulier ; elle devient ronflante, par suite de la tuméfaction de la muqueuse ; l'introduction de l'air par le nez peut même être entravée au point de rendre l'allaitement très difficile, même impossible, lorsque l'ouverture des narines est tout-à-fait obstruée par les croûtes. — Les lésions syphilitiques de la muqueuse des *lèvres* et des *joues* sont aussi très fréquentes ; il est certain que les muqueuses plus profondes peuvent aussi en présenter ; quand elles siègent à la langue, au palais, au pharynx, il est encore possible de les constater ; la voix rauque, criarde, qu'ont souvent les enfants syphilitiques permet de conclure à l'existence d'une *laryngite spécifique.* — Les *formes ulcéreuses* sont fréquentes, surtout sur la muqueuse des lèvres. Ces ulcérations atteignent parfois des organes plus profonds, même dans les premières périodes du mal et ces formes destructives ont les mêmes conséquences que les ulcérations tertiaires de la syphilis acquise. C'est surtout au nez qu'on observe ce fait; si le squelette osseux de cet organe est détruit, le nez s'affaisse, il se forme une ensellure; mais ces ravages se produisant dans les premiers temps de l'existence, les difformités qui en résultent sont parfois beaucoup plus graves que dans la syphilis des adultes. Souvent chez ces derniers, même quand les ravages de l'ulcération sont étendus, la forme du nez se conserve dans son intégrité ou du moins reste à peu près normale; mais chez l'enfant, une destruction même minime, a pour conséquence de profondes déviations, voire même un arrêt complet dans le développement ultérieur de l'organe; aussi les individus qui en sont victimes, sont-ils pour toujours horriblement défigurés; le visage forme entre le front et la bouche un angle rentrant et à l'endroit où se trouvait le nez, n'existe plus qu'un petit moignon, à peine proéminent, portant les deux narines, quand celles-ci ne sont pas détruites elles-mêmes. — Quand un enfant a, pendant les premières années de sa vie, heureusement traversé la syphilis, il peut encore présenter plus tard, quelques années après, des lésions aux muqueuses, identiques à celles de la syphilis acquise; comme ces dernières, elles peuvent, par exemple, détruire complètement le voile du palais ou perforer la voûte palatine, après avoir ulcéré la substance osseuse.

On a souvent signalé à l'autopsie d'enfants syphilitiques, des *infiltrations de la muqueuse intestinale*, tantôt circonscrites aux plaques de Peyer, tantôt diffuses, envahissant la muqueuse tout entière. Ce fait est très intéressant, car la clinique nous apprend que les enfants atteints de syphilis héréditaire ont une tendance des plus manifestes à souffrir de catarrhe intestinal tenace; il est possible que la syphilis, même quand l'autopsie ne révèle aucune lésion spécifique, joue un certain rôle dans l'étiologie de cette complication.

Les **ganglions lymphatiques**, comme dans la syphilis acquise, sont légèrement tuméfiés; ces adénopathies sont presque toujours multiples; toutefois elles ne sont pas aussi constantes que dans la syphilis des adultes.

Les **lésions osseuses** sont tout-à-fait identiques à celles de la syphilis acquise : *tuméfactions périostées, usure superficielle, néoformations osseuses, éburnation* et *gommes* dans la substance compacte et dans la moelle. On a aussi rencontré, chez les enfants syphilitiques, une maladie qui correspond à la *dactylite (spina ventosa syphilitique)*; nous avons déjà parlé des *nécroses osseuses* qui proviennent de la propagation au périoste d'un processus ulcératif des muqueuses. Mais il existe une affection spéciale à la syphilis héréditaire et qui consiste en une modification spécifique de la *zône d'ossification*; elle à surtout fait l'objet des recherches de WEGNER, WALDEYER, KÖBNER, etc La zône d'ossification qui sépare la diaphyse de l'épiphyse ne forme, à l'état normal, qu'une ligne très étroite, visible à l'œil nu ; dans l'affection qui nous occupe, elle s'élargit fortement, devient irrégulière et présente des prolongements onduleux ou dentelés qui s'enfoncent tant du côté du cartilage que du côté de la substance osseuse. Cette bande présente une coloration blanc-rougeâtre ou gris-jaunâtre. — L'examen microscopique démontre que le processus consiste essentiellement dans la prolifération des cellules cartilagineuses destinées à l'ossification ; elles perdent leur disposition régulière en piles ; la substance intercellulaire qui les sépare subit une calcification précoce ; d'un autre côté ces parties trop tôt calcifiées, ne se transforment pas assez vite en substance osseuse proprement dite. Ce processus entraîne d'abord l'élargissement de la zône spongoïde et plus tard, ces parties ayant besoin d'une riche irrigation sanguine, il se produit une nécrose plus ou moins vaste, à la suite de laquelle se fait une *disjonction* plus ou moins complète de l'épiphyse d'avec la diaphyse. — Ces altérations sont loin d'avoir la même fréquence dans toutes les parties du squelette : jusqu'ici on ne les a observées que dans les os longs, aux côtes et aux os des membres. Et, parmi ces derniers, tous ne sont pas atteints avec la même fréquence ; les endroits où se rencontre le plus souvent la lésion sont : la zône épiphysaire de l'extrémité inférieure du fémur, puis l'extrémité inférieure des os de la jambe et des os de l'avant-bras, l'épiphyse supérieure du tibia. Ensuite viennent les épiphyses supérieures du fémur et du péroné ; elle est un peu plus rare à celles de l'humérus et du cubitus et on ne la trouve qu'exceptionnellement à l'extrémité inférieure de l'humérus (WEGNER). Cette échelle de fréquence répond tout-à-fait à la façon dont se fait la croissance normale de l'os ; les endroits où siège de préférence la lésion spécifique, sont ceux qui, à l'état normal, ont l'accroissement le plus rapide ; aussi peut-on affirmer que c'est bien cette suractivité vitale qui provoque la localisation des lésions syphilitiques à ces extrémités osseuses.

Il est clair que ces lésions osseuses ne donnent lieu à des symptômes cliniques qu'après la disjonction épiphysaire. Quand celle-ci s'est produite, on réussit souvent, en imprimant un mouvement au membre malade, à percevoir une légère crépitation ; lorsque le décollement est complet, on arrive, comme dans une fracture, à faire glisser les fragments l'un sur l'autre. Quand l'affection atteint son maximum d'intensité, elle donne lieu à un autre symptôme, la *pseudo-paralysie*; l'extrémité malade est flasque, comme si elle était paralysée ; lorsqu'on imprime un mouvement à ce membre, l'enfant se met à crier. Seulement cette paralysie ne relève évidemment d'aucune altération nerveuse ou musculaire ; elle est due à la solution de continuité du levier osseux et à la douleur que provoquent les mouvements ; c'est absolument ce qu'on observe dans une fracture et l'autopsie n'a pu démontrer aucune modification pathologique des nerfs et des muscles du membre paralysé.

On ne saurait méconnaître l'analogie qui existe entre le *rachitisme* et les lésions osseuses que nous venons de décrire et on serait en droit de se demander s'il n'existe pas quelque rapport entre ces deux maladies. En thèse générale, elles sont indépendantes l'une de l'autre ; ce qui ne veut pas dire que la syphilis héréditaire, comme altération générale de la nutrition, ne puisse parfois devenir un des facteurs étiologiques qui favorisent le développement du rachitisme.

Les **manifestations articulaires** de l'hérédo-syphilis, dont nous n'avons que très peu d'observations, ressemblent aux affections analogues de la syphilis acquise. Ajoutons que les affections épiphysaires que nous venons de décrire peuvent, par extension, donner lieu à une *arthrite*, surtout aux articulations dans lesquelles la zône d'ossification se trouve en partie dans la cavité articulaire; telle est, par exemple, l'articulation du coude, qui présente cette complication avec une fréquence remarquable. — Les affections articulaires de l'hérédo-syphilis sont assez souvent symétriques.

Certaines malformations des **dents** consécutives à la syphilis héréditaire et sur lesquelles Hutchinson a, le premier, attiré

l'attention, présentent un intérêt tout particulier. C'est d'ordinaire aux dents de deuxième dentition qu'elles se montrent pour la
première fois. Les dents présentent des encoches (crénelures) à
leur bord libre, de petites excavations arrondies et des stries sur
leur face antérieure; elles sont petites et irrégulières; mais à côté

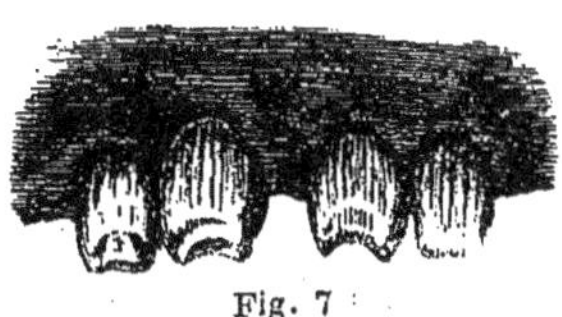

Fig. 7

Excavation semi-lunaire des
incivises (d'après Hutchinson)

de ces altérations il en existe une autre,
toute spéciale, qui se remarque aux
incisives médianes supérieures; c'est
une *encoche semi-lunaire* du bord
libre; cette malformation est caractéristique de l'hérédo-syphilis; c'est
presque un signe pathognomonique de
cette affection, tandis que les autres altérations que nous venons
de citer, peuvent encore provenir, en dehors de la syphilis,
d'autres troubles de nutrition générale. Ces modifications se rattachent manifestement à une déviation qu'a subi le germe de la
dent tout au début de son développement; aussi ont-elles une
importance diagnostique toute particulière, car elles constituent
un signe persistant de syphilis, signe qui ne disparaît qu'à
un âge assez avancé, environ à vingt-cinq ans, par suite de
l'usure graduelle de l'encoche; la dent se raccourcit un peu et
son bord libre reprend alors une direction rectiligne.

Les lésions de l'**appareil circulatoire** sont très peu connues. En dehors des altérations que nous avons signalées aux
vaisseaux placentaires, on a souvent trouvé la paroi des vaisseaux ombilicaux épaissie; il faut rattacher à ces cas ceux où
chez les enfants atteints d'hérédo-syphilis, se produisent des
hémorrhagies multiples, soit à la peau, dans les viscères, à la
face libre des muqueuses et aux vaisseaux ombilicaux. On peut
attribuer la cause de ces hémorrhagies à une fragilité particulière de la paroi vasculaire.

Aux **yeux,** on a parfois observé une *iritis*, identique à
celle qui se produit dans la syphilis des adultes; mais cette
maladie est, en somme, rare. On a aussi vu des *choroïdites* ainsi
qu'une variété de *rétinite pigmentaire* — due probablement aussi
à une choroïdite, — dans laquelle les taches pigmentaires sont
situées principalement dans les espaces qui séparent les gros
vaisseaux. Mais il existe une autre affection oculaire, très caractéristique de l'hérédo-syphilis et qui ne se rencontre que par

exception chez l'adulte; c'est la *kératite parenchymateuse (K. interstitielle ou profonde).* La maladie débute d'ordinaire assez tard dans l'enfance; la cornée commence à se troubler, soit par la circonférence, soit par le centre; cette opacité qui s'accompagne d'une néoformation vasculaire, finit par envahir toute la cornée et diminue très fortement le pouvoir visuel, quand elle ne l'abolit pas tout-à-fait; or, comme les yeux s'entreprennent presque toujours des deux côtés, non pas en même temps, mais l'un après l'autre, la cécité est souvent la conséquence de cette affection. Ce trouble persiste souvent pendant de longs mois; il peut cependant, dans les cas heureux, se dissiper assez pour que la vue devienne de nouveau presque normale. Mais d'ordinaire, il persiste pour toujours une légère opacité de la cornée, comme on peut le constater à la loupe; cette opacité, dernier reste de la vascularisation primitive, a une très haute importance pour le diagnostic.

On a aussi observé, dans l'hérédo-syphilis, des lésions de **l'appareil auditif**, des *catarrhes de l'oreille moyenne* qui parfois dérivent d'altérations osseuses. En outre, on rencontre aussi des cas de *surdité* sans qu'on réussisse à découvrir la moindre lésion; cette surdité aurait pour substratum anatomique soit une lésion de l'oreille interne, soit du nerf auditif, soit une lésion des centres. C'est HUTCHINSON qui, le premier, a attiré l'attention sur le rapport qui existe entre ces cas de surdité et la syphilis héréditaire et, comme on trouve souvent chez les mêmes malades, en même temps que cette surdité, les malformations des dents et la kératite parenchymateuse, on a réuni ces trois affections sous le nom de *triade de Hutchinson.*

Pour ce qui concerne les lésions des **organes internes** nous n'avons que peu de chose à ajouter à ce que nous en avons dit en les étudiant dans la syphilis des adultes; les différences sont peu sensibles. Il est très rare de trouver des gommes dans le *cerveau;* les *poumons* sont plus souvent atteints; ils présentent une lésion caractéristique de l'hérédo-syphilis, *l'hépatisation blanche;* de vastes portions du parenchyme pulmonaire sont atélectasiées, dures et de coloration blanche; cet aspect est dû à une infiltration de petites cellules dans la paroi des alvéoles. — Le *foie* présente souvent une infiltration diffuse; l'organe est augmenté de volume et son tissu est induré; l'altération consiste essentiellement dans une hyperplasie diffuse du tissu interstitiel. Par contre les gommes circonscrites y sont rares. — La *rate* subit fréquemment une tuméfaction forte, appréciable pendant la vie. Enfin, pour terminer, disons qu'on a, dans certains cas rares, observé des *abcès du thymus*.

L'évolution de la syphilis héréditaire représente assez bien, comme nous l'avons déjà dit, un *tableau résumé de l'évolution de la syphilis acquise*; mais cette proposition n'est pas absolue et comporte quelques restrictions assez importantes. Tout d'abord, il existe des cas dans lesquels le développement de la maladie est interrompu par la mort du fœtus, trop tôt pour qu'elle ait eu temps de se manifester par aucun symptôme, abstraction faite des lésions placentaires. A cette classe appartiennent aussi tous les avortements qui surviennent dans les premiers mois de la grossesse. Les enfants morts pendant la seconde moitié de la gestation ou ceux qui ont succombé immédiatement après leur naissance ne présentent souvent aucune trace de syphilis. Par contre, il arrive que certains enfants, nés dans les mêmes conditions, présentent des lésions qui dérivent directement de la syphilis, telles que du pemphygus, des affections osseuses, des poumons ou d'autres organes internes.

Nous ne pouvons donc étudier la marche de l'hérédo-syphilis que sur des enfants qui ont vécu un certain temps, ceux chez lesquels les symptômes de la syphilis ont eu le temps de se manifester.

La première question qui se pose est celle-ci: *A quel moment de la vie fœtale ou extra-utérine apparaissent les premiers signes d'hérédo-syphilis?* Dans une première série de cas, ces symptômes se montrent déjà pendant la vie fœtale, puisque les enfants en venant au monde portent déjà des stigmates de syphilis. Dans d'autres cas, au contraire, les enfants paraissent sains au moment de leur naissance et c'est seulement après un certain temps que se manifestent les premiers symptômes caractéristiques; cependant il ne faut pas oublier qu'en fait, cette proposition n'a de valeur que pour les éruptions de la peau et des muqueuses dont la constatation est facile et qu'il peut très bien exister des lésions aux os et aux organes internes, à l'époque de la naissance ou même avant celle-ci, sans qu'il nous soit possible de les déceler pendant la vie. On pourrait dire que ces enfants se trouvent pendant les premiers jours de leur existence — en apparence souvent — dans la *période d'incubation de la syphilis héréditaire*. Pour ces cas, on peut établir en règle générale que les symptômes sont d'autant plus précoces qu'ils sont plus graves ; si nous appliquons cette règle aux symptômes les plus manifestes, c'est-à-dire aux exanthèmes, nous voyons que les formes les plus sérieuses de ceûx-ci, les éruptions pustuleuses, le pemphygus, débutent d'ordinaire pendant la première semaine de l'existence et qu'il est rare de les voir apparaître après la fin du deuxième septenaire; le pemphygus est même un exanthème que les enfants présentent déjà au moment de leur naissance. Les exanthèmes maculeux et papuleux, au contraire, sont plus tardifs et apparaissent seulement au cours du premier ou du second mois. Il est tout-à-fait exceptionnel que la syphilis ne commence à se manifester qu'après le troisième mois. Lorsqu'on prétend que la première éruption s'est montrée plus tard, c'est peut-être parce que la première poussée a été méconnue ou qu'on a simplement affaire à une syphilis *acquise* par contagion pendant les premiers jours de la vie.

C'est évidemment une erreur de croire que l'hérédo-syphilis puisse rester latente pendant très longtemps, qu'elle puisse se dissimuler pendant des années, jusqu'à la puberté même, et éclater seulement à cette époque; les symptômes qu'elle présente alors appartiennent au type tertiaire; c'est ce que les auteurs ont appelé *hérédo-syphilis tardive*. Dans aucune des observations, on n'a jusqu'ici démontré que ces malades avaient été indemnes de syphilis pendant leur enfance; dans les cas qui paraissent les mieux établis, si l'on admet que ces individus n'ont jamais présenté de signes de syphilis, ce n'est qu'en se basant sur les renseignements fournis par les parents, dont le témoignage ne saurait avoir qu'une valeur minime Aussi nous paraît-il rationnel de considérer ces syphilis héréditaires tardives comme des hérédosyphilis ordinaires dont les premières manifestations remonteraient au début de l'existence et dont les symptômes actuels ne seraient que des récidives. Parfois même, ces cas ne sont même pas des syphilis héréditaires, mais tout simplement des manifestations tardives d'une syphilis *acquise* pendant la première enfance.

Quelques auteurs, Fournier en tête, élargissent encore le cadre de l'hérédo-syphilis tardive ; ils désignent sous ce nom, non seulement les syphilis héréditaires qui débutent à un âge avancé, mais encore celles dans lesquelles, après la guérison des premières éruptions du début de la vie, il se passe de longues années avant l'apparition de lésions tertiaires. Prise dans ce sens, cette appellation est complètement justifiée. Ces accidents tardifs répondent complètement aux récidives tertiaires de la syphilis acquise ; mais, pas plus que dans la syphilis acquise, les symptômes secondaires immédiatement consécutifs à l'infection ne font défaut ; s'ils échappent à l'observation dans l'hérédo-syphilis c'est qu'ils se sont manifestés tout au début de l'existence, c'est-à-dire aussitôt après l'infection.

Il nous reste à signaler un point, sur lequel Kassowitz a, le premier, attiré l'attention : chez les enfants syphilitiques issus des mêmes parents, la période « d'incubation » c'est-à-dire le temps qui s'écoule depuis la naissance jusqu'à la première poussée morbide, devient de plus en plus longue à chaque nouvel enfant. Chez le premier enfant né viable, l'éruption se fait peu après la naissance ; ceux qui suivent restent en bonne santé pendant un ou deux mois et c'est seulement alors que l'éruption apparaît. Ces faits sont tout-à-fait d'accord avec ce que nous savons de l'intensité que présente l'hérédité et des variétés qu'on observe dans l'hérédo-syphilis, suivant la gravité du mal. Les premiers enfants viables, ceux qui, d'ordinaire, viennent après des accouchements prématurés et des accouchements à terme d'enfants morts-nés, sont de tous les plus gravement atteints, puisqu'ils ont été conçus à l'époque la plus rapprochée de l'infection des parents ; plus les naissances s'éloignent du moment de cette infection, plus légère est la syphilis de l'enfant jusqu'à ce qu'enfin les derniers nés échappent à l'hérédité morbide. Or, nous savons que ce sont les lésions graves, telles que le pemphygus, qui se produisent le plus tôt, parfois même avant la naissance, tandis que les symptômes plus légers commencent seulement à se montrer plus tard.

L'évolution de la syphilis héréditaire nous offre une particularité qui la distingue très nettement de la syphilis des adultes ; les manifestations qui correspondent aux périodes secondaires et tertiaires de l'adulte, n'ont pas, chez l'enfant, une succession *aussi régulière*. On trouve, par exemple, à l'autopsie d'enfants syphilitiques, en même temps qu'un exanthème secondaire, des lésions tertiaires aux organes internes.

Un très grand nombre d'enfants syphilitiques succombent bientôt après leur naissance ; il n'y a rien d'étonnant à cela, si l'on songe qu'en dehors de leur maladie même, leur existence est encore mise en jeu du fait de leur naissance prématurée, ce qui suffit déjà à diminuer les chances qu'on a de les conserver en vie. Il est clair que le pronostic est d'autant plus sombre que les enfants sont venus plus tôt au monde, que les symptômes qu'ils offrent sont plus graves — comme nous l'avons dit, ces deux faits sont ordinairement connexes —; aussi, les enfants atteints de pemphygus, soit au moment de leur naissance, soit quelques temps après, ne tardent-ils presque jamais à succomber. Il est rare qu'on parvienne à leur faire supporter la première atteinte du mal et, si l'on y réussit, ce n'est assez souvent que pour les voir succomber plus tard à une nouvelle récidive.

Plus la syphilis de l'enfant est légère, plus il est né à une époque rapprochée du terme normal de la grossesse, plus aussi il devient probable qu'il triomphera de la première poussée morbide, si les circonstances s'y prêtent. Néanmoins ces enfants les plus favorisés de tous restent encore sous le coup de dangers multiples, récidives graves, localisations au poumon, au cerveau ; un grand nombre d'entre eux finissent par succomber avant la fin de la première année. Plus qu'un enfant normal, le petit syphilitique est prédisposé aux catarrhes gastro-intestinaux, déjà si meurtriers par eux-mêmes ; ces catarrhes sont dus soit à une infiltration spécifique de l'intestin, soit à la faiblesse de l'organisme qui prédispose à cette complication. Tous ces faits expliquent *pourquoi le nombre des enfants syphilitiques qui périssent au début de leur existence est si grand*, même en défalquant les avortements et les morts-nés. Malheureusement, le sort de ceux qui dépassent la première année est encore bien précaire et souvent les mutilations, les pertes de substances du nez, les perforations du palais sont telles que les malheureux restent horriblement défigurés. De plus, ces enfants sont exposés plus tard, même à la puberté et au delà, à des récidives du type tertiaire : ulcères de la peau, des muqueuses, lésions osseuses, syphilopathies viscérales; ces manifestations tardives, dont rien ne vient éclairer l'étiologie, sont souvent méconnues dans leur essence, passent d'ordinaire pour de la scrofulose, au grand détriment du malade, qu'il suffirait de soumettre à un traitement convenable pour le débarrasser rapidement de toute lésion.

Sans même tenir compte de ces suites immédiates de la syphilis, l'héritage qui échoit à ces malheureux enfants est des plus tristes. Ceux qui ont réussi à dépasser la première année, présentent plus tard un *arrêt de croissance manifeste*, un *défaut de développement* très acccentué. A vingt ans ils ont la taille d'un enfant de douze à quinze ans; leur teint est terne, leur aspect général a quelque chose de vieillot; la puberté est retardée. Aussi rien d'étonnant que ces individus meurent ordinairement jeunes, succombant peut-être plus souvent à des maladies intercurrentes qu'aux conséquences directes de leur syphilis; nous ne possédons, il est vrai, aucune bonne statistique sur l'âge qu'atteignent les syphilitiques héréditaires; mais ce qui plaide en faveur de ce que nous avançons, c'est qu'il est rare de rencontrer, chez des personnes âgées, des traces irrécusables d'hérédo-syphilis.

Il nous reste à étudier les rapports qui pourraient exister entre la syphilis héréditaire et d'autres états constitutionnels. Beaucoup d'auteurs, surtout d'auteurs anciens, inclinaient à croire que la syphilis des parents ne se transmettait pas comme telle aux enfants, qu'elle prenait chez ceux-ci une forme différente; c'était pour la *scrofulose* qu'on admettait surtout ce lien de causalité. Or, cette diathèse est précisément celle qui convient le mieux pour démontrer la fausseté de cette théorie; il est, en effet, prouvé que la scrofulose et la syphilis sont deux maladies tout-à-fait distinctes, produites par deux virus *spécifiques* différents et qu'il ne peut être question de les faire dériver l'une de l'autre. Cela ne veut pas dire que ces deux diathèses ne puissent coexister chez le même individu: peut-être est-il même possible qu'un enfant atteint d'hérédo-syphilis devienne plus facilement scrofuleux qu'un enfant sain; toutefois la démonstration de ce fait n'a pas été produite jusque maintenant. Quelquefois des parents — d'ordinaire c'est le père — s'informent au médecin si la scrofulose de leur enfant n'est pas une conséquence de leurs péchés de jeunesse. Quand pareille question lui est posée le médecin, qui sait qu'aucun lien n'existe entre la syphilis, la scrofulose ou tout autre diathèse, a pour devoir de tranquilliser la conscience de son client en lui assurant qu'à cet égard, il n'a aucun reproche à se faire.

Le **pronostic** de l'hérédo-syphilis est en général peu favorable; ce que nous en avons dit permet déjà de le supposer; il est évidemment d'autant plus réservé que les symptômes sont plus intenses, et que l'enfant est plus faible. Chez les enfants nés à sept ou huit mois, et qui d'ordinaire présentent les formes graves du mal, le pemphygus, par exemple, le pronostic est presque toujours fatal. — Plus l'hérédité des parents s'épuise, plus la perspective devient heureuse pour l'enfant, dont la syphilis reste légère. Quand les circonstances sont favorables, on parvient alors à faire disparaître les premiers symptômes; mais il ne faut pas se laisser aller à de trop grandes espérances, car assez souvent il survient une récidive qui remet en question le résultat obtenu. Néanmoins, il est certain que l'hérédo-syphilis peut guérir radicalement. Ce qui le démontre le mieux c'est qu'on a vu (rarement, il est vrai) des hérédo-syphilitiques contracter la syphilis à l'âge adulte. Ces cas sont identiques à la « réinfection », qu'on observe parfois dans la syphilis acquise. — Un élément capital pour le pronostic est la *nutrition de l'enfant;* un enfant syphilitique nourri au sein a beaucoup plus de chances d'échapper qu'un enfant soumis à l'allaitement artificiel. Malheureusement, la mère seule peut allaiter son enfant, car il n'est pas permis de le confier à une nourrice, qu'il contaminerait presque inévitablement.

Quant à prévoir si après guérison des premières poussées il faut s'attendre plus tard à des récidives, c'est chose tout aussi impossible que pour la syphilis acquise. Par contre, on peut affirmer avec certitude que les enfants, nés de parents syphilitiques, qui, pendant les six premiers mois n'ont présenté aucun signe de syphilis (il faut évidemment que l'observation soit très minutieuse) ne présenteront pas des manifestations spécifiques plus tard; ces enfants ne sont pas syphilitiques.

Le **diagnostic** de l'hérédo-syphilis a d'abord à s'occuper des cas où il n'existe encore aucun symptôme proprement dit de syphilis : tels sont les avortements, les naissances d'enfants morts-nés ou morts aussitôt après leur naissance, sans qu'ils portent aucune trace de syphilis. Chez beaucoup d'enfants, dont l'extérieur ne trahit aucun symptôme spécifique, l'autopsie fait découvrir des signes indiscutables de la maladie : à cet égard, les altérations épiphysaires, si constantes, ont une importance extrême.

Lorsque les symptômes ont éclaté, le diagnostic est ordinairement facile. Parmi les éruptions, une seule peut prêter à l'erreur : c'est le pemphygus syphilitique qu'on pourrait confondre avec le *pemphygus vulgaire des nouveau-nés*. Cette dernière affection ne se localise jamais ou presque jamais à la paume des mains ou à la plante des pieds ; du reste les autres symptômes, tels que les modifications des muqueuses, la coexistence de taches et de papules à côté des bulles, ne permettent pas de se tromper. Enfin, dernier signe distinctif, le pemphygus syphilitique attaque presque sans exception des enfants nés prématurément ; si l'enfant qui présente l'éruption bulleuse est fort et bien constitué, il est, à première vue, peu probable qu'il soit syphilitique. — Les macules et les papules syphilitiques prêtent encore beaucoup moins à l'erreur ; ces éruptions ne s'observent jamais chez des enfants aussi jeunes, si nous exceptons toutefois les *érythèmes vaccinaux*, mais ceux-ci se produisent d'une façon toute différente et ont une évolution beaucoup plus rapide. On pourrait cependant confondre les papules humides des replis cutanés avec l'*intertrigo vulgaire*, surtout lorsque celui-ci est recouvert d'un dépôt fibrineux, ce qui arrive du reste rarement ; l'intertrigo est toujours beaucoup plus diffus que les papules syphilitiques, mieux circonscrites. — Les syphilides de la muqueuse buccale peuvent ressembler aux *aphtes* et au *muguet* ; dans ces affections il est facile de détacher les dépôts blanchâtres, tandis que les dépôts plus opalins des syphilides adhèrent solidement à la muqueuse sous-jacente. — Quand les éruptions surviennent seulement à un âge plus avancé, on pourrait confondre l'hérédo-syphilis avec la *syphilis acquise*. Le diagnostic ne peut se faire qu'en se basant sur l'absence du chancre primitif, sur la constatation d'une tuméfaction plus forte dans certains groupes ganglionnaires et enfin sur l'existence d'une syphilis ancienne chez les parents ; parfois les commémoratifs fournis par les parents mettront sur la voie du diagnostic (avortements ou accouchements prématurés). — Quant aux symptômes tardifs de l'hérédo-syphilis, nous renvoyons à ce que nous en avons dit en étudiant la syphilis acquise ; rappelons cependant quelques signes qui feront soupçonner l'hérédo-syphilis : altérations des dents, kératite parenchymateuse, cicatrices déprimées, étoilées qui entourent la bouche, puis surtout l'état général, l'arrêt de développement, le teint terne, cachectique des malades. — Mais même en présence de ces signes, il peut parfois être difficile, même impossible de distinguer la syphilis héréditaire, d'une syphilis ordinaire contractée dans la première enfance.

Le diagnostic d'hérédo-syphilis trouve une nouvelle confirmation si l'on découvre chez les parents une syphilis ancienne. Il est vrai que les investigations dirigées dans ce sens donneront souvent un résultat négatif, d'autant plus que fréquemment on ne peut examiner que la mère ; mais les renseignements fournis par celle-ci sur les *grossesses antérieures* permettront souvent de tirer des conclusions très importantes. Quand la mère a avorté à plusieurs reprises, quand elle a eu des accouchements avant terme, on est déjà autorisé à admettre avec assez de vraisemblance que la syphilis est en cause ; on pourra même avoir le soupçon de syphilis chez les parents (avec moins de certitude cependant) quand, dans une famille, beaucoup d'enfants sont morts prématurément, quand on y constate la *polyléthalité infantile*. Enfin, dans l'hérédo-syphilis comme dans la syphilis acquise, l'*efficacité du traitement antisyphilitique* est si marquée, qu'on peut, dans certaines circonstances, l'utiliser avec succès comme moyen de diagnostic.

CHAPITRE XVIII

LE PRONOSTIC DE LA SYPHILIS

Autrefois on regardait la syphilis comme incurable ; même aujourd'hui certains médecins professent encore cette opinion. Il n'en est rien ; un grand nombre de malades guérissent complètement à une période peu avancée de la maladie, puisque plus tard ils ne présentent plus aucun symptôme et qu'au bout d'un certain temps, la maladie cesse d'être contagieuse et transmissible par hérédité. A vrai dire, ce dernier critérium à lui seul ne suffirait pas, car des malades en pleine syphilis tertiaire peuvent très bien procréer des enfants tout-à-fait sains. La meilleure preuve de la *curabilité de la syphilis* nous est fournie par les quelques cas de « *réinfection* » qu'on a pu observer ; ce fait indique que la syphilis est bien guérie, car la pathologie des maladies infectieuses générales nous enseigne qu'une réinfection n'est possible que si le virus est entièrement éliminé de l'économie.

Tout en admettant la possibilité d'une guérison, nous n'en reconnaissons pas moins que, dans tous les cas, la syphilis est une *affection très sérieuse;* les individus qui en sont atteints restent exposés, pendant un temps parfois assez long, à une foule d'accidents très pénibles et très graves ; de plus, l'affection restant pendant longtemps transmissible à d'autres personnes, le syphilitique constitue un véritable danger pour son entourage ; enfin, le pronostic doit être d'autant plus réservé qu'il est difficile ou même tout-à-fait impossible de prévoir, dans un cas donné, l'évolution ultérieure de l'affection.

Plus l'infection est récente, plus *l'incertitude du pronostic* est grande : les cas où le médecin se trouve le plus embarrassé sont ceux où le malade se présente à son examen avant la généralisation, pendant la période qu'on a appelé la seconde incubation. Certains auteurs ont cru pouvoir, d'après le siège et les caractères du chancre, tirer des prévisions sur la marche ultérieure de la syphilis et établir comme règle que plus le chancre est large et plus il a de tendance à la gangrène, plus aussi la syphilis qui en dérive offrira de gravité ; il en serait de même quand le chancre présente une localisation anormale, extra-génitale. En général, ces déductions sont dénuées de tout fondement : souvent, à un chancre de faibles dimensions succède une syphilis grave ; inversement un chancre énorme peut être suivi d'une syphilis légère. Les conclusions qu'on pourrait tirer de la localisation du chancre sont encore moins justifiées et l'idée que le point d'inoculation du virus aurait quelque influence, n'est pas d'accord avec ce que nous enseigne la pathologie générale des infections ; nous exceptons cependant les cas dans lesquels certaines circonstances spéciales permettent une généralisation extraordinairement rapide, par exemple quand le virus est directement introduit dans le torrent circulatoire *(transfusion)*.

L'aspect général des symptômes secondaires nous fournit quelques éléments d'appréciation plus exacts ; si ces symptômes sont graves, nous pouvons, avec assez de vraisemblance, nous attendre à un grand nombre de récidives, graves comme la première éruption ; au contraire, s'ils sont légers, on peut prédire avec assez de probabilité que l'évolution du cas sera bénigne et qu'il ne se produira que quelques récidives sans importance. Malheureusement, sur le point qui intéresse le plus notre pronostic, c'est-à-dire sur la *probabilité des accidents tertiaires*, la période secondaire ne nous fournit aucun indice et si nous voulons avoir quelques éléments d'appréciation, c'est à d'autres facteurs, dont nous parlerons bientôt, que nous devrons nous adresser.

C'est en présence des accidents tertiaires que la position du médecin est le plus nettement définie ; bien qu'en général ces accidents soient faciles à guérir et même si la localisation de ces accidents à la peau, aux muqueuses, par exemple, ne fait craindre aucun danger, la situation du malade n'en reste pas moins sérieuse : à tout moment un organe important peut devenir le siège d'une néoplasie tertiaire, ce qui assombrit singulièrement le pronostic. Celui-ci est d'autant plus grave que la syphilis a déjà montré plus de tendance à se localiser dans des organes essentiels, poumons, foie, cerveau, etc. — On peut en toute certitude, poser un *pronostic défavorable*, quand il s'est déjà produit des affections postsyphilitiques, telles que la cachexie, le tabès dorsal, etc., d'autant plus que ces maladies ne sont pas ou presque pas justiciables du traitement antisyphilitique.

Nous avons jusqu'ici examiné quels éléments de pronostic nous fournissait la maladie considérée en elle-même ; voyons maintenant quel parti nous pouvons tirer du malade lui-même : quelle est l'influence de *l'âge*, de la *constitution?* Si nous nous rappelons ce que nous avons dit de l'évolution de la syphilis, nous pouvons prévoir que les éléments recueillis par l'examen du malade lui-même n'auront guère d'importance. Nous pouvons, il est vrai, prédire une syphilis bénigne, s'il s'agit d'un enfant, une syphilis grave s'il s'agit d'un vieillard ; nous savons aussi que la maladie est plus rebelle quand il existe chez l'individu infecté un état constitutionnel, scrofulose, tuberculose, qui altère la nutrition ; mais toutes ces considérations nous laissent dans l'incertitude la plus profonde sur la question essentielle : le malade présentera-t-il ou ne présentera-t-il pas d'accidents tertiaires ?

Si nous n'avions que ces éléments d'appréciation, nous serions, sauf pour les syphilis tertiaires, dans une grande perplexité devant chaque cas particulier ; pour tous, le pronostic devrait rester très réservé, dans la perspective des accidents tardifs. Heureusement, l'expérience nous enseigne que, *dans un très grand nombre de cas*, la *syphilis s'éteint à une période précoce*, que le nombre des syphilis tertiaires est excessivement faible si on le compare au total des individus infectés, que, par conséquent, pour un malade donné, les probabilités de manifestations sérieuses sont des plus minimes. Il est clair que, dans chaque cas individuel, le pronostic, basé sur cette simple probabilité, présente un côté douteux ; et cependant le devoir du médecin est de le faire dans ce sens, car il serait hautement injuste de donner aux malades auxquels cette règle s'applique, c'est-à-dire à la majorité, des appréhensions inutiles et terribles pour quelques cas isolés auxquels la règle ne s'applique pas.

Il nous reste heureusement encore un autre critérium : le *traitement qu'a suivi le malade*. Celui-ci n'est pas seulement un élément de pronostic, c'est un modificateur de ce pronostic, que nous avons à notre disposition et qui nous permet d'agir comme nous le voulons sur la maladie. Comme nous l'avons dit, les accidents tertiaires surviennent, en général, chez les individus qui, pendant les premières périodes de leur mal, n'ont suivi qu'un traitement incomplet ou même n'en ont pas suivi du tout. Nous concluons par réciproque qu'un malade qui s'est bien traité au début du mal, a le maximum de chances d'échapper aux accidents tertiaires. Ce fait, il est à peine nécessaire de le dire, a une autre importance, plus grande encore : c'est lui qui doit *guider toute notre intervention thérapeutique*.

Il nous reste à parler dans ce chapitre d'une question spéciale, en connexion étroite avec le pronostic même de la syphilis, c'est celle de savoir *si un syphilitique peut se marier* et *quand il peut le faire*. Certains auteurs, d'un pessimisme outré, déclarent tout net les syphilitiques impropres au mariage; d'autre part, il faut bien reconnaître, que souvent on met trop peu de scrupules à trancher cette question et qu'en permettant au syphilitique de se marier à une époque trop récente on devient cause des plus grands malheurs. Il faut que le médecin auquel on pose cette question, se rende bien compte de la responsabilité qu'il encourt, et se rappelle le mot si juste de Fournier: « Derrière le client, il y a la famille et la société tout entière. »

La question doit être envisagée sous deux aspects différents : en principe, un syphilitique peut-il se marier, alors que rien ne garantit que tôt ou tard il ne soit atteint d'accidents tertiaires qui l'empêcheraient d'entretenir sa famille et l'emporteraient à un âge peu avancé? D'après ce que nous avons vu, la réponse n'est pas douteuse; sauf dans certaines circonstances, la perspective de pareils accidents est tellement aléatoire surtout si le mal a été suffisamment traité, que cette considération ne peut être pour le syphilitique une cause d'incapacité au mariage. Il en est tout autrement quand le malade est porteur de lésions tertiaires ou quand il en a déjà présenté; dans ce cas le médecin devra évidemment s'inspirer des circonstances. Il va de soi qu'il ne pourra pas permettre le mariage à un malade atteint d'une lésion tertiaire du cerveau ou du testicule; l'incapacité est alors flagrante et résulte soit du danger des récidives, soit d'infirmité irréparable causée par la lésion spécifique. Ceci étant acquis, la question se limite à savoir: *s'il existe encore, au moment où le syphilitique veut se marier, du danger de transmettre la maladie à l'autre conjoint ou aux enfants qui naîtront du mariage*. Si ce danger existe même comme simple soupçon, il faut de toute nécessité interdire le mariage. Assez souvent, il est vrai, le médecin verra pour un motif ou pour un autre le malade enfreindre sa défense; peu importe, son devoir est accompli, et puisqu'il a cherché à éviter les conséquences d'une telle situation, il n'est plus responsable des suites funestes d'un mariage contracté contre son gré.

Ceci étant admis, le tout est de déterminer jusqu'à quelle époque persiste le danger de contamination.

La question a été résolue en principe dans les chapitres précédents. Dans les cas à évolution normale, la contagiosité s'éteint après la période secondaire; les lésions tertiaires ne peuvent plus transmettre la maladie soit à une autre personne, soit à la postérité du malade; les individus atteints de syphilis tertiaire procréent, en général, des enfants sains. Chez la femme, l'influence héréditaire est souvent plus persistante; même à une période avancée, une femme syphilitique pourra donner naissance à des enfants infectés. Heureusement, ce fait n'a qu'une importance secondaire pour le médecin, car il est excessivement rare que ce soit une femme qui vienne lui demander si elle est apte au mariage; presque sans exception, ce sont des hommes qui s'inquiètent de cette situation.

Pendant la période secondaire nous devons toujours regarder la maladie comme transmissible; il ne nous reste donc qu'à déterminer quelle est la durée de cette période contagieuse.

Il est évidemment impossible de fixer un terme précis, applicable à tous les cas, par la simple raison que l'évolution de la maladie est différente de malade à malade; aussi vaut-il mieux fixer ce délai plutôt trop long que trop court. En général, il ne faut jamais permettre à un syphilitique de se marier *avant trois ans à dater de l'infection* et lorsqu'il n'y a pas urgence, il est même préférable de reculer encore cette date et de la fixer à cinq ou six ans au moins. A partir de ce moment, on peut considérer tout danger comme écarté. Comme de juste, certaines circonstances pourront forcer le médecin à modifier cette règle de conduite: si, par exemple, pendant les deux ou trois premières années, il a constaté chez son malade des récidives fréquentes et sérieuses, il fera bien de reculer le terme; de plus, il faut faire entrer le traitement en ligne de compte: si le malade a suivi une cure énergique et suffisamment prolongée, on pourra peut-être abréger le délai fixé plus haut. Plus le moment de l'infection est éloigné, et plus le malade a été énergiquement traité au début du mal, plus le pronostic sera favorable quant au mariage, et plus on aura de garanties que l'autre conjoint ne sera pas infecté et que les enfants nés de cette union, resteront indemnes de syphilis.

CHAPITRE XIX

LE DIAGNOSTIC DE LA SYPHILIS

Le diagnostic de la syphilis doit surtout se baser sur des symptômes *objectifs*. Dans aucune autre maladie il n'est aussi important que le médecin cherche, *par l'examen seul du malade*, à se faire une idée précise du cas, sans s'inquiéter des commémoratifs et avant d'interroger son malade sur l'histoire de son mal. En effet, c'est surtout dans les maladies contractées par les rapports sexuels que les malades, poussés par un sentiment de pudeur justifié ou non, donnent de faux renseignements sur le développement de leur maladie : ou bien ils nient tout rapport sexuel ou bien ils en reculent la date exacte, préférant confesser un péché ancien qu'une faute toute récente. Si le médecin se fie à ces renseignements, il ne lui arrive que trop souvent de s'égarer dans l'appréciation du cas. C'est chose incroyable de voir combien souvent les malades, même ceux des classes supérieures, cherchent à cacher ces choses à leur médecin, auquel, pour toute autre question, ils n'auraient pas hésité à se confier. En suivant le conseil que nous donnons, on s'épargnera cet ennui ; bien des malades qui certainement auraient menti en répondant à des questions préliminaires faites avec précaution, entrent franchement dans la voie des aveux quand le médecin, aussitôt l'examen fini, leur pose brusquement cette question : *Quand* avez-vous eu un chancre ? ou leur dit : Vous avez eu un chancre à *telle* ou *telle* époque. Le malheureux est souvent un peu abasourdi et ne songe pas à chercher un mensonge.

D'autres fois, l'erreur est involontaire. Il arrive assez souvent que chez la femme, et même chez l'homme, la lésion initiale, le « chancre » passe inaperçue ou ne soit pas considérée comme telle. Il n'est pas rare d'entendre des malades commencer par nier avec énergie, déclarer que jamais ils n'ont eu de chancre, puis avouer qu'ils ont, il y a longtemps, eu un « petit bouton rouge » à la verge. Ces erreurs involontaires sont surtout fréquentes chez les malades dont le chancre siégeait sous le prépuce et avait produit un phymosis : ceux-là déclarent avoir eu « un gonflement du prépuce, un peu d'écoulement, une balanite, » mais ne se doutent même pas de l'existence d'un chancre.

Même sans tenir compte de ces erreurs volontaires et involontaires, l'anamnèse perd d'autant plus de sa valeur que le moment de l'infection est plus reculé. Si l'on se rappelle que certaines poussées morbides apparaissent des dizaines d'années après l'infection, il est facile de comprendre que les malades ne se rappellent plus la lésion initiale, de longtemps oubliée ; les individus qui s'occupent peu d'eux-mêmes, oublient encore beaucoup plus vite le « bobo » dont ils ont souffert. Nous voyons donc que les données anamnestiques sur les débuts de la syphilis ont une importance assez secondaire, surtout si l'on se trouve en présence d'une syphilis tertiaire ; ajoutons que beaucoup de malades ont eu plusieurs affections vénériennes et qu'il devient dès lors impossible de préciser quelle est celle qui a produit l'infection spécifique.

Mais, si l'anamnèse ne nous fournit que des renseignements peu utilisables, si jamais, à elle seule, elle ne peut être décisive, nous ne pouvons cependant la négliger complètement et les résultats qu'elle nous fournit ont parfois une grande valeur pour déterminer approximativement quand l'infection s'est produite. Pour obtenir ces renseignements, il faut surtout s'attacher aux symptômes qui *ne sont pas localisés aux parties génitales*, ceux que les malades n'attribuent pas directement aux rapports sexuels et sur lesquels ils fournissent des réponses plus franches. On s'informera s'ils n'ont jamais eu d'éruptions à la peau, s'ils n'ont jamais eu de croûtes au cuir chevelu ; s'ils n'ont jamais souffert de douleurs à la nuque, de céphalées intenses, de douleurs rhumatoïdes, etc. ; en mettant une grande prudence à admettre les renseignements fournis, on parviendra, par l'ensemble des symptômes accusés par le malade, à se faire une idée assez précise du cas et à y trouver des éléments de diagnostic. Dans certains cas, on tirera de très précieux renseignements en interrogeant le malade sur *ses enfants*, d'autant plus qu'il est loin de soupçonner quel rapport peut exister entre la question posée et la syphilis. En étudiant la syphilis héréditaire, nous avons déjà attiré l'attention sur l'importance diagnostique des avortements répétés et des naissances avant terme ; dans les syphilis anciennes on arrive même, par ce moyen, à préciser le moment où s'est produite l'infection ; si, par exemple, une femme après avoir eu plusieurs enfants normaux, déclare avoir, à la suite d'un « rhumatisme » eu plusieurs avortements ou avoir accouché prématurément d'enfants morts-nés, on peut affirmer avec assez de certitude que l'infection a eu lieu entre les deux séries différentes de grossesses.

Comme nous l'avons dit au début de ce chapitre, c'est sur l'examen *objectif* du malade que repose essentiellement le diagnostic ; par bonheur les symptômes sont, en général, tellement caractéristiques que, dans la majorité des cas, ils suffisent seuls à faire reconnaître la maladie. Nous ne reviendrons pas sur chaque point en particulier ; nous avons étudié tout au long ces questions de diagnostic pour chacune des manifestations de la syphilis. Rappelons seulement que c'est le diagnostic exact des lésions tertiaires des organes profonds qui présente le plus de difficultés ; parfois même il est tout-à-fait impossible et, d'ordinaire, nous sommes forcés de nous baser sur la coexistence d'autres manifestations ou sur les données anamnestiques ; souvent même, le diagnostic se fait seulement « ex juvantibus », d'après les résultats d'un traitement antisyphilitique d'essai. — On comprend aisément quelle importance ont, à ce point de vue, les lésions de longue durée et celles qui persistent toute la vie : telles sont, pour les premières périodes de la maladie, les *adénopathies* et la *leucodermie syphilitique*, pour les périodes tardives, les *cicatrices*, les *perforations du voile du palais* et de la *cloison nasale*, enfin les *tuméfactions osseuses*. La leucodermie et, d'ordinaire aussi, les perforations du voile du palais, sont presque pathognomoniques ; les autres signes n'ont qu'une importance secondaire ; ceci s'applique surtout aux cicatrices, dont il ne faut tirer parti qu'avec la plus grande réserve ; déjà, en étudiant le chancre primitif nous nous sommes élevés contre l'importance qu'on attribue si souvent aux « cicatrices des organes génitaux » ; quant à celles qui sont consécutives aux syphilides tertiaires, celles-là seules sont vraiment caractéristiques, qui sont répandues en grand nombre sur le corps tout entier, comme c'est le cas après la syphilis galopante.

Certains cas sont d'une interprétation des plus difficiles ; tels sont ceux qui se présentent à l'observation au moment où tout symptôme syphilitique a disparu, c'est-à-dire pendant une période latente ; le médecin n'a pour se guider que les renseignements fournis par le malade, parfois aussi il pourra retrouver quelque résidu d'une manifestation antérieure ; mais souvent ce dernier signe est peu caractéristique et du reste il est loin d'être constant. En général, nous devons établir comme règle — que dans la syphilis tertiaire surtout — *il vaut mieux diagnostiquer la syphilis une fois de trop que la méconnaître ;* la première erreur est plus facilement réparable et, dans beaucoup de cas, est moins préjudiciable pour le malade que la seconde.

Pour terminer il ne nous paraît pas superflu de rappeler au médecin qu'il a le devoir, aussitôt le diagnostic établi, de ne pas cacher au malade la nature du mal dont il est atteint ; il n'est pas rare que certaines circonstances sociales ou autres pourraient le pousser à dissimuler. Mais, comme cette dissimulation, surtout à une période où la maladie est encore transmissible, peut entraîner de désastreuses conséquences, il faut passer outre et ne tenir compte ni de la position, ni du sexe, ni de l'âge du patient. Il est rare qu'on soit autorisé à se départir de cette règle de conduite : si, par exemple, on est consulté par une femme infectée par son mari, et que les conditions sociales de la malade rendent très peu probable la dissémination du mal, on peut essayer de lui donner le change ; il est vrai qu'habituellement c'est peine bien inutile, car la malade finit presque toujours par apprendre par une « bonne » amie, ou en consultant un dictionnaire, à quel genre de malades se prescrit le traitement mercuriel. Sauf ces quelques exceptions, il ne faut donc jamais cacher le véritable diagnostic ; il faut prévenir le malade et, dans certains cas, les parents eux-mêmes ; quant à la manière dont cette désagréable communication doit se faire, c'est un point qui est tout entier laissé au tact du médecin.

CHAPITRE XX

LE TRAITEMENT DE LA SYPHILIS

I. — TRAITEMENT DU CHANCRE PRIMITIF

La première indication qui se pose, est d'essayer, en *détruisant ou en enlevant le chancre,* d'éliminer le virus avant qu'il n'ait infecté l'organisme. Si l'on y parvenait, ce serait là le traitement idéal, le véritable traitement abortif qui conserverait au malade la plénitude de sa santé. Comme nous l'avons dit dans un autre chapitre, nous croyons qu'à un moment donné, le virus syphilitique est tout entier contenu dans le chancre; si, à ce moment, on enlève celui-ci, il est clair qu'on aura réussi à couper la maladie. La grande difficulté, c'est qu'il est impossible de préciser, avec certitude, à quel moment se fait la généralisation; on comprend que, plus on s'éloigne du moment de l'infection, plus il devient probable que la généralisation s'est déjà produite et que les chances de réussite sont d'autant plus grandes que le traitement abortif a été tenté plus tôt. Mais, d'autre part, le diagnostic du chancre induré est d'autant plus incertain que celui-ci est plus récent; nous nous trouvons donc devant une nouvelle incertitude : ce sont précisément les cas les plus favorables au traitement abortif, dont le diagnostic est le plus incertain. C'est ce qui explique en bonne partie, les discussions qu'a soulevées ce traitement; les auteurs qui considèrent comme impossible l'élimination du virus, expliquent les résultats heureux en disant que ceux qui les ont observés n'ont pas eu affaire a des syphilis, mais à une affection différente, telle, par exemple, qu'un chancre mou à base fortement infiltrée. Il existe cependant un nombre respectable d'observations — nous-mêmes en possédons plusieurs — dans lesquelles l'excision du chancre empêcha la généralisation alors qu'il était possible d'affirmer avec très grande certitude l'existence de la syphilis, soit d'après les caractères du chancre lui-même, soit par la confrontation du malade infecté et du malade infectant. Il est vrai que le nombre de ces cas heureux est très restreint, comparé à ceux dont le résultat a été moins bon, en ce sens qu'après l'enlèvement du chancre, une nouvelle induration s'était produite, suivie des symptômes ordinaires de la syphilis. Toutefois, même dans ces cas, on peut essayer d'enlever de nouveau la cicatrice indurée ; cette tentative a parfois été couronnée de succès.

Ce principe admis, nous nous trouvons en présence de deux méthodes : la destruction du chancre par *cautérisation* ou l'ablation chirurgicale, l' « *excision* ». La première de ces méthodes n'est pas recommandable ; on ne sait jamais jusqu'où se produit l'action destructive du caustique et l'on n'est pas certain d'avoir détruit toutes les parties malades ; par l'excision, au contraire, si l'on prend la précaution d'enlever une assez grande partie du tissu avoisinant, d'apparence normale, on est beaucoup plus certain d'avoir éliminé le tissu malade dans sa totalité. Pour pratiquer l'excision, on soulève la sclérose avec une pince, de manière à faire un pli à la peau ; on fait en sorte que ce pli soit le plus distant possible du chancre, puis on enlève le tout d'un coup de ciseaux. Il vaut encore mieux saisir la sclérose et le tissu voisin entre les branches d'une pince fenêtrée, analogue à celles dont on se sert dans les opérations sur les paupières (Michelson, Wolf) ; on incise alors sur les bords de la pince. Ce dernier procédé offre plus de garanties d'éviter la contamination de la plaie opératoire au cas où le chancre est sécrétant ; ce dernier accident rend l'opération tout-à-fait illusoire, car alors sur la plaie ou sur la cicatrice se développe toujours une nouvelle induration. On arrête l'hémorrhagie, d'ordinaire assez faible ; on réunit au moyen de quelques fils, on saupoudre la plaie d'iodoforme et on place un petit pansement à la ouate phéniquée ou salicylée. Après trois ou quatre jours, on enlève les sutures et la guérison se fait d'ordinaire par première intention. Parfois, on est forcé, quand la plaie devient le siège d'une forte tuméfaction œdémateuse, d'enlever les fils plus tôt ; la plaie devient alors béante et, comme cette complication survient d'ordinaire dans les cas de chancre mixte (syphilis et chancre mou combinés), la surface cruentée toute entière prend un aspect chancreux.

Quant aux indications spéciales de l'excision, il va de soi qu'il faut la pratiquer *aussitôt que possible*, même au risque de se tromper et d'enlever une lésion inoffensive ; cette petite opération ne cause au malade aucun préjudice, tandis que, si on n'y a pas recours, on expose ce dernier aux dangers d'une syphilis dont il aurait pu rester indemne. Le terme ultime auquel l'opération peut être tentée est fixé par l'apparition des premiers symptômes, tels que la lymphangite et l'adénopathie spécifiques. Même alors on a essayé d'exciser le chancre et d'enlever les ganglions malades ; toutefois les probabilités d'enlever le tissu malade dans sa totalité sont des plus minimes et tout le bénéfice de l'opération est perdu.

Une autre circonstance rend souvent l'excision presque impossible ; c'est la *localisation du chancre*. L'excision n'a évidemment de chance de réussir que pour autant qu'on puisse enlever non seulement la sclérose mais encore une bonne partie du tissu voisin, qui paraît encore normal. Or, ceci n'est possible qu'à certains endroits, là surtout où la peau est mobile sur les tissus sous-jacents et se laisse facilement soulever ; tels sont la peau du pénis, le prépuce, les petites lèvres ; là où ces conditions ne sont pas remplies, au méat urinaire, au gland, au sillon balano-préputial, l'excision est impossible. Il en est de même pour le chancre des lèvres, des doigts, d'autres régions encore ; du reste, le médecin n'est consulté pour ces chancres anormaux que lorsqu'il est trop tard pour encore songer à intervenir par l'excision.

En résumé, il faut exciser le chancre chaque fois que la localisation le permet et quand l'infection ne remonte pas trop loin, c'est-à-dire quand les symptômes consécutifs n'ont pas encore fait leur apparition.

Dans les autres cas, lorsqu'il est impossible d'exciser le chancre ou que l'infection est trop ancienne, ce n'est que par le traitement général qu'on arrivera à amener la guérison de la sclérose initiale ; mais, comme nous le verrons bientôt, ce traitement, on ne peut l'instituer dès le début, mais seulement à un moment bien déterminé, quand la généralisation commence. Toutefois il nous est possible, avant cette époque, d'arrêter le développement du chancre et d'en atténuer les inconvénients par un *traitement local*. Celui-ci dépend évidemment des caractères particuliers de chaque chancre : quand l'ulcération est forte, on recommande l'*iodoforme*, surtout lorsque le fond de l'ulcère a une couleur gris-sale et un aspect gangréneux. Quand l'ulcération est moins profonde, la *pommade au précipité rouge*, un pansement au *calomel* donnent d'excellents résultats. Si la sclérose n'est qu'érodée ou que la peau qui la recouvre est simplement infiltrée, l'application d'un *emplâtre mercuriel* produit ordinairement une amélioration remarquable, même avant tout traitement général. La meilleure préparation d'emplâtre mercuriel est, sans conteste, l'emplâtre américain. *(Empl. hydrarg. american.)*; parfois cependant elle est irritante. Les emplâtres officinaux préparés à l'avance sont peu recommandables, car d'habitude il est difficile de les faire adhérer. A ceux pour lesquels l'emplâtre américain serait d'un prix trop élevé, on prescrira de préférence un mélange à parties égales d'*emplâtre mercuriel* et d'*emplâtre de savon,* que le malade étalera lui-même sur un linge. — Il va sans dire qu'il faut toujours recommander une propreté minutieuse et prescrire plusieurs bains locaux pendant la journée, surtout si le chancre suppure beaucoup.

Quand le chancre est encore récent, et qu'il doit encore se passer quelques semaines avant que la généralisation se produise, il faut au médecin une grande fermeté pour obtenir du malade qu'il s'en tienne à ce traitement purement local; le malade aspire, cela se comprend, à commencer le traitement général; ce qu'il veut avant tout, c'est être délivré de son chancre et il ne parvient pas à comprendre pourquoi on traîne si longtemps avant de commencer la cure qui doit lui procurer la guérison. Il faut cependant qu'il prenne patience, dans son propre intérêt.

2. — TRAITEMENT GÉNÉRAL

De tous les remèdes dirigés contre la syphilis, le plus puissant et le plus actif est sans conteste le **mercure**; grâce à lui non seulement nous parvenons à faire disparaître les symptômes morbides, mais nous pouvons encore, dans la majorité des cas, produire une *guérison authentique, définitive.* Certes, il nous serait difficile de fournir une démonstration rigoureuse de cette efficacité spécifique; nous en trouvons cependant la confirmation dans le fait que les *lésions tertiaires graves s'observent ordinairement chez les malades qui ne se sont jamais traités ou dont le traitement a été insuffisant* ; réciproquement, *un traitement mercuriel fait à temps constitue la meilleure des garanties contre ces accidents.*

Le *mode intime* d'action du mercure est encore entouré d'obscurités. Tout ce que nous en savons, c'est que le mercure, quelle que soit la combinaison qu'il affecte, quelle que soit la voie qu'il prenne pour s'introduire dans l'organisme, pénètre dans le sang sous forme de combinaison soluble avec les albumines ; de là il passe dans les sécrétions et excrétions, salive, lait, urine, matières fécales et s'élimine de l'économie. Cette élimination est toujours lente, d'autant plus que le sel introduit est moins soluble et reste plus longtemps en contact avec les tissus. Plusieurs mois après la suspension de tout traitement mercuriel, on arrive souvent encore à déceler la présence du métal dans les urines. — L'action du médicament est donc persistante, son influence sur l'organisme, prolongée, et c'est à cela que le mercure doit ses effets thérapeutiques. De tous les traitements, celui-là possède les effets les plus persistants, dans lequel l'élimination du principe actif se fait avec le plus de lenteur.

L'étude approfondie des symptômes de l'intoxication mercurielle, de l'*hydrargyrisme constitutionnel* (cachexie mercurielle), dont nous sommes surtout redevables à Kussmaul, n'a apporté que très peu de lumière sur l'action intime du mercure dans la syphilis. Remarquons en passant que dans un traitement mercuriel bien dirigé, les seuls symptômes d'intoxication sont les inflammations de la bouche ; on n'observe pas l'*éréthisme psychique,* le *tremblement,* la *faiblesse musculaire* allant parfois jusqu'à la paralysie ; ces manifestations graves ne se produisent que chez les individus qui manient le mercure pendant très longtemps (miroitiers, doreurs, ouvriers qui travaillent le mercure, etc.) Autrefois, quand on prescrivait le mercure à tort et à travers, à des doses excessives, ces symptômes étaient d'observation courante et bien des malades ont succombé, non pas à leur vérole, mais au traitement mercuriel. — Les adversaires du mercure, les antimercurialistes, prétendent que la syphilis tertiaire serait, en partie du moins, une intoxication, une cachexie mercurielle ; cette opinion ne repose sur aucune base sérieuse ; pour la réfuter complètement, il suffit de faire observer que les symptômes de mercurialisme chronique ne présentent pas la moindre analogie avec ceux de la syphilis tertiaire.

Il existe trois manières principales d'administrer le mercure : nous avons d'abord la méthode *endermique* par les frictions, puis la méthode *hypodermique*, enfin la méthode *gastrique*. Il existe encore quelques autres modes d'administration d'un emploi plus restreint : tels sont les *bains de sublimé*, indiqués dans certains cas de syphilis héréditaire et les *suppositoires mercuriels*; d'autres sont tombés dans l'oubli ; citons les *vaporisations mercurielles* qui, récemment encore, ont été préconisées en Angleterre par H. LEE.

La méthode la plus ancienne, la plus répandue et, soit dit en passant, la plus efficace est la **méthode des frictions** *(Schmierkur)*. On l'employait déjà peu de temps après le début de la grande épidémie du xve siècle et depuis ce temps, après bien des alternatives de vogue et d'abandon, elle est restée la *méthode la plus importante*, tout en ayant subi de profondes modifications. Le principe du traitement consiste à frictionner la peau au moyen d'une pommade mercurielle, en se conformant à certaines règles que nous indiquerons plus loin ; une partie du médicament est résorbée, passe dans le sang et va porter son action sur tous les tissus de l'organisme. Que cette résorption soit réelle, cela ne peut faire aucun doute : le mercure est éliminé par les reins et on réussit toujours à le déceler dans les urines, parfois vingt-quatre heures après la première friction. Comment s'effectue cette résorption? On a prétendu qu'elle se faisait par la respiration de l'air chargé des vapeurs mercurielles et que c'était là une importante voie d'introduction, si même ce n'était pas la seule ; cette opinion est évidemment fausse ; il suffirait, en effet, pour compromettre tout le succès de la cure, de pratiquer, comme on le fait souvent, un enveloppement hermétique des parties friction-nées ou de les soumettre immédiatement après la friction, à un lavage soigneux ; de plus, les malades qui occupent la même chambre que les individus soumis à la cure mercurielle, devraient ressentir à peu près les mêmes effets que ceux-ci, ce qu'on n'observe jamais ; on a cependant pu démontrer qu'il se fait, chez ces malades, une légère résorption de mercure. Enfin, si l'on admettait cette théorie, il serait excessivement peu pratique d'obtenir cette vaporisation en frictionnant la peau du malade et il serait facile de recourir à un moyen plus simple, plus commode pour le patient. Il est beaucoup plus probable que le mercure est résorbé dans le *conduit excréteur des glandes sudoripares et sébacées* et que la résorption par l'appareil respiratoire n'a qu'un rôle tout-à-fait secondaire. En examinant des coupes de peau excisée sur le vivant ou sur le cadavre et préalablement frictionnée au mercure, on a pu démontrer la présence de très petits globules de métal dans le conduit excréteur des glandes, jusqu'à une assez grande profondeur ; de plus on constate que, s'il existe à la peau de petites érosions, des particules de mercure pénètrent directement dans le derme où bientôt elles se résorbent. — Les recherches sur le *chimisme* de ce processus n'ont encore donné aucun résultat concluant ; il est probable que le mercure métallique se transforme en sel soluble au contact des acides gras qui se forment dans les glandes cutanées ; des recherches récentes ont, il est vrai, démontré que l'oxydation que subit le mercure contenu dans l'onguent gris quand celui-ci rancit, n'a aucune influence sur la résorption du métal (NEGA). L'onguent le plus recommandable est encore aujourd'hui l'ancien onguent mercuriel, *l'onguent gris*, composé de mercure éteint dans la graisse en proportion de un sur deux ; d'après la pharmacopée actuelle, il faudrait toujours ajouter à la nouvelle pommade, un sixième de pommade ancienne, en partie pour favoriser l'oxydation du mercure par rancissement, en partie pour faciliter la préparation de l'onguent (1). Toutes les autres préparations

(1) La modification proposée par LEBŒUF est très bonne : on place dans un récipient ayant six ou sept fois le volume du mercure employé, 1,000 gr. de ce métal, on y ajoute de la teinture éthérée de benjoin (œther. sulf. 40.0, Benzoës 20.0, Ol. amygd. dulc. 5 0) et on agite vigoureusement. Quand le mercure est suffisamment divisé, on le laisse reposer pendant quelques secondes et on décante le liquide qui surnage. En continuant à agiter on obtient une sorte de pâte qu'on triture dans un mortier de marbre avec la moitié d'une masse composée de 920.0 de graisse et 80 de cire On lave à plusieurs reprises la bouteille au moyen du premier liquide de décantation et on ajoute le mélange ainsi obtenu à la masse contenue dans le mortier Quand on a trituré pendant quarante à cinquante minutes, l'éther est évaporé et l'extinction du mercure est parfaite. On ajoute alors le reste de la graisse et on mélange encore pendant quinze à vingt minutes. La pommade contient alors deux fois plus de mercure que l'onguent hydrargyrique officinal

préconisées, soit d'après certaines vues théoriques, soit pour éviter les inconvénients de l'onguent hydrargyré (oléate de mercure, divers savons mercuriels), ne sont pas encore parvenues jusqu'ici à détrôner l'onguent gris.

La technique à suivre pour faire les frictions a subi de nombreuses modifications qui, en somme, ont très peu d'importance; ce qu'on recherche en dernière analyse, c'est de distribuer d'une manière convenable une quantité donnée d'onguent mercuriel sur une surface cutanée suffisamment étendue. La pratique que nous allons décrire pourra elle-même subir, dans certains cas, des modifications sur tel ou tel point, sans que son efficacité en soit diminuée. Nous faisons pratiquer les frictions de la manière suivante : supposons que le malade fasse lui-même son traitement; il prend le soir, avant de se coucher, le contenu d'un paquet d'onguent gris (2-4-5 grammes) sur la paume de la main droite et le répartit sur le bras gauche depuis l'épaule jusqu'au milieu de l'avant-bras; puis, sans interruption, pendant 15 minutes, il frotte la peau recouverte d'onguent en cherchant à exercer sur tous les points une action égale, sans appuyer trop fortement. Si la friction est faite à fond, la peau ne conserve pas le brillant de la graisse; elle paraît gris-mat ou gris-bleuâtre. Cela fait, le malade revêt un gilet de tricot à longues manches; si la friction a été faite aux jambes, il passe un caleçon; pendant la cure, il faut éviter que les linges de lit ne touchent la peau fraîchement frictionnée. Le malade lave ensuite la main qui a servi à faire la friction. Il faut toujours faire enlever les bagues d'or afin d'éviter qu'elles s'amalgament. — Le second soir, on procède de la même façon au bras droit; du troisième au sixième soir, on passe successivement à la jambe gauche, à la jambe droite, à la cuisse gauche, à la cuisse droite. L'ordre de succession qu'on choisit est tout-à-fait indifférent; on comprend cependant qu'il faille le prescrire d'une manière très précise au malade, afin que chaque partie puisse se reposer le plus longtemps possible entre deux frictions. Ces six frictions constituent un cycle complet, un « tour »; le septième jour le malade prend un bain chaud et ne fait pas de friction; le huitième jour commence le second tour dans l'ordre de succession adopté pour le premier. En moyenne, il faut faire cinq tours, c'est-à-dire trente frictions, ce qui, en comptant les jours consacrés au bain, demande juste cinq semaines. S'il n'y a aucune contre-indication spéciale, il n'est pas bon d'abréger la cure ; dans certains cas, au contraire, il peut être utile de dépasser les trente frictions et d'aller jusque quarante et même davantage.

L'application de ce traitement exige du malade une certaine dose d'énergie et de patience ; quand les garanties qu'il offre à cet égard ne sont pas suffisantes, il vaut mieux confier le traitement à un garde-malade exercé. Celui-ci se servira d'un gant de cuir et évitera de faire la friction à main nue ; on a aussi préconisé l'emploi de coussinets recouverts d'une feuille de caoutchouc et divers autres instruments en forme de tampons ; le gant de cuir est préférable. Il va de soi que les malades sérieusement atteints, présentant des lésions pulmonaires ou cérébrales, doivent toujours se faire frictionner par un autre.

Un point très important pendant une cure de frictions est l'*hygiène de la bouche* dont il faut, quand la chose est possible, s'occuper dès avant le début du traitement. Les malades devront régulièrement se nettoyer la bouche ; pour cela ils se serviront d'eau froide, additionnée de teinture de myrrhe ou de ratanhia ; on peut aussi prescrire le chlorate de potasse, l'alun, le borax (2-3 %) en solution ; ce qu'il est surtout nécessaire, c'est de se rincer la bouche après chaque repas, ou mieux encore de se nettoyer les dents avec une brosse douce. Il faut interdire absolument le *tabac* ou, quand les malades s'y refusent, en réduire l'emploi au strict nécessaire.

Les opinions des médecins au sujet du *régime* des syphilitiques ont subi des vicissitudes extraordinaires : auparavant les malades traités par les frictions étaient soumis à une diète rigoureuse ; souvent même on leur imposait une cure de famine ; aujourd'hui l'opinion générale est qu'il est nécessaire de bien nourrir les malades, de leur permettre la bière et le vin, naturellement sans excès. On doit chercher par tous les moyens de maintenir l'organisme du syphilitique aussi fort que possible, de le tonifier, de le mettre dans de meilleures conditions pour vaincre le virus.

— Il faut aussi conseiller les *promenades*, s'il n'existe aucune contre-indication spéciale. Les salles d'hôpital dans lesquelles un grand nombre de syphilitiques font leurs frictions doivent être largement aérées, plus encore, si possible, que celles des autres malades.

Parmi les inconvénients de cette méthode de traitement, signalons en premier lieu: *la gingivite, la stomatite mercurielle,* inconvénient commun à tous les traitements à base de mercure. Le premier symptôme est d'ordinaire la tuméfaction et l'hypérémie des pyramides gingivales situées entre les incisives et du rempart gingival qui entoure les dernières molaires ; en même temps s'établit aussi une légère *salivation.* Plus tard la tuméfaction et la rougeur augmentent ; le sommet des pyramides se nécrose et se transforme en un détritus purulent, sanieux ; si le processus destructif ne s'arrête pas, il se forme des ulcérations plus profondes, des *ulcères mercuriels.* Les dents s'ébranlent et tombent même parfois. L'inflammation ne se limite pas seulement aux gencives, elle envahit la muqueuse de la langue (surtout sur les bords et sur la face inférieure de la pointe), la muqueuse des lèvres ; puis, partant de l'angle que forment les branches alvéolaires des deux maxillaires, elle gagne la muqueuse des joues et s'avance en occupant le milieu de celle-ci jusqu'à l'endroit où cette muqueuse touche les arcades dentaires ; ce fait nous permet d'attribuer cette localisation ainsi que la prédilection de la stomatite pour les bords de la langue, aux irritations mécaniques provoquées par les dents. — La présence de tartre dentaire favorise aussi la production de la stomatite par l'irritation qu'il produit sur les gencives. La bouche dégage une odeur repoussante, fétide, tout-à-fait spéciale, qui incommode au plus haut point le malade et son entourage. En même temps, on constate ordinairement un engorgement des glandes sous-maxillaires. Le moindre contact sur la muqueuse malade éveille les plus vives douleurs ; le frottement de la langue contre les arcades dentaires est d'autant plus difficile à éviter qu'elle est plus ou moins tuméfiée. C'est à peine si les malades peuvent parler et manger, même au prix des plus vives douleurs. A tout cela s'ajoute une salivation profuse ; la salive s'écoule sans cesse de la bouche entr'ouverte du malade et le poids du liquide sécrété en un jour s'élève parfois à plusieurs livres *(flux salivaire).* Les malades ont la fièvre et comme on a pu le voir par la description que nous venons de faire, sont dans un très triste état.

Tandis que, de nos jours, on s'efforce, par tous les moyens possibles, d'éviter cette complication, autrefois on la regardait comme indispensable à la guérison; cette mercurialisation à outrance *(cures de salivation)* a coûté la vie à plus d'un malade.

L'action que le mercure exerce sur les gencives est très variable suivant les individus; l'un, à la fin d'une cure énergique, n'a pas ressenti le moindre inconvénient; chez un autre, il suffit de quelques frictions pour faire éclater une stomatite intense. *L'état de la denture* joue évidemment un certain rôle dans cette prédisposition : l'inflammation, la tuméfaction des gencives causées par des dents cariées ou recouverte de tartre, doivent, sans aucun doute, favoriser l'éclosion de la gingivite; mais, en dehors de ces causes, il est évident que certains états constitutionnels entrent aussi en jeu : certains individus présentent une *sensibilité toute spéciale* au mercure, au point qu'une quantité minime du médicament suffit à provoquer la gingivite, bientôt après son ingestion. Nous constaterons le même fait en étudiant l'érythème mercuriel.

Dès que la stomatite prend une certaine intensité, il faut suspendre la cure et enlever, par un bain, ce qui pourrait rester d'onguent sur la peau; on continue soigneusement les collutoires que nous avons recommandés plus haut; une fois par jour on touche les ulcères au moyen d'une solution de nitrate d'argent au dizième. Ce n'est que dans les cas tout-à-fait pressants, dans les iritis, les syphilopathies cérébrales, qu'on est parfois forcé de déroger à cette règle et de continuer le traitement malgré la stomatite, mais en employant tous les moyens pour la combattre. — La stomatite ne donne jamais lieu à des symptômes vraiment alarmants, comme ceux qui, auparavant, étaient d'observation courante, à la condition de faire les frictions en suivant les règles que nous avons indiquées et en surveillant attentivement le malade.

Les frictions présentent un second inconvénient : l'*eczéma mercuriel.* Chez beaucoup d'individus, les endroits un peu velus, enduits d'onguent gris (le côté de l'extension des membres surtout) se recouvrent de petits points rouges, au sommet desquels apparaît souvent une pustulette; ces points sont traversés par un poil. Tous les malades soumis aux frictions présentent ce symptôme, mais à un degré très atténué. Ces petits points sont des follicules enflammés par l'onguent qui a pénétré dans leur conduit excréteur; aussi, pour être tout-à-fait exact, faudrait-il désigner ces éruptions du nom d'*acné mercurielle*. Quand ces boutons deviennent assez nombreux, il faut, au tour suivant, cesser de faire des frictions sur la région qu'ils occupent. Comme cette acné se produit d'ordinaire du côté de l'extension des membres et surtout aux extrémités inférieures, il est bon, chez les individus très velus, de n'utiliser que le côté de la flexion; pour regagner le terrain perdu, au lieu de faire la friction un jour sur la cuisse et un autre jour sur la jambe, on la fait le même jour sur tout le membre inférieur, du côté de la flexion; à la cinquième et à la sixième séances on frictionne les faces latérales du thorax.

Les symptômes sont tout différents dans les vraies dermites mercurielles, les *érythèmes mercuriels;* ceux-ci partant des endroits frictionnés, se propagent sur de grandes surfaces cutanées, peuvent même recouvrir tout le tégument, en affectant une disposition symétrique; d'ordinaire, les parties enduites d'onguent sont plus affectées que les autres. La rougeur est ou bien diffuse, scarlatiniforme ou ponctuée; la peau est souvent très œdématiée; l'affection est prurigineuse; lorsqu'elle est très généralisée, elle provoque de la fièvre. La guérison de ces érythèmes est remarquable par la forte *desquamation lamelleuse* que subit l'épiderme; aux pieds et aux mains surtout, il se détache en lamelles tellement cohérentes qu'elles peuvent conserver la forme du doigt, parfois même donner le moule de la main entière. — Il est hors de doute que cet érythème aussi est lié à une prédisposition spéciale, à une sorte d'idiosyncrasie; car il prend toujours naissance au début de la cure, souvent même alors qu'on n'a appliqué que de très faibles quantités d'onguent. Aussi ces érythèmes constituent-ils une *contre-indication formelle* à l'emploi des frictions. — Parfois (très rarement, il est vrai) des érythèmes semblables surviennent à la suite de l'administration interne du mercure; aussi pouvons-nous admettre que, dans les deux cas, ils ont pour cause l'irritation que le médicament, circulant dans le sang, exerce sur les centres vaso-moteurs. L'intensité plus forte des symptômes là où s'est faite la friction, pourront s'expliquer en admettant une action plus énergique sur les nerfs vasomoteurs des vaisseaux de ces régions. — Le traitement de ces éruptions est des plus simples; il suffit d'enlever le mercure, de recouvrir la peau d'une poudre inerte et la guérison se fait rapidement ; la desquamation des lamelles épidermiques prend parfois un certain temps pour s'achever.

La méthode des frictions a l'avantage de ne produire que très rarement des troubles intestinaux ; les diarrhées intenses se produisent surtout à la suite de l'administration interne du mercure. Par contre, il est plus fréquent d'observer des douleurs rhumatoïdes dans plusieurs articulations ; enfin, les malades soumis aux frictions, deviennent d'ordinaire plus sensibles aux refroidissements.

Les **injections sous-cutanées** de combinaisons mercurielles ont été étudiées d'abord par HÉBRA ; mais ce n'est en réalité qu'après les travaux de LEWIN qu'elles furent introduites dans la pratique courante. Le nombre des combinaisons utilisées en injections hypodermiques est très grand ; nous nous contenterons d'étudier les plus pratiques d'entre elles.

LEWIN se servait exclusivement de *sublimé* dissous à un pour cent dans de l'eau additionnée d'un peu de glycérine ; pour les malades très sensibles, il ajoutait un peu de morphine à la solution. Bien que le sublimé soit, comme nous le verrons plus loin, un des meilleurs médicaments à injecter, il arrive parfois qu'il ne soit pas toléré en solution pure, par suite de la réaction inflammatoire qui se fait en l'endroit de l'injection et de la douleur qui en résulte. MÜLLER et STERN ont réalisé un grand progrès en ajoutant à la solution de sublimé (à 1/2 pour cent), du chlorure de sodium en quantité dix fois plus considérable que celle du sublimé. Il se forme ainsi un *chlorure double de mercure et de sodium,* beaucoup moins irritant que le sublimé pur. On injecte deux grammes de cette solution, ce qui correspond à un centigramme de sel mercuriel. — On a ensuite essayé d'atténuer l'action irritante des injections en combinant le mercure à un corps albuminoïde : les plus importantes de ces préparations sont l'*albuminate,* le *peptonate* (BAMBERGER) et le *sérum-albuminate de mercure* (BOCKHART). Les solutions sont au titre de un à un et demi pour cent ; on en injecte environ un gramme. — Partant d'une idée différente, LIEBREICH a expérimenté une combinaison, le *formiate de mercure* (hydrarg. formamidatum) qui ne précipite pas les substances albuminoïdes et qui, par conséquent, ne produit qu'une faible irritation. La solution est à un pour cent.

Dans ces dernières années, le traitement hypodermique a réalisé un grand progrès par l'adoption des *préparations insolubles de mercure*. En première ligne vient le *calomel*, préconisé par Scarenzio sous forme d'injections sous-cutanées; plus tard ce corps fut abandonné, en raison des vives douleurs et de la réaction inflammatoire qu'il produisait et qui pouvait aller jusqu'à la formation d'abcès. On a récemment repris l'étude de ce remède; on a reconnu que son action était très énergique et on a démontré qu'on pouvait, presque à coup sûr, prévenir les abcès, en apportant les plus grands soins à faire l'injection et en faisant une antisepsie rigoureuse de la peau et des instruments ; toutefois les douleurs sont plus fortes que dans les autres traitements. Par contre, le calomel a le grand avantage de pouvoir être injecté à doses beaucoup plus fortes (10 centigrammes par injection), de telle sorte que le traitement complet ne comporte que quatre ou cinq injections, faites de huit en huit jours. On comprend de suite combien est grand cet avantage pour certains malades, ceux qu'on n'a pas toujours sous la main. Le meilleur liquide de suspension (le calomel étant insoluble) est l'huile d'olive pure. — On s'est aussi servi d'une autre préparation insoluble, l'*oxyde jaune de mercure* (Hydrarg. oxyd. via humid. parat.) en suspension dans l'huile (0.50 : 10.0); chaque injection contient 0.05 d'oxyde; en général, la réaction est beaucoup moins vive qu'avec le calomel (1). Le traitement complet comporte six à huit injections, faites à une semaine d'intervalle. — Tout récemment on a préconisé une émulsion de mercure métallique, l'*huile grise* (oleum cinereum (2), Lang, Neisser) dont on injecte 0.25 à 0.50 gr. à huit jours d'intervalle; on fait de six à dix injections. L'action est moins énergique qu'avec le calomel; par contre, la réaction locale est beaucoup moins vive.

La *technique* des injections mercurielles a une importance

(1) Exceptionnellement, nous avons rencontré des malades qui supportaient difficilement les injections d'oxyde jaune, même à une dose moitié moins forte que la dose ordinaire, alors qu'auparavant ils avaient bien supporté les injections de calomel.

(2) Voici comment se prépare l'huile grise benzoïnée (Neisser) : on mélange vingt parties de mercure métallique avec cinq parties d'éther benzoïné (œther. sulf. 40.0, Flor. Benzoës 20.0, Olei amygdal. dulc. 5, solve, filtra); on triture dans un pilon jusqu'à évaporation complète de l'éther, puis on ajoute quarante parties de paraffine liquide très pure.

capitale, car l'intensité des phénomènes réactionnels en dépend beaucoup. Les endroits qu'on choisit de préférence sont le dos et les fesses ; il ne faut jamais prendre les extrémités. Au dos, c'est entre les omoplates et un peu en dessous d'elles que les injections sont le mieux supportées. On les pratique absolument de la façon ordinaire : on fait un large pli à la peau, on enfonce profondément l'aiguille jusqu'à ce qu'elle se meuve librement au sein du tissu sous-cutané ; on pousse l'injection, on retire l'aiguille, puis on cherche à étaler la collection liquide en exerçant une légère friction. Aux fesses la méthode est un peu différente ; l'injection se fait à environ quatre travers de doigt en arrière du grand trochanter ; sans faire au préalable de pli à la peau, on enfonce l'aiguille perpendiculairement à deux ou trois centimètres de profondeur, jusque dans le muscle ; on vide la seringue, et on retire l'aiguille ; à cette région il vaut mieux ne pas faire de frictions au niveau de l'endroit injecté. Pour les injections de calomel et d'oxyde jaune, c'est toujours cette dernière méthode qu'il faut suivre ; il ne faut jamais employer que des injections fraîchement préparées.

Le *nettoyage* et la *désinfection rigoureuse* de la seringue exigent les soins les plus attentifs ; après chaque injection, il faut rincer le tube ainsi que l'aiguille dans une solution phéniquée, puis dans l'alcool absolu. Quand l'aiguille est bien nettoyée, on la sèche en y faisant, à plusieurs reprises, passer un fort courant d'air au moyen d'une petite poire en caoutchouc ; puis on passe le fil d'argent. C'est dans l'oubli de ces précautions qu'il faut chercher la principale cause des phénomènes inflammatoires et des abcès qui surviennent à l'endroit injecté.

L'efficacité de ces différentes combinaisons est variable, d'abord parce que la rapidité avec laquelle ces corps sont repris par la circulation et éliminés, est différente pour chacun d'eux. Celui dont l'absorption et l'élimination sont le plus rapides, est, sans conteste, le formiate de mercure ; à l'autre bout de l'échelle se trouve le calomel et l'oxyde jaune ; le sublimé occupe un rang intermédiaire. On peut déjà en conclure que le formiate de mercure est le corps dont l'action est la moins durable ; le calomel, malgré la lenteur de sa résorption, ne laisse rien à désirer, même au point de vue de sa rapidité d'action. Ce dernier corps est, sans aucun doute, le plus énergique de tous ceux utilisés en injections; peut-être démontrera-t-on plus tard que l'oxyde jaune possède une efficacité à peu près aussi grande. — Le nombre des injections nécessaires au traitement (les sels insolubles exceptés) est environ de trente; il est bon de ne pas aller au-delà de quarante.

Le traitement par les injections sous cutanées donne lieu à des accidents qui méritent d'attirer toute notre attention. Citons d'abord la *stomatite mercurielle,* dont nous avons déjà parlé à propos des frictions; elle se produit dans les mêmes circonstances et les symptômes sont identiques à ceux que nous avons décrits; aussi renvoyons-nous le lecteur à ce que nous en avons dit plus haut. — Nous devons nous arrêter plus longuement aux accidents *locaux;* ils consistent en une infiltration qui se développe à l'endroit où s'est faite la piqûre; il s'y forme une nodosité douloureuse spontanément et surtout à la pression; quand la réaction est très vive, l'infiltration suppure ou subit la fonte; d'autres fois elle se résorbe graduellement. Ces symptômes inflammatoires et douloureux dépendent des propriétés irritantes de la solution mercurielle; aussi est-il facile de comprendre que leur intensité varie avec l'agent que l'on a choisi. Le formiate de mercure est le moins douloureux de tous; il donne très rarement naissance à une infiltration volumineuse; au contraire, le calomel est de beaucoup le plus douloureux, même quand l'injection est faite avec soin; il produit constamment une forte infiltration, qui, toutefois, lorsqu'on a pris toutes les précautions nécessaires, passe rarement à la suppuration. Notre observation personnelle nous permet d'affirmer que pour le sublimé, c'est la solution au chlorure double de mercure et de sodium de Müller-Stern, qui est la mieux tolérée; et, comme elle ne le cède en efficacité à aucune autre solution, on peut, en général, la recommander franchement comme une des meilleures injections.

Les infiltrations de faible volume ne nécessitent aucun traitement; il va sans dire qu'il faut éviter de faire, à bref délai, une nouvelle injection à l'endroit qu'elles occupent; il faut le plus possible choisir, pour chaque nouvelle injection, une place qui n'en ait pas encore reçu, ce qui, à la fin du traitement est parfois difficile à réaliser. — Si, au contraire, l'infiltration est plus forte, on prescrit en général du repos, les applications chaudes pour diminuer les douleurs et éviter la production d'un abcès. L'orifice de la piqûre devient assez souvent le siège d'une petite escarre; mais même alors l'abcédation est loin d'être constante. Le calomel est la seule préparation dont l'injection, même très soigneusement pratiquée, provoque le ramollissement au sein de l'infiltration. Mais, dans ces cas, même si la fluctuation est bien nette, la résorption est encore possible sans ouverture à la peau. Aussi ne faut-il jamais ouvrir le foyer fluctuant, sauf le cas où la peau qui le recouvre est très amincie, tendue et présente une coloration violacée; il suffit alors de faire une étroite incision afin de prévenir l'ouverture spontanée de l'abcès. Le contenu de celui-ci est d'ordinaire assez abondant; ce n'est pas du pus, mais une bouillie épaisse, couleur de chocolat ou rouge pourpre; la guérison est excessivement rapide; il suffit simplement de recouvrir l'ouverture d'un morceau d'emplâtre adhésif

La douleur, en empêchant les malades sensibles de marcher, de faire des mouvements, en troublant leur sommeil quand ils se couchent sur le dos, constitue, dans beaucoup de cas, un obstacle à l'emploi des injections. En général, les hommes les supportent mieux que les femmes, les individus bien constitués que les malades fortement amaigris pour lesquels il vaut mieux choisir une autre méthode de traitement. Les occupations des malades doivent aussi entrer en ligne de compte : ceux qui font un travail corporel fatigant sont beaucoup plus incommodés par les injections que ceux qui peuvent rester tranquilles pendant la cure. Cela est surtout vrai pour les injections de calomel, après lesquelles il est désirable, pour éviter une trop forte réaction inflammatoire et empêcher le ramollissement de l'exsudat, que les malades gardent la chambre pendant quelques jours.

. Les injections de sels insolubles, par lesquelles on introduit d'un seul coup des quantités relativement fortes de mercure dans l'organisme, produisent parfois (probablement quand, pour une cause quelconque, la transformation en sel soluble a été trop rapide), des *symptômes d'irritation intestinale,* identiques à ceux qu'on observe dans l'intoxication mercurielle: vomissements, coliques intenses, selles fréquentes, molles, aqueuses, souvent sanguinolentes Dans un cas, cette entérite mercurielle, survenue après injection de calomel, a même produit une perforation intestinale avec péritonite mortelle (H KRAUS). Cette entérite paraît être plus fréquente avec l'oxyde jaune qu'avec le calomel. — Exceptionnellement, on a vu, à la suite d'une injection, survenir un érythème généralisé, absolument analogue à celui que nous avons vu succéder aux frictions.

Pour l'administration du mercure **par la voie gastrique**, le nombre des préparations préconisées est plus grand encore que pour les méthodes précédentes : nous ne mentionnerons que les plus importantes d'entre elles. — Auparavant le *sublimé* se prescrivait beaucoup en solution alcoolique (liq. de van Swieten); actuellement on préfère la forme pilulaire; chaque pilule contient 4 ou 5 milligrammes, et on en prescrit 3 ou 4 par jour de façon à arriver à un ou deux centigrammes dans la journée. On réussit très bien à combattre l'irritation que cette substance exerce sur l'estomac et le rein, en l'additionnant de chlorure de sodium, absolument comme pour les injections hypodermiques, (Hydrarg. bichlor. corr. 0.12 ; Natr. chlor. 1.2 ; Suc. et pulv. liq. ana. 1.0 ; f. pil. n° XXX 3-4 pro die. — Le *calomel*, si bien toléré par les enfants, n'est pas recommandable pour les adultes. — *L'iodure jaune, le protoiodure de mercure* est d'un usage assez répandu (surtout en France ; *l'iodure rouge*, le deutoiodure, en raison de ses propriétés très caustiques, est moins bon pour l'usage interne. Le protoiodure se donne de préférence en pilules de 1 à 4 centigrammes ; la dose quotidienne est de 10 à 15 centigrammes. Toutes ces préparations le cèdent en efficacité à une autre combinaison mercurielle que LUSTGARTEN a récemment introduite dans la pratique : le *tannate de mercure* (hydrargyrum tannicum oxydulatum) ; la supériorité de ce remède réside surtout dans son innocuité relative ; il est mieux supporté que les autres préparations hydrargyriques et peut donc se prescrire à des doses beaucoup plus fortes. Les individus robustes peuvent en prendre sans aucun inconvénient 30 centigrammes par jour (1). Ce médicament se prescrit de préférence en pilules (hydrarg, tannic. 3.0 ; succ. et pulv. liquir. ana. 1.5 ; f. pil. n° LX; 1-2 pil. 3 fois par jour.

(1) Un de nos malades absorba (naturellement sans notre ordre) 45 centigrammes de ce médicament en une seule dose sans en ressentir le moindre inconvénient.

Le mercure, pris à l'intérieur, outre l'action qu'il exerce sur la muqueuse buccale, produit parfois des symptômes d'irritation intestinale qui imposent certaines précautions. D'abord il ne faut jamais faire prendre le remède à jeun, mais toujours immédiatement ou peu de temps après le repas. Il faut ensuite surveiller le régime beaucoup plus que pour les autres méthodes, défendre les mets indigestes qui provoquent facilement la diarrhée, tels que les légumes lourds, les aliments très gras ou très acides ; quant aux boissons, il faut faire certaines restrictions, surtout en ce qui concerne la bière. — Même en suivant ce régime, on ne pourra souvent éviter, surtout au début de la cure, de légers symptômes d'irritation intestinale, principalement de la diarrhée ; au début, l'appétit est beaucoup moins atteint. Tant que la diarrhée reste légère, il n'est pas nécessaire d'interrompre ou de modifier le traitement ; souvent il suffit, pour la faire disparaître, d'ajouter aux pilules un peu d'extrait thébaïque (0.005-0.01 par pilule ; mais si elle devient plus intense, s'il s'y adjoint une inappétance persistante, il faut interrompre le traitement interne et en essayer un autre. Quand, avant le début de la cure, il existe déjà des troubles gastriques ou intestinaux, il vaut mieux ne pas essayer le traitement interne.

Le *temps* que nécessite le traitement interne est un peu plus long que pour la méthode par frictions, l'action du remède étant évidemment moins énergique.

Avant de comparer *l'efficacité de ces trois modes d'administration* du mercure, qu'il nous soit permis de faire ressortir la difficulté qu'on rencontre à poser une règle générale, applicable à tous les cas ; cette règle, nous ne sommes en mesure, de la tirer ni de considérations théoriques, ni de l'étude des conditions d'absorption et d'élimination du mercure, ce qui augmente encore la difficulté ; en dernière analyse, c'est l'observation clinique qui nous fournit les meilleurs éléments d'appréciation. Mais précisément dans la syphilis, plus encore que dans beaucoup d'autres maladies, il est difficile de faire des observations complètes et absolument certaines ; nous avons déjà insisté sur ce fait en étudiant la marche de la syphilis. De plus, les conditions individuelles entrent aussi en ligne de compte : chez tel malade, tel mode de traitement agira mieux que tel autre, alors qu'en général c'est le contraire qu'on observe; il en résulte que jamais nous ne devons nous laisser séduire par une vue schématique et négliger l'individualité du malade.

La clinique peut cependant nous fournir des éléments d'appréciation qui, en général, sont conformes à la réalité. — Le point le mieux acquis, c'est la valeur qu'il faut assigner aux *frictions*; bien que cette méthode soit empirique, sans aucun fondement scientifique, bien que nous n'ayons aucun contrôle sur la quantité de mercure absorbé, elle n'en reste pas moins, pour la majorité des médecins, la méthode la plus active. Ceux mêmes qui préconisent les autres modes de traitement, y ont recours dès qu'il s'agit de parer à des accidents graves et menaçants; rien ne prouve mieux la supériorité des frictions sur les autres méthodes. Seules, les injections de calomel paraissent avoir, d'après des recherches toutes récentes, une efficacité à peu près égale et peut-être celles d'oxyde jaune pourront-elles être placées à peu près sur le même rang. Quant aux deux autres méthodes, les injections (celles de calomel exceptées) et l'administration par l'estomac, les avis sont très partagés. En Allemagne, par exemple, on attribue plus d'efficacité aux injections, en France la majorité des médecins défend le traitement interne. Nous n'hésitons pas à déclarer que, depuis l'introduction du tannate de mercure, il n'existe plus guère de différences entre les deux méthodes; tandis qu'autrefois, quand on ne disposait pour l'usage interne que de préparations irritantes, (qu'on était donc forcé de prescrire à faible dose), l'introduction par la voie gastrique était évidemment la moins active.

Nous étudierons plus loin les indications spéciales du traitement mercuriel; disons seulement qu'il est surtout employé pendant la période secondaire, bien que d'ordinaire il soit inférieur à l'iodure de potassium comme efficacité momentanée contre les manifestations tertiaires, il peut, même pendant les périodes tardives, donner les meilleurs résultats et, mieux que l'iodure de potassium, il permet d'éviter les récidives.

L'iode est le médicament qui, par son efficacité, vient immédiatement après le mercure; il fut préconisé contre la syphilis par Lugol et surtout par Wallace (1836); c'est sous forme **d'iodure de potassium** qu'il est presque exclusivement employé.

L'iodure, dont la résorption par le sang et l'élimination par les diverses sécrétions et excrétions, lait, salive, urine, sont excessivement rapides, agit très probablement en mettant en liberté une partie de son iode; toutefois, c'est là tout ce que nous connaissons du mode intime d'action de ce corps.

On l'administre presque exclusivement par *l'estomac*; il est rare qu'on rencontre des contre-indications et qu'il faille recourir à la voie rectale ou sous-cutanée. La dose quotidienne est de 1-3-5 grammes, qu'on prend d'habitude en trois fois; quand il y a certaines indications bien nettes, on peut aller plus loin et donner 8 à 10 grammes par jour. En général, sauf les cas où l'on est pressé, il faut essayer de s'en tenir aux petites doses, car, lorsqu'on est forcé d'avoir longtemps recours à ce remède ou d'en reprendre souvent l'usage, (et c'est souvent nécessaire dans la syphilis), l'efficacité du médicament diminue et il faut finir par forcer les doses. On le prescrit de préférence en solution sans aucun correctif (Kal. iodat 5.0-10.0-15.0; Aq. dest. 200; trois cuillerées à soupe par jour) ou en pilules (Kal. iod. 10.0.; Suc. liquir. 3.0. Pulv. alth. 1 gr.; Muc. gum. arab. 2.5 ad pil n° XXX; 1-2 pil. 3 fois par jour). On ne prendra jamais l'iodure à jeun, mais toujours aussitôt après le repas. Si la solution d'iodure est mal tolérée, on réussit très bien à la faire supporter en diluant la dose à prendre dans une tasse d'eau ou de lait; cet expédient réussit souvent très bien, même chez les malades très sensibles; on fera bien du reste de le recommander dès le début du traitement. — Les autres préparations et combinaisons iodées, telles que la *teinture d'iode* et l'*iodoforme*, n'ont pas la même efficacité; tout au plus l'*iodure de sodium*, mieux toléré mais aussi moins actif, trouve-t-il parfois son indication. Nous parlerons encore d'une autre préparation iodée, très faible, le *sirop d'iodure de fer*, quand nous étudierons le traitement de la syphilis héréditaire.

Les *inconvénients* des iodiques résultent d'abord de l'irritation qu'ils exercent sur la muqueuse gastrique et qui se traduit parfois par des maux d'estomac, de l'inappétence, des nausées, même des vomissements; mais ordinairement on réussit à éviter ces inconvénients en suivant les règles que nous avons données plus haut. — Les symptômes consécutifs à l'absorption du médicament par le sang, sont beaucoup plus importants : la *peau* devient parfois le siège de manifestations morbides dont la pathogénie s'explique par deux mécanismes différents : les premières sont très probablement d'origine réflexe, comme les autres éruptions toxiques : ce sont l'urticaire, les érythèmes, les hémorrhagies des extrémités inférieures, les éruptions bulleuses ; les secondes sont très vraisemblablement dues à l'irritation qu'exerce le médicament en s'éliminant par les glandes cutanées : ce sont des inflammations dermiques qui donnent naissance à des papules et à des pustules ; ces lésions siègent surtout au visage, à la poitrine, au dos, parfois à d'autres régions du corps, et constituent dans leur ensemble l'*acné iodique*. Les exanthèmes de la première classe sont tellement rares qu'ils ne deviennent presque jamais une contre-indication à la médication iodurée. Par contre, l'acné est des plus fréquentes ; quand elle ne dépasse pas certaines limites, elle n'impose pas au médecin l'obligation de cesser le traitement ; cela n'arrive qu'au cas où l'éruption est excessivement abondante ou quand il s'est développé des nodosités nombreuses, grosses et douloureuses. En général, l'acné n'atteint une grande intensité qu'après un traitement prolongé, de sorte qu'ordinairement on a déjà atteint le but qu'on recherchait par l'iodure quand la cessation du traitement est mise en question.

Un des effets les plus pénibles de l'iodure est l'irritation inflammatoire qu'il exerce sur *certaines muqueuses*, surtout sur la muqueuse du nez *(coryza iodique)* et des parties avoisinantes (voies lacrymales, conjonctive, pharynx, larynx, bronches). Dans certains cas on a constaté une tuméfaction légèrement douloureuse de la parotide et des glandes sublinguales, s'accompagnant de salivation. Quand ces phénomènes s'accentuent, ils constituent un ensemble symptomatique des plus pénibles auquel on a donné le nom d'*iodisme* Les malades souffrent d'une céphalalgie très vive. produite évidemment par l'inflammation de la muqueuse des sinus frontaux ; les phénomènes catarrhaux atteignent une très grande intensité ; en même temps la sécrétion lacrymale s'exagère et les paupières deviennent œdémateuses ; les malades sont privés de tout sommeil et sont hors d'état de se livrer à toute occupation ; en présence de ces symptômes, la suspension du traitement s'impose. On a même observé des signes inquiétants d'œdème de la glotte Après la cessation du médicament, les symptômes rétrocèdent avec rapidité. — La conduite à suivre est toute différente si les symptômes sont peu accusés : léger coryza, sécheresse de la gorge, saveur métallique particulière (presque constante) ; on peut en toute sécurité continuer le traitement. En général même, il s'établit une accoutumance, car, malgré la continuation du remède, les symptômes catarrhaux disparaissent. Le coryza et les autres signes d'iodisme apparaissent toujours dès le début de la cure ; dans les cas sérieux, il faut admettre une prédisposition particulière, une *idiosyncrasie*, comme pour les exanthèmes toxiques. Quand cette idiosyncrasie existe, il suffit d'une seule cuillerée du médicament pour provoquer l'iodisme le plus accentué ; heureusement cette excessive sensibilité à l'action de l'iode est rare ; il n'en est pas de même des symptômes réactionnels légers qui, eux, sont d'observation fréquente. Il n'est pas rare de voir l'iodure mieux toléré à fortes qu'à faibles doses.

Signalons en passant une incompatibilité spéciale des iodiques ; lorsqu'un malade prend à l'intérieur de l'iodure ou tout autre médicament iodé, il ne faut *jamais* introduire dans le sac conjonctival soit du calomel soit un sel mercuriel quelconque : il se fait alors une réaction entre l'iode et le sel de mercure, donnant naisssance à de l'iodure mercurique, très irritant sur les muqueuses et qui provoque des conjonctivites intenses. Il est probable que le même fait se passe pour l'urèthre ; aussi faut-il s'abstenir d'injections uréthrales au sublimé pendant un traitement à l'iodure.

Bien que l'iodure soit indiqué contre certains symptômes secondaires, tels que la fièvre, les tuméfactions périostées et les douleurs qui en proviennent, les névralgies, les papules muqueuses ulcérées, c'est surtout contre les *manifestations tertiaires* qu'il manifeste tous ses heureux effets. Sous son influence, les ulcérations de la peau et des muqueuses se cicatrisent, les infiltrats, les gommes des différents organes disparaissent, et cela avec une rapidité vraiment incroyable. Il est vrai que son efficacité ne va pas au-delà de la guérison des lésions actuelles : il ne donne aucune garantie contre les récidives, ce qui s'explique en grande partie par la rapidité d'excrétion du remède qui contraste avec l'élimination lente, graduelle du mercure.

Lors des premières épidémies de syphilis, on commença

bientôt à combattre la maladie par des **décoctions végétales** et des **macérations ligneuses** de toutes espèces parmi lesquels le *bois de gaiac* (1) (lignum sacrum, bois de vérole, bois des Français) acquit une grande réputation, grâce aux écrits de Ulrich v. Hutten. Plus tard, et tout récemment même, divers auteurs ont encore insisté sur l'efficacité de ces agents.

A ces traitements se rattachent certaines méthodes fort en vogue dans la première moitié du xixe siècle ; on n'avait recours à *aucun spécifique;* c'était le *simple treatment* des Anglais qui consistait essentiellement en une diète sévère, la tranquillité et à un large emploi de purgatifs. — De tous ces remèdes, un seul peut encore être recommandé, c'est la *décoction de Zittmann,* laquelle, à la rigueur, n'est qu'une décoction mercurielle très faible; c'est une décoction de salsepareille, additionnée d'une minime quantité de feuilles de séné et de quelques produits accessoires ; pendant que le liquide bout, on y plonge un sachet contenant du cinabre ou du calomel : on obtient ainsi la décoction forte; la décoction faible a la même composition, sauf qu'on n'y ajoute pas de séné et qu'on n'y plonge pas le sachet mercuriel.

On l'administre de la manière suivante: le matin, le malade prend au lit 250 à 500 gr. de décoction forte, très chaude; il s'enveloppe alors hermétiquement dans une couverture de laine et se fait transpirer pendant une ou deux heures. Après cela il se lève ; pendant l'après-dîner, il boit à froid la même quantité de décoction faible. La décoction de Zittmann a toujours une action fortement purgative et doit être rejetée pour les malades qui ont des tendances à la diarrhée ou qui souffrent de catarrhes gastriques ou intestinaux. — En général, c'est dans les *lésions très tardives et très rebelles* (affections cutanées telles que le psoriasis tertiaire de la main et du pied, affections osseuses), que cette cure a été parfois couronnée de succès. Au début de l'infection, quelques médecins associent volontiers aux frictions mercurielles, une cure mitigée à la décoction de Zittmann.

(1) Peut-être ignore-t-on que ce bois, dont la vogue thérapeutique est bien tombée et qui sert plutôt à une foule d'autres usages, telles que la construction de boules de jeu de quilles, a conservé jusqu'aujourd'hui le nom qu'il avait autrefois. On l'appelle « Pockenholz, » littéralement bois à pustules.

3. — TRAITEMENT LOCAL DES LÉSIONS SYPHILITIQUES

Après le traitement général, le **traitement local** des lésions syphilitiques mérite toute l'attention du médecin. En Allemagne, Sigmund, plus que tout autre, a insisté sur ce fait ; il a fait voir combien un traitement local soigneux, à côté de la cure générale, permet d'abréger la durée d'un grand nombre de manifestations spécifiques et d'éviter parfois de fâcheuses éventualités.

Nous avons déjà parlé du traitement local du chancre primitif ; nous n'y reviendrons plus. — Les *tuméfactions ganglionnaires*, qu'elles dépendent immédiatement du chancre ou fassent partie de l'adénopathie généralisée, bénéficient visiblement des frictions à l'onguent gris ; on a, du reste, observé le même fait pour d'autres manifestations syphilitiques : les éruptions situées au voisinage immédiat des régions où se font les applications mercurielles dans le traitement général (frictions, injections) sont celles qui se résorbent le plus vite, ce qui veut dire qu'à côté de l'action curative générale, par l'intermédiaire de la circulation, il en existe une autre, à caractère purement local.

Les *éruptions secondaires de la peau*, tant qu'elles ne sont pas sécrétantes, ne réclament aucun traitement spécial. On peut, en confiance, abandonner au traitement général seul, le soin de faire disparaître la roséole et les exanthèmes papuleux ordinaires. Tout au plus pourra-t-on, quand les papules affectent certaines localisations, au front, au visage, aux mains, essayer d'activer leur disparition et de débarrasser plus vite le malade de ces éruptions compromettantes, en les frictionnant au moyen d'une pommade au précipité blanc ou en les recouvrant, la nuit, d'un morceau d'emplâtre mercuriel.

Il faut, au contraire, instituer un traitement actif quand il s'agit d'*éruptions sécrétantes des régions pileuses* ou de *papules humides*, localisées aux endroits où deux surfaces cutanées se touchent. Les premières, qui se présentent le plus souvent sous forme d'impetigo capitis, guérissent rapidement si on les frotte deux fois par jour au moyen d'une pommade au précipité blanc ou au précipité rouge. Mais c'est surtout le traitement des papules humides qui donne des succès éclatants, qu'elles siègent à leurs endroits de prédilection ou à toute autre région. Comme la principale cause de leur prolifération réside dans la négligence et la malpropreté, l'indication essentielle consiste à pratiquer les lavages les plus minutieux, soit sous forme de bains locaux, de bains de siège ou de lotions ; suivant l'intensité du mal on fera prendre journellement deux bains ou davantage. Comme intervention médicamenteuse proprement dite, on recommandera surtout le *traitement de Labarraque* qu'on institue comme suit : on *lave soigneusement* les papules, puis on les lotionne au moyen d'eau de chlore ou d'une solution de chlorure de sodium ; enfin, on les recouvre d'une couche de calomel et on interpose des tampons de ouate afin d'empêcher les contacts entre les surfaces cutanées, ce qui est surtout nécessaire quand c'est chez la femme, ou lorsque les papules siègent à l'anus. Il se forme alors du deutochlorure de mercure et il semble que le sublimé à l'état naissant possède une action particulièrement énergique ; ce qui semble le faire croire, c'est que les solutions de sublimé à une concentration correspondante, sont beaucoup moins efficaces. On peut modifier le procédé en supprimant les lotions chlorées ou chlorurées ; on saupoudre simplement la papule avec du calomel. Fürbringer a démontré, que par ce procédé aussi, le calomel se transforme en sublimé sous l'influence des chlorures que contient la sécrétion des papules. Il est souvent prodigieux de voir combien peu de temps il faut (souvent une semaine suffit), pour faire cicatriser et faire complètement disparaître de vastes placards papuleux ; il ne persiste à leur place qu'une rougeur violacée du tégument. Chez les malades pour lesquels ce procédé serait trop compliqué et par conséquent mal appliqué, on lui substitue l'application de petits tampons de ouate, enduits d'une pommade au précipité rouge. — Si les papules sont exubérantes, très infiltrées, très consistantes, il faut recourir à un moyen plus énergique : on applique à leur surface la solution de PLENCK (Spir. vin. dil., Acet. concent. aa 45.0 ; Hydrargyr. bichlor. corr. 4.0 ; Alumin., Camph., Céruss., aa 2 grammes). Ordinairement, il suffit d'une seule application du précipité pour faire résoudre les papules ; d'après le procédé primitif, on agitait la solution et on l'appliquait ainsi. Le traitement par la solution de Plenck est très douloureux et son action très caustique.

Parmi les *affections secondaires des muqueuses*, les localisations buccales et pharyngiennes surtout, réclament impérieusement un traitement local; d'ordinaire, elles sont très gênantes et peuvent aisément devenir des agents de transmission du mal. En dehors des indications générales, telles que l'entretien de la bouche et, si possible, l'abstention complète du tabac, il faudra. tous les jours, toucher les plaques ou les ulcérations au moyen d'une solution concentrée de nitrate d'argent (10 %) ou de sublimé (1 à 4 %). Nous recommandons surtout le sublimé dont nous pouvons vanter les grands avantages en solution concentrée; son application est toutefois suivie d'une douleur assez persistante. — Ici aussi, l'influence du traitement local (même sans traitement général) est toujours des plus manifestes et des plus rapides. Il suffit de quelques cautérisations, parfois d'une seule, pour faire disparaître les douleurs et provoquer, en quelques jours, la formation d'un nouvel épithélium. Quand il est impossible au malade de rendre assez souvent visite à son médecin, on peut lui laisser le soin de faire lui-même ces attouchements si l'érosion siège aux lèvres et même à la langue; si c'est à la gorge, il n'est pas prudent de lui confier ce traitement, car il peut arriver, si l'on se sert de solutions concentrées, que le malade, par maladresse, avale d'assez fortes quantités du sel toxique. — Contre les rhagades des narines, on préconise surtout la pommade au précipité rouge.

Les *éruptions secondaires du larynx*, seront soumises au même traitement que le catarrhe laryngé non syphilitique, c'est-à-dire aux attouchements avec une solution de nitrate d'argent (2 à 5 %).

Les *lésions tertiaires de la peau*, que ce soient des papules ou les ulcérations qui en dérivent, se résorbent et se cicatrisent avec rapidité sous l'influence de *l'emplâtre mercuriel* combiné au traitement ioduré. Ici encore, il faut prescrire soit l'emplâtre américain, soit l'emplâtre mercuriel et l'emplâtre de savon mélangés à parties égales. Contre les ulcères à progression rapide ou contre ceux qui suppurent fortement, on employera avec avantage *l'iodoforme*, si c'est au début du mal. Il faut absolument rejeter les caustiques et la curette tranchante dans ces formes d'ulcération ; non seulement ils n'activent pas la guérison mais ils laissent encore des cicatrices plus fortes, plus gênantes que celles qui succèdent au traitement par l'iodure de potassium et l'emplâtre mercuriel. — Il en est autrement des infiltrations profondes de la peau, des gommes du tissu cellulaire sous-cutané; lorsque celles-ci ont perforé la peau, il est utile de pratiquer une cautérisation énergique, par exemple avec de la potasse caustique en nature; cette cautérisation active la guérison, qui, sans elle, se fait avec lenteur. — Si la gomme n'est pas ulcérée il ne faut *jamais* l'inciser, même si l'on constate de la fluctuation; même alors, il est fréquent de voir se produire la résorption, avec conservation du recouvrement cutané.

Tandis qu'un grand nombre d'auteurs regardent comme nécessaire de cautériser les *ulcérations tertiaires des muqueuses*, au moyen de nitrate d'argent en nature ou en solution concentrée, notre expérience nous permet d'affirmer que ces ulcérations guérissent tout aussi vite *sans traitement local,* rien que par l'iodure de potassium à l'intérieur; ainsi, une perforation du voile du palais, pourvu qu'elle ne soit pas trop large, s'oblitère tout aussi bien sans traitement local et nous considérons comme superflu de pratiquer dans ces cas des cautérisations et, en général, de recourir à tout traitement in loco. Mais, si l'os situé sous l'ulcère s'exfolie, ou bien si le processus a débuté par la nécrose de l'os, il peut, dans certaines circonstances, devenir nécessaire d'enlever le séquestre et de pratiquer un raclage énergique à la curette tranchante. — Quand il y a carie des fosses nasales et qu'il existe de l'*ozène syphilitique*, il faut, en outre, ne jamais négliger les douches nasales désinfectantes; le liquide qui convient le mieux est une solution très faible de permanganate de potasse. — Quand le palais est perforé on peut, dans certains cas, réaliser une oblitération artificielle en appliquant une plaque palatine qui remédie aux modifications désagréables de la voix et empêche les liquides de refluer par le nez; si la perforation n'est pas très large et qu'elle est voisine du palais osseux, cette oblitération est facile à réaliser. Il en est tout autrement quand la perforation est plus rapprochée du bord postérieur du voile. On voit souvent les malades pratiquer eux-mêmes cette fermeture en introduisant dans le trou une boulette de papier. — Les *sténoses du pharynx et du larynx* consécutives aux ulcérations de ces parties, réclament une intervention spéciale. On remédie aux premières en incisant la membrane cicatricielle; quant aux secondes, l'indication vitale peut imposer la trachéotomie immédiate. Cette dernière opération peut devenir nécessaire à une période plus précoce de la syphilis tertiaire du larynx, quand, par exemple, l'infiltration spécifique est très considérable ou qu'il survient brusquement un oedème de la glotte qui met le malade en imminence d'asphyxie.

Les affections des autres organes ne réclament aucun traitement local, si ce n'est les *affections osseuses et articulaires*, ainsi que les *affections oculaires*. Nous n'entrerons pas dans le détail des traitements qu'on leur oppose; ils sont les mêmes que ceux usités contre les affections similaires non syphilitiques de ces mêmes organes.

4. — COMMENT FAUT-IL TRAITER UN SYPHILITIQUE ?

Nous avons jusqu'ici étudié séparément chacune des méthodes de traitement; demandons-nous maintenant comment il faut les combiner dans un cas donné, *comment on doit traiter un syphilitique*. La première question qui se pose est celle-ci : *à quelle époque commencera-t-on le traitement général?* Beaucoup de médecins veulent qu'on commence aussi vite que possible, c'est-à-dire aussitôt qu'on a reconnu la nature du chancre primitif; pour d'autres, au contraire, l'action du traitement est plus rapide et plus persistante, quand on en retarde l'application jusqu'*au moment où les premiers symptômes secondaires font leur apparition*, c'est-à-dire jusqu'au moment où le virus imprègne pour la première fois les tissus de l'organisme. Les partisans de cette dernière opinion prétendent que le traitement hâtif n'atteint jamais le but que quelques médecins recherchent, celui de couper la syphilis, d'empêcher l'infection générale, qu'en outre, il augmente les inconvénients de la maladie en reculant la date d'apparition des symptômes généraux; ceux-ci éclatent alors tardivement, parfois même au milieu de la cure; les manifestations spécifiques seraient plus tenaces, récidiveraient plus facilement. Le traitement hâtif a encore un autre inconvénient: la durée moyenne d'une cure mercurielle étant de quarante jours, il arrive assez souvent que les symptômes secondaires font leur apparition immédiatement après ; naturellement, il faut y songer à deux fois avant de recommencer toute la cure.

Il existe cependant des cas, dans lesquels les circonstances nous contraignent à négliger ces considérations et à instituer au plus vite un traitement antisyphilitique, quand, par exemple, la situation du chancre, ses caractères font désirer une guérison aussi rapide que possible. Tels sont surtout les chancres très douloureux, comme ceux du méat urinaire ; ensuite ceux qui défigurent les malades et ceux qui constituent un danger de dissémination du mal ; tels sont encore les chancres du visage et surtout ceux des lèvres ; ceux-ci sont, en outre, très douloureux. Il faut dans ces cas instituer de suite un traitement général, afin de hâter le plus possible la disparition de ces chancres. De même chez les femmes infectées pendant leur grossesse, il faut sans tarder commencer le traitement général, dès que le diagnostic de syphilis est confirmé. Mais, en dehors de ces cas, il ne faut jamais commencer à donner du mercure qu'au moment où les symptômes secondaires font leur première apparition ; dans certains cas dont le diagnostic est douteux, cette conduite est la seule rationnelle.

Arrivons à la seconde question : *dans un cas donné, quelle méthode choisir ?* Comme c'est précisément au début qu'il importe surtout d'obtenir une action aussi énergique que possible, il résulte de l'appréciation que nous avons faite des diverses méthodes, que la *cure par frictions* aura toujours la préférence ; par rang d'efficacité nous placerons peut-être à côté d'elle les *injections de calomel*. Toutefois, en pratique, il n'est pas toujours possible au médecin d'agir suivant ses préférences théoriques ; trop souvent il existe des obstacles personnels ou sociaux qui sont un obstacle à ce genre de traitement : tantôt le malade a la peau très velue, d'autres fois un érythème éclate dès la première friction ; la cessation du traitement s'impose ; beaucoup de malades ne peuvent se soumettre aux frictions pour d'autres motifs, soit qu'ils vivent en famille, soit qu'ils aient une vie trop peu sédentaire, comme les personnes qui voyagent pour affaires. Enfin, les patients désirent, pour la plupart, tenir leur maladie secrète et ce sont précisément les frictions qui s'y prêtent le moins. Ces raisons sociales ont la même valeur quand il s'agit de choisir entre les deux autres méthodes de traitement, les injections et l'administration interne de mercure.

Voyons maintenant *combien de temps durera le traitement général*. Pour les frictions il faut fixer un minimum de trente séances ; pour les injections, c'est à peu près la même durée, il faut au moins trente injections, sauf pour le calomel et l'oxyde jaune ; le traitement interne durera six semaines. Il ne faut jamais s'arrêter avant ce terme, même si les manifestations spécifiques ont déjà disparu ; s'il arrive, ce qui est rare, que les symptômes persistent encore après un traitement de cette durée, il faut continuer la cure. Il n'est pas bon de faire durer le traitement trop longtemps ; dans les cas particulièrement tenaces, il est souvent préférable de faire une pause, puis, après un certain laps de temps, quand le corps est de nouveau devenu sensible à l'action du remède, de reprendre le traitement, en y apportant, s'il le faut, de légères modifications. — Quant au *traitement ultérieur pendant la période secondaire,* les avis sont partagés : d'après certains auteurs (et cette opinion est encore générale en Allemagne) il ne faut recommencer la cure que s'il s'est produit de nouvelles manifestations, s'il y a récidive. D'autres auteurs, au contraire, et à leur tête FOURNIER et NEISSER, veulent que pendant toute la période secondaire, c'est-à-dire pendant les deux ou trois premières années qui suivent l'infection, on reprenne de temps à autre le traitement mercuriel sans s'inquiéter si, oui ou non, il s'est produit des récidives ; d'après ces auteurs, une maladie chronique réclame un traitement chronique. C'est aussi notre avis et nous donnons la préférence à ce *traitement intermittent* pendant les premières années de la maladie ; voici ce que nous recommandons de faire : trois ou quatre fois par an, c'est-à-dire à intervalles de deux ou trois mois, on institue un traitement d'environ un mois. Il va de soi qu'il faut toujours le régler suivant l'allure particulière de chaque cas ; si la syphilis est sérieuse, on raccourcit les intervalles et on choisit les remèdes aussi énergiques que possible ; dans les formes légères les pauses seront plus longues, l'intervention moins énergique. On comprend aussi qu'il faille satisfaire à toute nouvelle indication qui se présente et traiter avec tout le soin possible les manifestations locales de la maladie.

Parmi les lésions de la période secondaire, nous ne nous

occuperons que des *affections oculaires*, c'est-à-dire de l'*iritis syphilitique*, car, dans cette maladie plus que dans aucune autre, tout dépend de l'application rapide d'un traitement rationnel. Dès que l'iritis a débuté, il faut immédiatement commencer une médication mercurielle aussi énergique que possible, c'est-à-dire si rien ne s'y oppose, faire une cure de frictions avec trois ou six grammes d'onguent par jour ; il ne faut pas interrompre ce traitement même s'il se produisait une stomatite, à condition qu'elle ne soit pas trop intense ; on la combattra par tous les moyens qu'on aura à sa disposition. En même temps, il faut instituer un traitement local énergique consistant surtout en instillations d'atropine ; si le cas est grave, la saignée locale aura de bons effets.

Bien que l'*iodure de potassium* soit surtout efficace contre les lésions tertiaires, il existe cependant certaines manifestations secondaires qu'il modifie favorablement. Ce sont surtout les *symptômes fébriles*, les *périostites*, les *douleurs névralgiques*, en somme, tous les symptômes qui *altèrent l'état général du malade* ; citons aussi les *papules ulcérées* de la bouche, ordinairement un peu plus tardives, et surtout les *ulcérations des bords de la langue*, souvent si profondes et si douloureuses. On se trouvera encore bien de l'administration des iodures dans le traitement des *affections secondaires de l'appareil locomoteur, épanchements articulaires, ténosinites, contractures musculaires*. — Quant à associer, comme on le fait souvent, le mercure à l'iodure de potassium, ou donner celui-ci après une cure mercurielle « afin d'activer l'élimination du métal » nous n'en voyons pas la nécessité ; si même on réussissait à produire cette élimination, nous croyons qu'on agirait à l'encontre du but à rechercher. Il va de soi qu'il en est tout autrement quand on associe le mercure à l'iodure, pour obtenir la disparition des lésions tertiaires profondes ; ce qu'on recherche alors c'est une action combinée, aussi énergique que possible.

Les indications sont beaucoup plus variées dans le traitement de la *syphilis tertiaire* : ici, les affections internes donnent lieu aux altérations fonctionnelles et aux symptômes les plus complexes qui, toutes, réclament un traitement spécial. Nous ne parlerons pas du *traitement symptomatique* de ces cas ; il ne diffère en rien du traitement des affections similaires, d'origine non syphilitique; nous ne nous occuperons que du *traitement spécifique*, qui, évidemment, a une importance beaucoup plus grande. Dans l'immense majorité des cas, c'est à l'*iodure de potassium* qu'on s'adresse; sous sa seule influence, les lésions tertiaires des muqueuses disparaissent souvent en un temps très court (deux à quatre semaines, suivant l'étendue de la lésion); dans les localisations cutanées, l'action est la même, mais on la renforce par un traitement local approprié. L'influence du mercure sur les affections tertiaires est beaucoup moins marquée; ceci est vrai surtout pour les ulcérations profondes des muqueuses; non seulement elles ne bénéficient pas du traitement mercuriel, mais elles continuent à faire des progrès, tandis qu'il suffit de quelques grammes d'iodure pour que l'amélioration devienne manifeste, au moins en ce qui concerne les symptômes subjectifs; les ulcères les plus étendus se cicatrisent en un temps excessivement court. La différence d'action de ces deux médicaments est telle, que nous devons considérer comme une véritable faute de prescrire le mercure et non l'iodure de potassium si l'on veut arrêter l'extension progressive de ces ulcérations. Mais, lorsque la guérison s'est produite sous l'influence de l'iodure, il est tout indiqué, surtout si le malade n'a jamais subi de traitement hydrargyré assez prolongé, de le soumettre à une cure mercurielle; le mercure réussit mieux à annihiler les tendances morbides, à empêcher les récidives que l'iodure de potassium, dont l'action, tout éclatante qu'elle soit dans ses effets immédiats, n'est pas suffisamment prolongée et ne met pas à l'abri des récidives. — Cependant, dans certains cas d'ulcérations cutanées, on est parfois forcé de revenir sans cesse à l'iodure, et d'en augmenter la dose; dès qu'on l'abandonne quelque temps, les ulcères récemment cicatrisés se reforment et prennent une nouvelle extension. Il nous a été donné d'observer ce fait, déjà signalé par BÄUMLER.

En présence des résultats éclatants qu'on obtient dans le traitement des lésions tertiaires de la peau et des muqueuses, on pourrait considérer l'iodure comme tout-à-fait suffisant à lui seul contre les *manifestations viscérales de la période tertiaire*; mais comme ici nous nous trouvons devant des lésions atteignant des organes essentiels, tels que les centres nerveux, dont tout envahissement, si léger qu'il soit, entraîne souvent d'irréparables conséquences, il est indispensable de faire appel à tous les moyens dont on dispose pour provoquer le plus rapidement possible l'arrêt et la régression du processus morbide. Dans les lésions spécifiques du cerveau surtout, il est tout indiqué d'associer l'iodure de potassium à haute dose, à une cure de frictions; comme dans l'iritis syphilitique, l'apparition d'une stomatite, pour peu qu'elle ne soit pas très grave, ne doit jamais faire interrompre le traitement.

L'état général des syphilitiques doit toujours être surveillé avec beaucoup d'attention; dès qu'il donne lieu à n'importe quelle indication, il faut, sans interrompre le traitement spécifique, la satisfaire aussitôt. Le médecin doit toujours s'efforcer d'améliorer l'état général de son malade, d'autant plus que chez les individus un peu faibles, le traitement mercuriel énergique abat assez souvent les forces. Aussi faut-il recommander une nourriture forte, l'usage modéré des boissons alcooliques, les promenades, les exercices corporels (natation, gymnastique, équitation) et si possible, prescrire le séjour à la campagne, à la mer ou dans les montagnes.

Jusqu'à quel point les *stations balnéaires* et les *établissements spéciaux* sont-ils recommandables ou nécessaires dans le traitement des syphilitiques? A notre avis, aucune des stations qui jouissent d'une certaine réputation n'a en elle-même, soit par ses eaux ou par ses bains, une action spécifique sur la syphilis; les véritables spécifiques, dans ces établissements comme partout ailleurs, sont le mercure et l'iodure de potassium. Nous ne voulons pas nier par là que les cures faites dans ces établissements de donnent pas des résultats meilleurs que lorsqu'on les fait chez soi. Mais la raison s'en trouve dans une foule de facteurs tout différents : entreprendre régulièrement un traitement chez soi est chose difficile, parfois même impossible, le malade étant à tout instant distrait par les devoirs de sa profession, par les exigences sociales, etc. Aux bains, au contraire, le malade ne fait rien autre que son traitement et n'a d'autre occupation que de veiller à sa santé. Dès lors, rien d'étonnant si chez bien des malades, tel traitement mal toléré et inactif chez eux, ne leur occasionne aucun inconvénient et produit de très bons résultats, quand ils le suivent dans un établissement spécial. D'autres circonstances, toutes différentes, rendent parfois nécessaire l'envoi des syphilitiques dans un établissement, afin de les faire temporairement disparaître de la société; aussi, quand le cas l'exige, ne saurait-on mieux faire que d'envoyer le malade faire son traitement dans une station balnéaire spéciale, par exemple à Aix-la-Chapelle ou à Wiesbaden.

Les indications résultant de l'*âge des malades* n'ont guère d'importance : chez les enfants il va sans dire qu'on prescrira des doses moins fortes; chez les vieillards, il faudra aussi être un peu plus circonspect. Un facteur beaucoup plus sérieux est la coexistence d'*états constitutionnels graves* et principalement de la *tuberculose :* c'est un fait reconnu que les tuberculeux supportent mal une cure mercurielle; aussi chez eux est-on parfois obligé d'atténuer la médication et doit-on surtout veiller à maintenir les forces, par des toniques et un régime bien dirigé. Lorsqu'il existe une *affection chronique des reins*, avec albuminurie, et d'origine non-spécifique, il faut être très prudent dans l'administration du mercure, car la salivation arrive très aisément (BÄUMLER).

Le traitement de la *syphilis galopante* mérite une mention spéciale; même pendant les premières périodes, elle bénéficie moins du mercure que de l'iodure de potassium; souvent même le mercure provoque une aggravation des symptômes. Par contre, la décoction de ZITTMANN a souvent des effets favorables; ces anomalies apparentes sont absolument d'accord avec l'essence même de cette forme de syphilis qui offre déjà des manifestations tertiaires à un moment où les cas ordinaires sont encore en pleine période secondaire; or nous savons que l'iodure de potassium est le spécifique de la syphilis tertiaire. Les ulcérations si étendues de la syphilis galopante, après n'avoir montré aucune amélioration à la suite d'une cure de frictions, guérissent souvent en très peu de temps sous l'influence de l'iodure. Malgré cela, nous devons essayer, même dans la syphilis galopante, de donner du mercure, mais toujours avec une extrême prudence et sous un contrôle sévère, afin de pouvoir le supprimer au moindre symptôme d'aggravation et de le remplacer par l'iodure. On essayera aussi, quand les éruptions laissent un moment de répit, d'instituer un traitement mercuriel atténué, pour tâcher de retarder les récidives et d'anéantir plus vite le virus que par l'iodure de potassium seul. Après la première année, le mercure

paraît souvent plus efficace que dans les périodes de début. —
Il va de soi qu'il ne faut pas négliger le *traitement local* ; les
ulcères, au début, seront pansés à l'iodoforme, plus tard à
l'emplâtre mercuriel ; quand ils sont très nombreux il est nécessaire ou tout au moins désirable que le malade prenne chaque
jour un bain, ne fût-ce que par propreté. — Plus que dans
toute autre forme de syphilis, il faut surveiller l'*état général*,
prescrire des toniques, une bonne hygiène ; aussi ces cas sont-
ils tout particulièrement désignés pour un traitement dans une
station spéciale ou, lorsqu'il s'agit de malades pauvres, dans un
hôpital, qui est au pauvre ce que l'établissement thermal est au
riche.

Terminons par quelques remarques relatives à une certaine
catégorie de malades, les *syphilophobes*, qui, souvent, sont un
vrai tourment pour le médecin. Ces malades se rangent en deux
catégories : ceux qui, en réalité, ont eu la syphilis et pour lesquels
l'affection la plus insignifiante, le moindre bouton d'acné, le
moindre catarrhe, est une conséquence de leur vérole ; partant de
cette idée, ils viennent importuner leur médecin pour obtenir de
celui-ci un traitement antisyphilitique ; la deuxième classe comprend ceux qui n'ont jamais eu la syphilis, mais qui sont tellement
dominés par l'idée fixe de l'avoir eue, qu'il est très difficile de
les persuader du contraire. C'est surtout la lecture des livres
de médecine et surtout des livres de « médecine populaire »,
la visite des musées anatomiques, qui les entretiennent dans
cette conviction. Le traitement de ces malheureux est des plus
difficiles, d'autant plus qu'en général ils changent continuellement de médecin. Il va de soi que la conduite de celui-ci variera
suivant que son malade appartient à l'une ou à l'autre classe ;
chez ceux qui sont vraiment syphilitiques, il peut y avoir lieu
de faire un traitement mercuriel ; chez les autres, le médecin doit
chercher avant tout à gagner leur confiance ; (il va sans dire
que c'est là son devoir pour n'importe quel malade ; si nous insis-
tons, c'est que ce point a ici une importance capitale et rencontre
de grandes difficultés). Pour y réussir, il ne doit pas commencer
par affirmer aux malades qu'ils n'ont absolument rien ; il faut qu'il
fasse une enquête minutieuse sur les malaises dont ils se plaignent, qu'il les examine à fond et leur donne une explication

aussi satisfaisante que possible des symptômes qu'ils présentent, fussent-ils même insignifiants. Il recommandera une bonne hygiène, la marche, le séjour en plein air, les exercices corporels, les voyages. Tous ces moyens, soutenus par l'influence morale du médecin, arriveront à faire d'un mélancolique, incapable de quoi que ce soit, s'abandonnant tout-à-fait, un homme absolument normal, pouvant reprendre sa place dans la société.

5. — TRAITEMENT DE LA SYPHILIS HÉRÉDITAIRE

Le jeune âge de l'enfant qu'on doit soumettre à une médication mercurielle, est, on le comprend, une source de difficultés toutes spéciales: si on institue un traitement trop énergique, il est à craindre que l'organisme infantile ne soit profondément ébranlé. Nous possédons heureusement dans le *calomel* un remède des mieux tolérés, même chez les petits enfants et dont l'action sur la syphilis est des plus efficaces. Chez les enfants assez forts, âgés de quelques semaines, on peut sans danger prescrire le calomel à la dose de six à huit milligrammes, à prendre trois fois par jour; chez les enfants de trois mois, trois doses de 1 centigr.; quand ils sont plus âgés, trois doses de 1 1/2 à 2 centigr. (Calomel an. 0.006-0.01.-0.02.; Sacch, lact. 0.3. M. D. tal. dos n° XV, 3 poudres par jour). La seule modification qu'on observe et dont il faut prévenir la mère, est la coloration verte ou gris-verdâtre que prennent les selles. En général, au bout de quelques jours déjà, le résultat est remarquable et deux ou trois semaines après le début du traitement, les manifestations légères (exanthèmes maculeux et papuleux, éruptions des muqueuses) ont complètement disparu. Si l'enfant supporte bien le traitement, il faut le continuer encore pendant quelque temps. — Un autre moyen, très bon également, consiste à recouvrir une grande surface du corps, toute une extrémité, le dos, au moyen d'emplâtre mercuriel ou de mousselines-emplâtres au mercure (quecksillberpflastermull) dont le métal se résorbe graduellement (UNNA).

Dans les cas graves, quand il existe des exanthèmes pustuleux ou bulleux, il faut choisir un autre traitement. Ici, il s'agit presque toujours d'enfants nés prématurément et par conséquent très faibles; en outre, le pemphygus syphilitique apparaît souvent dès la naissance ou dans les premiers jours de la vie; les malades, trop jeunes, ordinairement âgés de une ou deux semaines, ne toléreraient pas le calomel. Dans ces cas les *bains de sublimé* (1-2 grammes par bain) sont excellents; on les donne tous les jours ou tous les deux jours. Il est très probable que le sublimé ne parvient pas à traverser la peau normale, mais chez les malades qui nous occupent, rien n'est plus facile, grâce aux excoriations multiples produites par la rupture des bulles. L'action de ce traitement sur les manifestations morbides est des plus manifestes; malheureusement, ces malades finissent en général par succomber.

Quant au *traitement local* au début de la syphilis héréditaire, il consiste, en général, pour les papules humides des organes génitaux et de l'anus, à les saupoudrer de calomel, pour les éruptions sécrétantes de la tête et les érosions des narines, à appliquer une pommade au précipité blanc; pour les ulcérations buccales, à les toucher au moyen d'une solution faible de sublimé.

La *nutrition de l'enfant* a la plus haute importance et le pronostic en dépend essentiellement; les chances de survie sont beaucoup plus faibles pour l'enfant nourri artificiellement que pour l'enfant nourri au sein de la mère; l'influence néfaste de l'allaitement artificiel s'accentue encore chez le syphilitique, beaucoup plus prédisposé aux catarrhes intestinaux que l'enfant sain. On réussit assez souvent, contre toute attente, à sauver des enfants gravement atteints, quand ils peuvent être nourris par la mère. Mais ici nous devons faire une prescription formelle : les enfants atteints d'hérédo-syphilis ne peuvent être nourris *que par leur mère*; il ne faut jamais permettre qu'ils prennent le sein d'une nourrice bien portante; la maladie ne se transmet jamais à la mère, tandis que pour la nourrice, la contagion est presque inévitable (V. Syphilis héréditaire); rien ne doit fléchir le médecin, ni considérations, ni pression, ni prières des parents; sachant ce qui attend la nourrice il ne peut céder sans faire preuve d'absence de sens moral; de plus, il s'expose à des conséquences judiciaires. Du reste, tout bien considéré, il vaut mieux laisser périr un enfant syphilitique que d'essayer de sauver, en infectant une femme saine, une existence qui, peut-être, sera misérable, parsemée de maladies et d'infirmités. — Les *récidives* qui surviennent ultérieurement chez les syphilitiques héréditaires qu'on a réussi à sauver, doivent être traitées d'après les mêmes règles que les manifestation similaires de la syphilis tertiaire. — Il faut surtout veiller à *soutenir l'état général;* le séjour à la campagne, les cures au lait, les reconstituants, le fer, la quinine — le sirop d'iodure de fer est excellent — réussiront souvent à activer la guérison des manifestations tardives de l'hérédo-syphilis.

6. — LA PROPHYLAXIE DE LA SYPHILIS

Nous ne pouvons terminer la partie relative au traitement sans consacrer quelques lignes à la **prophylaxie de la syphilis;** en nous plaçant à un point de vue général, nous devons reconnaître qu'elle est plus à même de combattre efficacement le fléau que le traitement proprement dit des individus infectés. — Il n'y a que peu de chose à dire sur la *prophylaxie individuelle;* la syphilis ne s'y prête guère et les mesures de précaution sont beaucoup moins efficaces que pour les autres affections vénériennes : la contamination n'a pas seulement lieu par les organes génitaux, elle peut se faire par toute autre partie du corps où s'est développée une lésion spécifique contagieuse.

La *prophylaxie publique* a, par contre, une importance capitale. La *prostitution* est la source impure, intarissable, d'où s'échappe le poison pour aller s'infiltrer partout, dans toutes les classes de la société; c'est donc à elle qu'il faut s'attaquer par des mesures organisant la *réglementation* et la *surveillance de la prostitution,* l'*internement* et le *traitement des prostituées infectées.* Ce serait sortir du cadre de ce livre que de vouloir tracer, ne fût-ce que les grandes lignes de ce chapitre si important, si difficile, de l'hygiène publique; aussi nous contenterons-nous de donner quelques indications contenant au moins les règles fondamentales.

Les efforts faits à toutes les époques, dans tous les pays, pour endiguer la prostitution, et même pour l'anéantir tout-à-fait, ont toujours échoué: le résultat a toujours été directement opposé à ce qu'on recherchait, et cela d'autant plus que les mesures prises étaient plus rigoureuses. En voici la raison : plus on pourchasse la prostitution surveillée, relativement inoffensive, plus on favorise, en vertu de lois naturelles, immuables, l'extension de la prostitution clandestine, incomparablement plus dangereuse pour la propagation des maladies vénériennes.

Il faut donc, de toute nécessité, *tolérer* la prostitution, la *reconnaître officiellement,* si l'on veut ; c'est seulement ainsi qu'il est possible de la réglementer et de la soumettre à un contrôle sérieux. Ce qui nous intéresse le plus dans ce contrôle, c'est la *surveillance médicale de la prostitution.* Cette surveillance doit comprendre deux points : l'examen régulier, aussi souvent répété que possible, de toutes les prostituées, et l'isolement de celles qui sont reconnues malades. — *Toutes les prostituées ont eu la syphilis* et d'habitude l'ont contractée en commençant leur nouveau métier. Cette loi est, en fait, presque absolue ; les exceptions sont excessivement rares ; dès lors, si l'on se rappelle la longue durée du temps pendant lequel la syphilis reste transmissible, on comprend déjà combien il est difficile en pratique de rendre cette surveillance bien efficace. Si nous sommes encore si loin du but à atteindre (nous ne parlons que de ce qui se passe en Allemagne) ce n'est pas au médecin qu'en remonte la responsabilité. Le nombre des médecins préposés à cette surveillance est trop faible ou, si l'on veut, le nombre des prostituées à examiner est trop considérable, pour que l'examen soit fait assez souvent et avec toute la rigueur désirable. Le traitement lui-même des malades est loin d'être parfait, pour des motifs sur lesquels nous allons revenir. Le remède à cette situation ne peut venir que de règlements énergiques, émanant des autorités officielles.

Mais ici s'élève encore une difficulté : les relations internationales ont, de nos jours, pris une telle extension que les règlements les mieux faits, les plus respectés, restent lettre morte aussi longtemps qu'ils ne s'appliquent qu'à un seul pays ; si un État établit une juridiction sévère, aussitôt les rapports qu'il entretient avec les pays qui ont des règlements moins stricts où même qui n'en ont pas du tout (la majeure partie de l'Angleterre, par exemple) en rendront les résultats presque illusoires. La *Finlande* nous en fournit un exemple frappant : dans ce pays on a depuis longtemps déjà édicté des lois excellentes en elles-mêmes afin de limiter la prostitution ; tout syphilitique, par exemple, peut se faire traiter gratis dans les hôpitaux du pays. Bien que la Finlande soit relativement à l'écart des autres pays, le seul résultat de ces règlements a été d'occasionner une augmentation de dépenses sans diminuer le nombre des syphilitiques. Ce n'est que par un *accord international* qu'on pourra efficacement préparer le terrain, accord impossible à réaliser aussi longtemps que les législations particulières resteront aussi défectueuses qu'elles le sont aujourd'hui.

Cependant ce n'est pas seulement d'une bonne réglementation que nous devons attendre la diminution de la syphilis ; il existe encore d'autres facteurs tout aussi importants. Mieux les médecins sauront reconnaître et traiter la syphilis, mieux ils pourront s'opposer à la propagation du mal et empêcher les contaminations, en activant la guérison. Les dispositions prises pour la *guérison des syphilitiques* agiront dans le même sens. C'est en facilitant l'accès au traitement, en affectant aux syphilitiques des hôpitaux vastes et bien construits, qu'on arrivera à pouvoir plus tôt soumettre le malade à un traitement convenable, à empêcher la propagation du mal, en hâtant la guérison de ceux qui en sont atteints.

Combien nous sommes encore loin de ce but (encore une fois nous ne parlons que de l'Allemagne) ! L'étude de la syphilis est encore souvent regardée par le médecin comme une chose accessoire qu'il approfondit peu. Ajoutez à cela qu'au lieu de trouver toutes les facilités possibles pour suivre leur traitement, trop souvent encore les syphilitiques rencontrent les obstacles les plus variés, basés sur des préjugés vulgaires et qui les font tomber entre les mains de charlatans ignorants et malhonnêtes. Dans les hôpitaux, s'il existe une mauvaise salle, c'est aux syphilitiques qu'on la destine ; on les traite durement comme si notre civilisation se souvenait encore des traitements barbares auxquels autrefois (il n'y a pas si longtemps) on soumettait ces malheureux.

Ces quelques considérations suffisent à démontrer combien nous sommes encore loin de pouvoir efficacement combattre la syphilis dans le domaine public, de nous débarrasser de cette plaie sociale si terrible, qui, si l'on excepte la tuberculose, fait aujourd'hui le plus grand nombre des victimes et dont HUFELAND dit dans sa Macrobiotique : « Que sont tous les autres poisons, même les plus redoutables, auprès de celui qui infecte les sources de la vie, répand l'amertume sur les plus douces jouissances de l'amour, corrompt le germe du genre humain et porte ainsi sa déplorable action jusque sur les générations à venir ; qui, se glissant dans l'intérieur des familles, détruit le bonheur domestique, fait naître l'aversion entre les époux, éloigne les enfants des parents et brise les liens les plus sacrés de la société ! »

FIN

APPENDICE

FORMULAIRE

URÉTHRITE BLENNORRHAGIQUE

I. — TRAITEMENT INTERNE

1. Bals. Copaiv. 0.5.
   D. in caps. gelat. tal. Dos. nᵒ
   XXIV, en prendre 2 ou 3,
   quatre fois par jour.

2. Extr. Cubeb. æther.
   Bals. Copaiv. ana 0.25.
   D. in caps. gelat. tal. Dos. nᵒ
   XXIV, 1 à 3 à prendre trois
   fois par jour.

2. Cubeb. pulv. 30.0.
   Trois fois par jour une cuillerée
   à thé dans un cachet.

4. Ol. Santali 0.5.
   D. in caps. gelat. tal. Dos. nᵒ
   XXIV, 2 capsul. à prendre
   trois fois par jour.

II. — TRAITEMENT EXTERNE

5. Zinc. sulf. 0.3.
   Aq. destil. ad 100.0.
   M. f. inject.

6. Zinc. sulfocarb. 0.3.
   Aq. destill. ad 100.0.
   M. f. inject.

7. Resorcin. resublim. 2.0-3.0.
   Aq. destill. ad 100.0.
   M. f. inject.

8. Kal. hypermang. 0.03.
   Aq. destill. ad 100.0.
   M. f. inject.

9. Acid. tannic. 0.3.
   Aq. destill. ad 100.0.
   M. f. inject.

10. Hydrarg. bichlor. corr. 0 01.
    Aq. destill. ad 200.0.
    M. f. inject.

11. Zinc. sulf.
    Plumb. acet. ana 0.3-0.5.
    Aq. destill. ad 100.0.
    M. f. inject. Agiter avant de
    s'en servir. (Émulsion de
    Ricord.)

12. Plumb. acet. 0.5.
    Aq. destill. ad 100.0.
    M. f. inj.

13. Zinc. acet. 0.3.
    Aq. destill. ad 100.
    M. f. inj.

14. Bismuth. subnitr. 2.0.
    Aq. destill. ad 100.
    M. f. inj. Agiter avant de s'en
    servir.

15. Argent. nitric. 0.1.
    Aq. destill. ad 300.0.
    M. f. inject.

16. Argent. nitr. 0.3-1.0.
    Aq. destil. ad 100.0.
    Us. m. f. inj. Pour instillation
    dans l'uréthrite chronique.

17. Argent. nitr. 0.03.
Butyr. cacao 3.0.
M. l. a. f. bacill. long. 3-4 cm.
Us. A introd. dans l'uréthre.

18. Argent nitric. 1.0.
Butyr. Cacao 100.0.
Cerae. 2.0-5.0.
M. l. a.
Us. Pour enduire les sondes.

19. Argent. nitr. 0.2-0.4.
Lanol. pur. 20.0.
M. Us. Pour inject. dans l'urê-
thre postérieur.

III. — COMPLICATIONS

DE LA BLENNORRHAGIE

20. Tinct. iodi 1.0.
Ungt kalii iodat. 15.0.
M. Us. ext.
(Tuméfactions ganglionnaires,
épididymite.)

21. Iod. pur. 0.2.
Kalii iodat. 0.3.
Lanolin. 20 0.
Us. ext. (Comme pour la précé-
dente formule)

22. Natr. salicyl. 0.5.
D. in caps. amyl. tal. dos. n° XX.
En prendre 2, trois ou quatre
fois par jour. (Cystite.)

23. Natr. salicyl. 12.0.
Aq. dest. 170.0.
Syr. aur. cort. 18.0.
M. 4 à 5 cuill. à soupe par
jour. (Cystite.)

24. Kali chloric. 8.0-10.0.
Aq. destill. 170.0.
Syr. rub. idœi. 20.0.
4 à 5 cuill. à s. par jour. (Cystite.)

25. Fol. Uv. ursi. 50.0.
Pour préparer du thé, une cuillerée à soupe dans une tasse
d'eau bouillante ; 3 tasses par
jour. (Cystite.)

26. Argent. nitr. 0.6.
Aq. destill. ad 200 gr.
M. Us. ext (Lavages de vessie.)

27. Extr. Bellad. 0.1.
Butyr. Cacao 10.0.
M. f. supp. n° X.
2-3 f. par jour introd. un suppos.
(Irritation prostatique.)

28. Morph. muriat. 0.1.
Butyr. Cacao 10.0.
M. f. supp. n° X.
(Comme le précédent.)

29. Summit. sabin. pulv.
Alum. pulv. ana. 5.0.
M. f. pulv.
(P. papillômes.)

30. Summit. sabin. pulv.
Lanolin aa. 10.0.
Ol. terebrinth. 5.0.
M. f. ung.
(Papillôme).

31. Acid. arsenicos. *seu*
Arsen. iod. 0.2.
Ung. cinerei. 5.0.
M. f. ung.
(Papillôme.)

IV. BLENNORRHAGIE CHEZ LA FEMME

32. Zinc. sulf. 5.0.
Aq. dest. ad 500 g.
M. (irrigations vaginales.)

33. Alumin. 5.0-10.0.
Aq. destill. ad 500.
M. (irrigations vaginales.)

34. Tinct. ratanh. 30.0.
    Alumin. 3.0.
    Aq. destill. ad 300.0.
    M. (irrigations vaginales.)

35. Acid. tannic. 2.0.
    Glycerin. pur. 20.0.
    Aq. destill. ad 200.
    M. Tremper dans la solution
        des tampons de ouate à intro-
        duire dans le vagin.

36. Argent. nitric. 1.0.
    Bismut. subnit. 9.0.
    Talc. pulv. 90.0.
    M. Saupoudrer les tampons à
        introduire dans le vagin.

CHANCRE MOU

37. Iodoform. desodor. 5.0.
    Us. ext.

38. Iodoform. desodor. 1.0.
    Æther. sulfur. 10 0-15.0.
    M. Us. ext.

39. Iodof. desodor. 1.0.
    Lanolin. 10.0.
    M. Us. Ext.

40. Iodoform. desodor. 1.0.
    Butyr. Cacao, 4.0.
    M. f. bacill. long. 2-3 centim.
    Us. Introd. dans l'urèthre en
        cas de chancre uréthral.

41. Argent. nitr. 0.1-0.15.
    Bals. peruv. 1.5.
    Lanol. 15.0.
    M. Us. ext.

42. Zinc. sulfur. 0.5.
    Aq. distill. 50.0.
    M. Us. ext. En pansement.

43. Liq. alum. acet. 30.0.
    Aq. destill. 170.0.
    M. Us. ext. En enveloppement.

44. Vin. camphor. 100.0.
    Us. ext. En envelopp.

45. Argent. nitric. 0.03.
    Aq. destill. 45.0.
    M. En injections sous-cutanées
        (Dans le chancre serpigineux.)

46. Tinct. iodi.
    Tinct. Gallarum, ana. 5.0.
    M. En badigeonnages sur les
        bubons.

SYPHILIS

I. — TRAITEMENT GÉNÉRAL

47. Ung. hydrarg,ciner. 2.0-3.0-5.0.
    D. tal. dos. n° X.
    En frictions.

48. Hydr. bichlor. corros. 0.2.
    Natrum. chlor. 2.0.
    Aq. destill. 40.0.
    M. En injections sous-cutanées.

49. Hydrarg. formamid. (sol à 1 %
        15.0.
    U. En injections sous-cutanées.

50. Calomel. v. hum. parat. 1.0.
    Ol. oliv. opt. 9.0.
    U. En injections sous-cutanées.
    (Agiter.)

51. Hydrarg. oxyd. flav. 0.5.
    Ol. oliv. opt. 10.0.
    U. En injections sous-cutanées.
    (Agiter.)

52. Hydr. iod. flav. 0.6-2.4.
    Succ. et pulv. liquir. 2,5.
    Ad pil. n° LX.
    3 pil. par jour.

53. Hydr. bichlor. corros. 0.12.
    Natr. chlor. 1.2.
    Succ. et pulv. liquir. ana 1.0.
    ad pil. n° XXX.
    3-4 par jour.

54. Hydrarg. tann. 3.0.
    Suc. et pulv. liquir. ana 1.5.
    Ad pil. nº LX.
    1-2 pil. 3 fois par jour.

55. Hydrarg. tannic. 3.0.
    Extr. opii. 0.3-0.6.
    Succ. et pulv. liq. ana 1.5.
    Ad pil. nº LX.
    1-2 pil. 3 fois par jour.

56. Hydrarg. bichor. corr.2,0-4,0.0.
    Aq. destill. 50,0.
    Us. ext. La moitié dans un bain
    (Syphilis héréditaire.)

57. Calomel. 0.006-0.01-0.015.
    Sacch. lact. 0.3.
    D tal. dos nº XV.
    3 poud. par jour. (Syphilis héré-
    ditaire.)

58. Kal. chloric. 10.0.
    Aq. destill. 300.0.
    P. gargarisme.

59. Natr. bibor. 10.0.
    Aq. destill. 300.
    M. p. gargarisme.

60. Tinct. Ratanh.
    Spir. Colon. ana 25.0.
    M. Une cuillerée à thé dans un
    verre d'eau. Gargarisme.

61. Liquor. Alum. acet.
    Aq. destill. ana 50 g.
    M. une cuillère à thé dans un
    verre d'eau. Gargarisme.

62. Argent. nitric. 2.0.
    Aq. destill. 20.
    M. En badigeonnage dans la
    stomatite mercurielle.

63. Decoct. Sarsaparill. comp. fort.
    (Dec. Zittm. fort.) 500 g.
    D. tales nº V.
    Tous les matins boire une demi-
    bouteille à chaud.

64. Decoct. Sarsaparill. comp. mit.
    (Dec. Zittm. mitis) 500 g.
    D. T. nº V.
    Le soir boire une demi-bouteille
    à froid.

65. Kalii iod. 5.0-10.0-15.0.
    Aq. destill. 200.
    M. 3 cuill. à soupe par jour.

66. Kal. iod. 10 gr.
    Succ. Liquir. 3.0.
    Pulv. Alth. 1.0.
    Mucil. Gumm. 2.5.
    M. ad pil n. XXX.
    3 fois par jour 1-2 pil.

67. Natrii iod. 10.0.
    Aq. destill. 200.
    M. 3 c. s. par jour.

68. Syr. Ferri iodat. 50.0.
    3 fois par jour de 20 gouttes à
    1/2 cuill. à café.

II. — Traitement local

69. Empl. Hydrarg.
    Empl. sapon. ana. 10 0.
    M. Étendre sur un linge.

70. Empl. Hyd. americ. 400 gr.
    Pour 1|8 de mètre ; us. ext.

71. Calomel. v. hum. parat. 10.0.
    Saupoudrer.

72. Hydrarg. prœcip. alb. 2.0.
    Lanol. 18.0.
    M. Us. ext.
    (Pommade au précipité blanc.)

73. Hydrarg. oxyd. rub. 2.0.
    Vaselin. flav. 18.0.
    M Us. ext.
    (Pommade au précipité rouge.)

74. Hydrarg. bichlor. corros. 0 25-
    1.0.
    Aq. destill. 25.0.
    M. Us. ext.
    (Papules des muqueuses.)

75. Spir. Vini. dilut.
Acet. concent. ana. 45 0.
Hyd. bichlor. corr. 4.0.
Aluminis.
Camphoræ.
Cérussœ ana. 2.0.
M. Appliquer le précipité.
(Solution de Plenck.)

76. Argent. nitric.
Aq. destill. ana. 5.0.
M. Pour cautériser les ulcérations tertiaires des mu-
queuses.

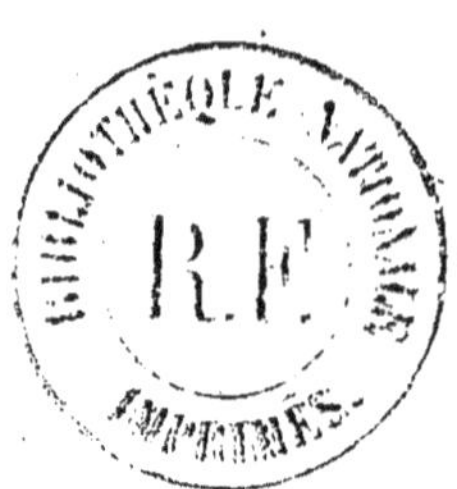

TABLE DES MATIÈRES

Traité de Médecine, publié sous la direction de MM. Charcot et Bouchard, professeurs à la Faculté de médecine de Paris, membres de l'Institut, et Brissaud, professeur agrégé à la Faculté de médecine, médecin de l'hôpital Saint-Antoine, par MM. Babinski, Ballet, Brault, Chantemesse, Charrin, Chauffart, Gilbert, Guinon, Le Gendre, Marfan, Marié, Mathieu, Netter, Ettinger, André Petit, Richardière, Roger, Ruault, Thibderge, Fernand Widal.

Le Traité de Médecine, paraîtra en 6 volumes.

Le tome 1er a été mis en vente au prix de **22** francs.

L'ouvrage sera complet dans un délai maximum de deux ans. L'éditeur accepte quant à présent des souscripteurs à forfait ; pour l'ensemble de l'ouvrage ; au prix de **105** francs.

Pathologie et traitement des maladies de la peau. — Leçons à l'usage des médecins praticiens et des étudiants, par le professeur Moriz Kaposi. Traduction avec notes et additions par MM. Ernest Besnier, membre de l'Académie de médecine, médecin de l'hôpital Saint-Louis, et Adrien Doyon, correspondant de l'Académie de médecine, médecin-inspecteur des eaux d'Uriage. Seconde édition française, avec figures noires et couleurs. 2 volumes grand in-8°. . . . . **30** fr.

Traité descriptif des Maladies de la peau, symptomatologie et anatomie pathologique, par MM. Henri Leloir, professeur à la Faculté de médecine de Lille, membre correspondant de l'Académie de médecine, et Emile Vidal, membre de l'Académie de médecine, médecin de l'hôpital Saint-Louis.

Cet ouvrage est accompagné d'un atlas de 51 planches en chromolithographie. Le prix de vente pour les souscripteurs à l'ouvrage complet est de **90** francs, payables à raison de **10** francs par livraison. Quand l'ouvrage sera complet, le prix sera porté à **130** francs.

Atlas international des maladies rares de la peau, par H. Leloir (Lille), P.-G. Unna (Hambourg), Malcolm Morris (Londres), L.-A. Duhring (Philadelphie). Le prix de l'abonnement annuel est de **25** fr. Il est publié chaque année deux ou trois livraisons. Les 4 premières livraisons sont en vente.

Syphilis et Mariage, par le Dr Alfred Fournier, professeur à la Faculté de médecine, membre de l'Académie de médecine, médecin de l'hôpital Saint-Louis. 2e édition, revue et augmentée. 1 volume in-8°. . . . . **7** fr.

L'Hérédité syphilitique, par le Dr Alfred Fournier. — Leçons cliniques recueillies et rédigées par le Dr P. Portalier. 1 vol. in-8°. . . . . **7** fr.

Leçons sur la période préataxique du tabes d'origine syphilitique, par le Dr Alfred Fournier, recueillies par W. Dubreuilh, interne des hôpitaux. 1 vol. in-8°. **7** fr.

De l'ataxie locomotrice d'origine syphilitique (tabes spécifique). — Leçons cliniques professées à l'hôpital Saint Louis, par le Dr Alfred Fournier. 1 vol. in-8°. **7** fr.

La syphilis héréditaire tardive. — Leçons professées par le Dr Alfred Fournier. 1 volume grand in-8°, avec 51 figures . . . . **15** fr.

Voyages chez les Lépreux, par le Dr Zambaco Pacha, membre correspondant de l'Académie de médecine de Paris. 1 volume in-8°, avec une carte indiquant les localités lépreuses . . . . **8** fr.

Annales de dermatologie et de syphiligraphie. — 3e série, publiée par MM. Ernest Besnier, Brocq, A. Doyon, A. Fournier, P. Horteloup, Vidal. Secrétaire de la rédaction : Dr Feulard. — *Les Annales de dermatologie et de syphiligraphie* paraissent le 25 de chaque mois dans le format grand in-8°, avec planches et figures. — Paris : **30** fr. — Départements et Union postale . . . . . **32** fr.

TRAITÉ

DE

PETITE CHIRURGIE

GYNÉCOLOGIQUE

PAR

Paul F. MUNDÉ

Professeur de gynécologie à New-York.

Traduit par Émile **LAUWERS**, docteur à Courtrai.

Volume in-8° de 609 pages et 321 gravures. Prix : **20 francs.**

MALADIES

DES

ORGANES GÉNITAUX DE LA FEMME

PAR

Le Professeur CARL SCHROEDER, de Berlin

OUVRAGE TRADUIT DE L'ALLEMAND SUR LA SEPTIÈME ÉDITION

PAR

Émile LAUWERS, docteur à Courtrai

Précédé d'une préface par M. le Professeur Eug. **HUBERT**

DEUXIÈME ÉDITION FRANÇAISE

In-8°, 572 pages avec 182 figures dans le texte. — Prix : **18 francs.**

9 782014 070163